治療の
リスクと選択肢

リスクを回避した治療を選択する "Multidisciplinary Approach"

著・渡辺隆史
小滝歯科医院

はじめに

　歯科医療の目的は，口腔の健康維持と回復にあるが，近年では，歯周病と全身との関係や咬合と全身との関係など，口腔が全身と深く関わっていることが科学的に明らかになり，その目的は，口腔という局所から全身の健康維持へとパラダイムシフトが起きている．すなわち，口腔が清潔で，自身の歯でよく噛めることが，全身の健康維持にとって重要だということになるわけだが，実際には歯の平均寿命は，咬合の鍵となる下顎第一大臼歯で男性約55歳，女性約52歳，審美の鍵となる上顎中切歯で男性約62歳，女性約61歳程度と人の平均寿命よりかなり短い（文献1）．歯科の二大疾患である，う蝕と歯周病が感染症であることを考えると，なぜこんなにも感染をコントロールできないのだろうかという疑問が生じる．何に問題があって歯は寿命を迎えるのか？

　どうすれば歯の寿命を延ばすことができるのか？　その問いに答えを出すことによって，我々臨床医は，患者の健康長寿に貢献できることになるはずだ．

　本書は，一口腔単位で治療を行うことを前提にして，患者利益に通じる治療とは何かについてまとめた．歯の寿命を延ばすためには質の高い治療が不可欠で，さらに治療行為が患者利益に通じるものでなくてはならない．Ⅰ章では，患者利益をもたらす質の高い治療を実現するために何が必要か，私が考える基本理念をまとめた．

　Ⅱ章では，その基本理念に基づいて行われる実際の臨床に関して，難症例の一つである上顎前歯フレアーアウトという現象の原因を考えることで，下顎第一大臼歯欠損から無歯顎に至るまでの一つのストーリーを構築して，それぞれのステージで考えられる治療の選択肢とリスク回避についてまとめた．

　またⅢ章では，患者利益の大きい治療をもたらすために必要な「マルチディシプリナリーアプローチ」の概念を実現するための当院の取り組みを紹介させていただいた．

治療の出発点となるのは，常に「正しい診断」である．正しい診断なくして効果的な治療は生み出されない．しかしながら口腔内の環境は過酷で，正しい診断のもとに時間をかけて丁寧に行った治療であっても，予後に問題が生じることは少なくない．治療にはリスクがつきものだ．特に，機能回復の本丸となる「補綴治療」の多くは不可逆的なため，可能な限りリスクを回避した治療，リカバリーできる治療の選択肢を考えなくてはならない．

　本書では，安全・安心・確実な治療を行うための「正しい診断」，「患者利益を追求した治療」「低侵襲治療」「矯正を取り入れたマルチディシプリナリーアプローチ：Multidisciplinary Approach」「矯正医とのインターディシプリナリーアプローチ：Interdisciplinary Approach」などを Key Words にして，リスク回避のための治療の選択肢をディシジョンツリーに示した．それぞれのディシジョンツリーでは，選択肢だけでなく，治療の効果が観られないときでも，どの手順に戻ればリカバリーできるか理解できるように工夫した．

　質の高い一口腔単位の治療をおこなうためには，あらゆる分野に精通しなくてはならない．その道のりはあまりにも過酷に思える．しかし，目標を達成するためのハードルが高いからこそ，歯科臨床は面白いのかもしれない．本書をまとめることで，私自身の臨床を振り返り，反省し，修正することができた．臨床に完璧を求めることは難しいが，少しでも目標に近づくためには，常に患者の悩みに寄り添い，研鑽という努力を続ける以外，道はないと思う．

　本書が，日々の臨床の悩みをわずかでも解決できる一助になれば幸甚である．

平成 29 年 3 月

渡辺隆史

目次

I章 一口腔単位の治療とマルチディシプリナリーアプローチ……7

1. 患者利益と医療の質……8
2. 一口腔単位の治療とマルチディシプリナリーアプローチとは……12
3. 歯科治療の三大要素（炎症のコントロール・力のコントロール・審美性）……14
4. 低侵襲治療（MI）……15
5. 低侵襲治療（MI治療）とは……16
6. 補綴的介入のリスク……18
7. 失活歯の予後と歯根破折……23
8. 歯根破折の予防……24
9. 歯列不正がもたらすリスク……26
10. 一口腔単位の治療の臨床的な評価基準……30

II章 リスク回避のための治療の選択肢……43

一つのストーリー（Decision-Tree 1）
〜下顎第一大臼歯う蝕から上顎前歯フレアーアウト，そして無歯顎に至るまで〜……44

Stage 1：
「下顎第一大臼歯う蝕」から
「下顎第一大臼歯 抜歯」に至るまでの治療のリスクと選択肢……54

- Stage1-A 下顎第一大臼歯 う蝕：MIレジン修復……56
- Stage1-B 下顎第一大臼歯 う蝕：インレー修復……59
- Stage1-C 下顎第一大臼歯 う蝕：歯髄保存……63
- Stage1-D 下顎第一大臼歯 う蝕：抜髄……66
- Stage1-E 下顎第一大臼歯 う蝕：感染根管処置……72

ESSENCE
- 根管形態を理解する……70
- 形成の基礎知識……76
- FMC作製手順……82

Stage 2：
「下顎第一大臼歯 抜歯」から
「下顎第二大臼歯 近心傾斜 & 対合歯挺出」，
「小臼歯 近心傾斜 & 遊離端欠損」に至るまでの治療のリスクと選択肢……90

- Stage2-A 下顎第一大臼歯 欠損：インプラント治療……92
- Stage2-B 下顎第一大臼歯 欠損：ブリッジ治療……98
- Stage2-C 下顎第一大臼歯 欠損：パーシャルデンチャー治療……108
- Stage2-D 下顎第二大臼歯の近心傾斜 & 対合歯の挺出：MTM（Upright）& 対合歯の挺出処置……111
- Stage2-E1 大臼歯遊離端欠損：インプラント治療……131
- Stage2-E2 大臼歯遊離端欠損：パーシャルデンチャー治療……147

ESSENCE	下顎第一大臼歯欠損 ブリッジ作製手順	103
	下顎第一大臼歯欠損「接着性ブリッジ」形成手順	105
	Upright spring ベンディング手順	125
	L-loop ベンディング手順	128
	インプラント診断用ステントの作り方	143
	クローズトレー法によるプロビジョナルレストレーション作製手順	145
	オープントレー法による最終補綴物の作製手順	146
	金属床義歯の作製手順	156
	アルタードキャストテクニックの手順	158

Stage 3：
「小臼歯近心傾斜 & 遊離端欠損」から
「低位咬合 & 下顎前歯挺出 & 上顎前歯フレアーアウト」に至るまでの治療のリスクと選択肢 …………162

Stage3-A	小臼歯近心傾斜：MTM（Upright）	164
Stage3-B	大臼歯・小臼歯遊離端欠損：インプラント治療，パーシャルデンチャー治療	168
Stage3-C1	低位咬合 & 下顎前歯の挺出 & 上顎前歯フレアーアウト：咬合挙上	173
Stage3-C2	低位咬合 & 下顎前歯の挺出 & 上顎前歯フレアーアウト：補綴治療（削合）	177
Stage3-C3	低位咬合 & 下顎前歯の挺出 & 上顎前歯フレアーアウト：矯正治療	179

ESSENCE	Basic utility arch ベンディング手順	182

Stage 4：
「上顎無歯顎 & 下顎遊離端欠損」から
「上顎前歯部骨吸収・フラビーガム & 下顎臼歯骨吸収」に至るまでの治療のリスクと選択肢 …………188

Stage4-A	上顎無歯顎 & 下顎遊離端欠損：パーシャルデンチャー治療・インプラント治療	190
Stage4-B	上顎前歯部骨吸収・フラビー & 下顎臼歯骨吸収：精度の高い補綴治療	196

Ⅲ章　小滝歯科医院の取り組み
～マルチディシプリナリーアプローチを支えるチームアプローチ～ …………203

1. 診療の流れ（診査・診断・治療計画） …………204
2. 治療のチェックポイント …………211
3. マルチディシプリナリーアプローチのためのシステム作り …………213
4. チームアプローチ …………219

I 章

一口腔単位の治療とマルチディシプリナリーアプローチ

あらゆる医療行為にはリスクが伴う.そのリスクを回避するにはどうすればよいのか?

本章では,「一口腔単位の治療」「マルチディシプリナリーアプローチ」「低侵襲治療」をキーワードにして,患者利益をもたらす質の高い医療とは何かについて考えてみたい.

1 患者利益と医療の質

　患者は常に医療に良い結果を求めている．患者利益をもたらす質の高い医療を行うためには，適切な診断のもとに，適切な治療方法を選択し，適切な医療技術をもって，患者の将来を考えた予知性の高い治療を行うことが必要になる（図1）．

　しかしながら，医療行為には多かれ少なかれリスクが伴う．適切と判断して選択した治療方法も，リスクの評価が甘いと時には患者不利益となってしまうことも考えられる．特に歯科は補綴など不可逆的な治療が多く，取り返しのつかないことにならないためにも，治療リスクを充分に理解したうえで適切な治療方法を選択しなくてはならない．すなわち，リスクをどう管理するかが重要になり，患者利益をもたらす歯科治療とは，リスク回避を考えた治療と言い換えることもできるわけである．（図2）．

　治療に伴う様々なリスクを減らすことは，患者利益をもたらす質の高い治療につながるため，患者利益と治療リスクを相対的に比較し，少しでも患者利益が大きくなるような治療の選択肢を考えなくてはならない．すなわち，質の高い治療とは，治療リスクが少なく患者利益が大きい治療であり，リスク回避のためのリスクマネジメントが患者利益をもたらすうえで重要な鍵になるわけである（図3）．

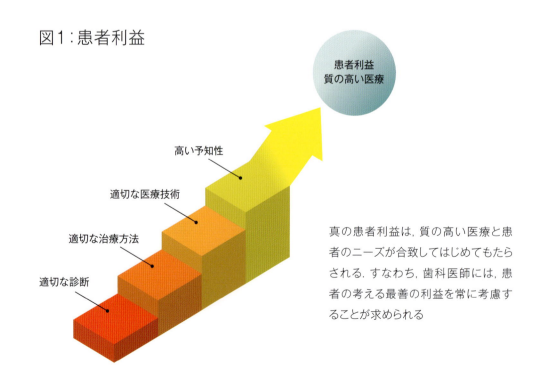

図1：患者利益

真の患者利益は，質の高い医療と患者のニーズが合致してはじめてもたらされる．すなわち，歯科医師には，患者の考える最善の利益を常に考慮することが求められる

図2：治療リスク

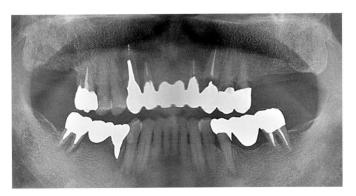

図2-a：補綴治療リスク
補綴治療痕のある部位でのみ二次う蝕や歯根破折などの問題が生じている

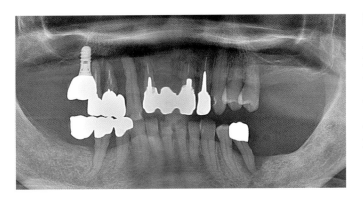

図2-b：インプラント治療リスク
6|にインプラント補綴が施されていた．口腔内は不潔で歯周病の管理ができていない．咬合状態も悪くインプラントは低位で咬合していない．何ら患者利益につながっていないインプラント治療になっている

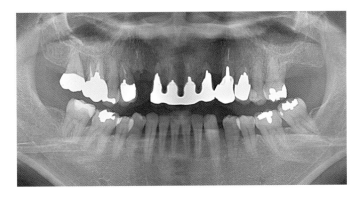

図2-c：歯列不正のリスク
上顎前歯の悲惨な状況は，前歯反対咬合を補綴治療で改善した結果である．補綴治療による歯列不正の改善は非常にリスクが高い治療法である

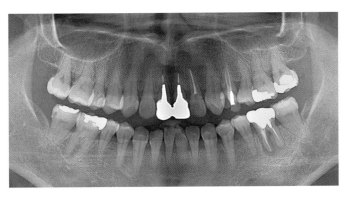

図2-d：失活歯のリスク
|6 が歯根破折を起こしている．他の臼歯部に問題がないことを鑑みると，失活歯のリスクが浮き彫りになる

図3：医療の質の相対性

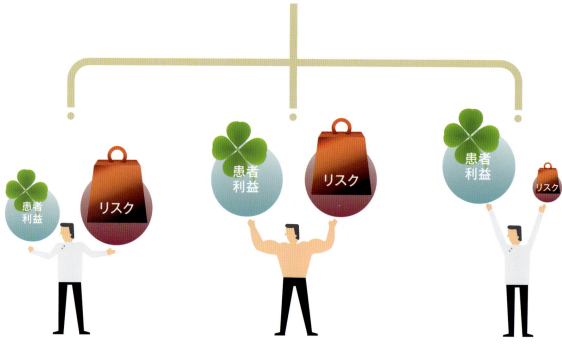

医療（歯科医師）のモラル

　患者利益の大きい質の高い治療をもたらすうえで，リスク回避以上に重要なことは「歯科医師のモラル」すなわち医療における「道徳」や「倫理」に対する考え方である．

　正しい医療は，それに携わる全ての医療従事者の「倫理」を礎にして行われる．そしてその医療倫理は，2000年以上前に書かれた「ヒポクラテスの誓い」が現在でも使われているように，不変なものである．

　医療倫理は次の四原則からなる（文献13参照）．歯科医師には，常にこの原則に立ち返って患者と向き合う姿勢が求められている．

医療倫理の四原則[13]

自律尊重原則	自律的な患者の意思決定を尊重しなくてはならない	●真実を語れ ●他人のプライバシーを尊重せよ ●守秘情報を保護せよ ●侵襲のための同意を得よ ●依頼を受けた場合は他人が重要な決定を下す援助をせよ
無危害原則	患者に危害を及ぼすのを避けなくてはならない	●殺すな ●苦痛や苦悩を引き起こすな ●能力を奪うな ●不快を引き起こすな ●他人の人生から良いものを奪うな
善行原則	患者に利益をもたらさなくてはならない	●他人の権利を保護，援護せよ ●他人に危害が及ぶのを防げ ●他人に危害をもたらすと考えられる条件を取り除け ●障害者を援助せよ ●危機に瀕した人を援助せよ
正義原則	利益と負担を公平に配分しなくてはならない	●根拠のない差別をなくす ●競合する要求の間に適正なバランスを確立する

2 一口腔単位の治療とマルチディシプリナリーアプローチとは

　口腔機能は複雑で，機能回復にあたっては補綴治療に限らず，保存修復や歯周病，矯正治療や小児歯科，口腔外科に至るまで，あらゆる臨床分野を統合して一口腔単位で治療に当たらなくてはならない．

　欧米のような専門医制度をもたない日本の歯科医療システムにおいては，一般的に「かかりつけ医」という形で，一人の歯科医師が全ての治療にあたることになる．これは，歯科治療が一口腔単位で行われることを考えれば，非常に合理的で患者利益を重視したシステムということになるが，一方で，あらゆる分野の治療の質を平均的に上げなくてはいけないという難題に直面することになる．とりわけ，歯周病，咬合崩壊，歯列不正，審美などの問題を伴った複雑な様相を呈している症例に直面すると，術者にはあらゆる分野に精通した知識とスキル（技術）が要求され，治療の質を上げるハードルはより高くなる．

　この難題を解決する一つの方法として，複数の歯科医師が，それぞれの得意分野を活かして連携治療を行う，いわゆるインターディシプリナリーアプローチ：Interdisciplinary Approachが有効と思われるが，日本の歯科システムにおいては，なかなか浸透しない．

　しかしながら，一度自転車に乗れるようになれば一生自転車の乗り方を忘れることがないのと同じように，歯科臨床も基礎からきちんと学んだスキルは一生忘れることはない．すなわち，歯科臨床に必要なあらゆる分野を計画的に研鑽して積み上げていけば，その先には多彩な治療の選択肢をもった一口腔単位の質の高い治療「マルチディシプリナリーアプローチ：Multidisciplinary Approach」が実現することになる．そこに治療経験が加味されれば，難症例に直面しても患者利益の大きな治療を提供することが可能になるはずだ（**図4，5**）．

図4：一口腔単位の治療の概念図

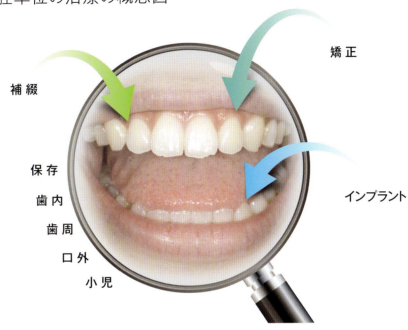

口腔内環境は複雑である．治療にあたってはあらゆる分野の治療を総合的に組み合わせて，一口腔単位で治療計画を立てる必要がある

図5：マルチディシプリナリーアプローチの概念図

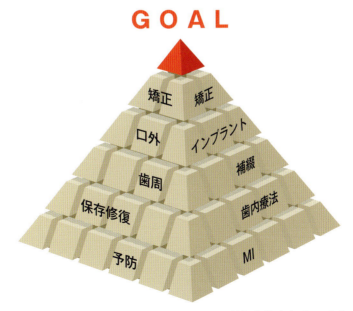

マルチディシプリナリーアプローチでは，予防と低侵襲治療をベースにして，さまざまな分野の治療を積み上げていくことで，難症例と思われる複雑な様相を呈した症例でも，質の高い治療が成し遂げられる．その中に歯列不正に対応するための矯正治療が含まれていることが重要である

3 歯科治療の三大要素
（炎症のコントロール・力のコントロール・審美性）

歯科治療の三大要素は「炎症のコントロール」と「力のコントロール」「審美性」と言われている．

一口腔単位の治療を行うにあたっては，まずは十分なバイオフィルムコントロールを行い，清潔な口腔内で治療を始めなくてはならない．炎症がコントロールされていない状態で，修復や補綴治療を行っても，良好な予後は望めない．また，歯科治療の大きな目的の一つである口腔機能の回復は「力」，すなわち咬合をコントロールすることで初めて長期的な予後が期待できる．咬合論を理解したうえで適切な治療を選択しなくてはならない．さらに，審美性にも配慮した治療を行わなくてはならない．患者は常に，機能性に加えて審美性を求めている．

すなわち，一口腔単位の治療の目的は，十分に歯周炎がコントロールされた状態で，機能と審美の両面から，患者利益の高い快適な口腔内環境を作り出すことにあり，それを実現するために，多方面から疾病の状態を判断し治療を行う総合力「マルチディシプリナリーアプローチ」が求められるということになる（図6）．

図6：歯科治療の三大要素

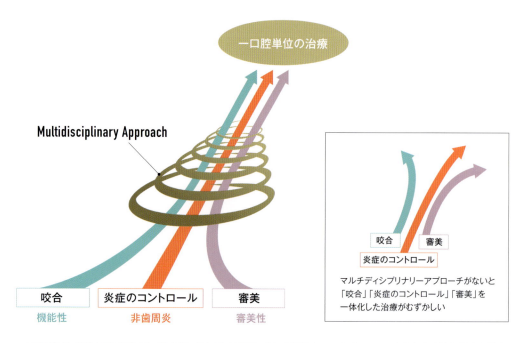

一口腔単位の治療の目的は，歯科治療の三大要素である「炎症のコントロール」「咬合」「審美」を兼ね備えた口腔環境を作ることにあり，その実現のためにマルチディシプリナリーアプローチが必要になる

4 低侵襲治療（MI）

　本来，歯には寿命がなく，う蝕と歯周病の管理ができていれば一生涯自分の歯で生活することができるはずだ．しかしながら実際の歯の寿命は人の平均寿命よりかなり短く，義歯を装着している人は70〜74歳では全体の66.2%を占めており，その中で総義歯は24.3%と全体の約1/4近くにも達する状態である[2]．一方，抜歯原因を見てみると，う蝕が全体の32.4%，歯周病が41.8%，歯根破折が11.4%を占めていた[3]．この調査で興味深いのは60〜64歳で抜歯数が最も多く，その約半数が冠や充填などの治療痕のある歯であったということだ．これは，抜歯の原因がう蝕や歯周病など感染のコントロールができなかったという患者側だけの問題でなく，若い頃に行った治療が歯の喪失の誘因になっている可能性を示唆している．すなわち，歯科治療そのものが歯の寿命を縮めている可能性があることを意味している．そのように考えると，歯の削除量を最小限に抑えた「低侵襲治療」が，歯の寿命を伸ばすうえで重要なキーワードになるわけである．

図7：義歯の装着率と抜歯の原因

補綴物の装着の有無と各補綴物の装着者の割合

年齢階級 (歳)	総数 (人)	補綴物 未着者	架工義歯 装着者	部分床義歯 装着者	全部床義歯 装着者
15〜19	113	99.1	0.9	—	—
20〜24	89	97.8	2.2	—	—
25〜29	122	94.3	4.9	0.8	—
30〜34	193	90.2	8.3	1.6	—
35〜39	271	88.2	11.1	1.1	—
40〜44	227	81.1	18.5	1.3	—
45〜49	210	75.2	22.4	2.9	1.0
50〜54	257	55.3	38.9	8.9	1.2
55〜59	286	41.6	48.3	17.1	1.4
60〜64	440	30.7	53.6	24.3	5.2
65〜69	395	28.6	49.4	36.2	8.9
70〜74	444	18.5	48.2	41.9	24.3
75〜79	340	13.5	46.5	46.2	28.8
80〜84	225	8.9	34.7	52.0	42.7
85〜	106	8.5	28.3	43.4	52.8

注）複数の種類の義歯を装着している者がいるため，義歯装着者の割合を合計すると100%以上となる年齢階級がある

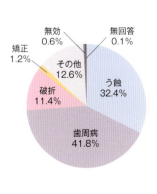

抜歯の主原因（全体）

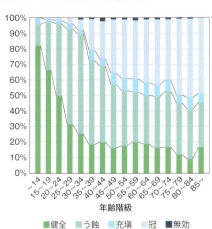

抜去歯の状態の割合（年齢階級別）

高齢者の義歯装着率が，かなり高い．抜歯の原因の大半が，炎症や力のコントロールができなかった結果であると捉えると，治療のあり方を考え直す必要がある

5 低侵襲治療（MI治療）とは

　低侵襲治療の概念は，歯科においてはMIとして，う蝕治療において始まった．MIとはミニマルインターベンション：Minimal Interventionの略で，「う蝕管理における最小の介入」のことを指す．これは，2002年にFDI（国際歯科連盟）から出された声明「Minimal Intervention in the Management of Dental Caries」に由来する[4]（**表1**）．

　う蝕治療は，接着技術の進歩とともに大きく変わった．以前は臼歯の隣接面う蝕は2級のインレー修復が主流であった．インレー修復では，遊離エナメル質はすべて除去し，予防拡大と称して健康な歯質まで大きく削る必要があった．そのため二次う蝕や修復物の脱離などを招くと，さらに歯質の削除量を大きくして，歯の寿命を縮める要因の一つになっていた．近年では，接着技術の進歩とフロアブルレジンの登場で，修復治療の主役はコンポジットレジンに取って代わられた．コンポジットレジン修復では，遊離エナメル質を残しても問題は生じない．感染した歯質のみを除去し，健全歯質を可能な限り残すことで，歯としての構造体は頑健な状態で守られる．また，歯質の削除量が小さいことで，歯の持つ本来の形態を損なうことなく修復することができる．このことは歯の寿命を大きく伸ばすことにつながるはずだ．しかしながら一方で，このようなMI治療は，軟化牙質の取り残しという大きなリスクもはらんでいる（**図8**）．

　最近では，う蝕治療から始まったMIの概念は広義に捉えられ，他の分野でも使われるようになった．例えばインプラントはブリッジと比べ，歯を削合しなくてよいという点においては，低侵襲な治療法である．さらに，インプラント手術におけるガイデッドサージェリーは，ノンフラップによる手術を可能にしたという観点で考えれば，患者の身体的な負担が少ない低侵襲な治療となる．しかしながら一方で，インプラントはブリッジと比べて手術に対するリスクがある．またインプラントのノンフラップサージェリーは，骨の状態を直視できないというリスクをはらんだ治療方法でもある．このように，<u>低侵襲治療は患者利益をもたらす一方で治療リスクを拡大している側面があるため，導入にあたっては，術式に対する十分な知識と技術を伴ったうえで行わなくてはならない</u>．

表1：ミニマルインターベンションの概念

1. 口腔内細菌叢の改善
2. 患者教育
3. エナメル質及び象牙質のう窩を形成していないう蝕の再石灰化
4. う窩を形成したう蝕への最小の侵襲
5. 欠陥のある修復物の補修

FDI Policy statement. 1 October 2002. Vienna,Austria[4]

図8：ミニマルインターベンション（MI）

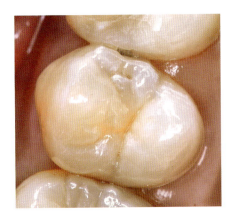

図8-a：術前左上小臼歯隣接面う蝕

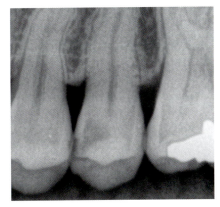

図8-b：術前デンタルエックス線写真

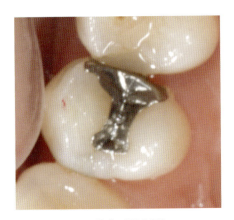

図8-c：インレー修復（別症例）
インレー修復では，健康な歯質の削除も必要になる．インレーの適合精度が悪いと二次う蝕を誘発し，さらに健全歯質を失うことになってしまう

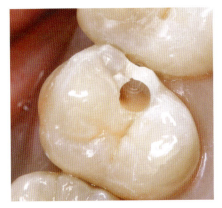

図8-d：術中MI充填
MI充填では，可能な限りう蝕のみを除去することで健全歯質を保護できるが，軟化牙質の取り残しというリスクもはらんでいる

6 補綴的介入のリスク

　歯科治療の主流である補綴治療においてはどうだろうか？ここで補綴治療の介入リスクについて前述の歯科治療の三大要素を通して考えてみたい．

1) 炎症のコントロール（バイオフィルムコントロール）の観点から

　マージンの不適合や極端なオーバーカントゥアーなど欠陥のある補綴物は，う蝕や歯周炎の誘因となることは言うまでもないが，適合精度に配慮して丁寧に作られた補綴物であれば，炎症を完全にコントロールできるというわけでもない．炎症の原因となる細菌の大きさに比べれば，補綴物のマージン部は，いくら適合精度を上げても細菌の格好の棲家になる（図9-a,b）．よって，炎症のコントロールという観点から考えれば，補綴物のマージンの設定位置は，バイオフィルムを管理しやすいところに設ける必要がある（図9-c）．

　進行した歯周疾患の治療において，残存歯を維持保存するために「歯周補綴」と称して歯冠修復や欠損補綴を行うことがあるが，これもまた過剰な補綴的な介入にならないよう注意が必要だ（図9-d,e）．

2) 力のコントロール（咬合）の観点から

　咬合の安定は，一口腔単位の治療を成功に導くうえで重要な要素の一つだ．咬合の安定を獲得するためには，様々な要件を満たす必要がある（表2）．しかしながら，それら咬合の安定の要件を満たすために行われる補綴治療は，全顎的な大掛かりな治療になることが多く，補綴的な介入リスクが高くなることを忘れてはならない（図9-f）．

3) 審美性（審美）の観点から

　審美の面ではどうだろうか？患者は審美性を求めて，歯科治療に過剰な期待を寄せる傾向がある．患者が求める審美を補綴治療だけで解決しようとしてはならない．審美治療を行う際は，患者の将来を見据えた客観的な基準を持って，可能な限り補綴的な介入範囲を少なくして行うべきだ（図9-g，表3）．

　このように，補綴治療には様々なリスクがつきまとう．治療計画を立てる際には，「安定した咬合」「良好なバイオフィルムコントロール」「審美性」を獲得するために，どこまで補綴的な介入が許されるのか？その治療のリスクと治療によって得られる患者利益とを比べて考えなくてはならない．

1）補綴的介入のリスク：炎症のコントロールの観点から（図9-a～e）

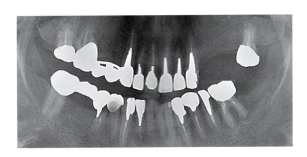

図9-a：不適切な補綴物によるリスク
ほとんどの部位で適合精度の悪い補綴治療が施されていた．こうなると炎症のコントロールは難しい

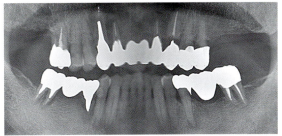

図9-b：補綴介入のリスク
適合精度に大きな問題はないように思われるが，補綴物の施されている部位のみに問題が生じている

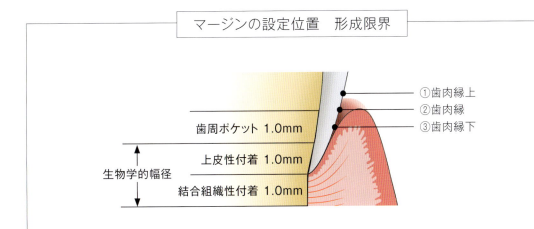

マージンの設定位置　形成限界

①**歯肉縁上**：エナメル質上にマージンを設定でき，歯周組織を傷つけることもなくバイオフィルムコントロールも容易なため，最も理想的な位置となる．ただし，審美的な要求がある場合，歯根露出などで根面う蝕のリスクが高い場合などは適切ではない
②**歯肉縁**：歯肉縁0mmは最も現実的なマージン設定かもしれないが，歯肉縁の位置は変化するため，この位置では不十分なことがある
③**歯肉縁下**：審美的な補綴物作製や適切なエマージェンスプロファイルを付与するために，歯肉縁下にマージンを求めなくてはならないことはよくある．この場合，生物学的幅径（Biologic width）を侵襲するような深い形成を行ってはならない．生物学的幅径は恒常性を維持するための生体防御構成部となっているため，この部を侵襲すると炎症が生じる．健康な歯肉を維持するには，マージンはポケット内に設定することになり，平均的な深さは縁下0.5mmとなる．また，歯肉縁下のマージン形成には圧排が必ず必要である

図9-c：マージンの設定位置によるリスク
歯肉縁上に比べて歯肉縁下にマージンを設定すると補綴的な介入リスクが高くなる

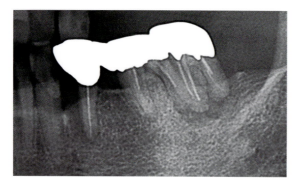

図9-d①：初診時左下臼歯パノラマエックス線写真
④⑤⑥⑦ のブリッジが施されていた. |47 には垂直的な骨吸収が認められる. 歯周病に罹患した動揺歯を比較的頑健な |6 を利用して連結固定したものの, 歯周炎が悪化してしまったと推察される

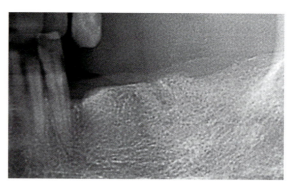

図9-d②：1年10ヶ月後左下臼歯パノラマエックス線写真
患者が治療を希望しなかったため, 問題のあるブリッジを除去せずにいたが, わずか1年10ヶ月で, 比較的頑健だった |6 も状態が悪化して抜歯となってしまった

歯周補綴のリスク（連結固定）：進行した歯周疾患の治療で, 残存歯を維持保存するために動揺歯を連結固定したり, 補綴治療後の清掃性を十分に行えるよう配慮した補綴治療術を「歯周補綴」と呼ぶが, 多くは補綴治療の介入範囲が大きくなるため, リスクの高い治療となる

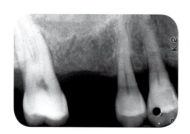

図9-e①：術前右上臼歯デンタルエックス線写真
|6 欠損. ⑦⑥⑤ のブリッジ治療を選択した. 水平的な骨吸収が認められる

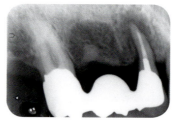

図9-e②：術後5年右上臼歯デンタルエックス線写真
露出したセメント質をカバーするために歯質の削除量が増えて, |5 は抜髄となってしまった. |5 歯根周囲に透過像が認められる

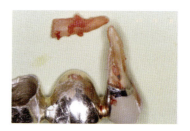

図9-e③：術後5年右上臼歯
抜髄した |5 に歯根破折が生じて抜歯となった

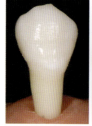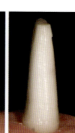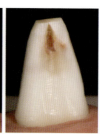

図9-e④：露出したセメント質の形成

歯周補綴のリスク（露出セメント質）：露出したセメント質を補綴物でカバーしようとすると, 形成が鉛筆の芯を削るように先細りとなり露髄を招き抜髄が必要になることが多い. 抜髄された歯は歯質の劣化を生じるため, 歯根破折を招きやすくなる. これも補綴リスクの一つである

2) 補綴介入のリスク：力のコントロールの観点から（表2，図9-f）

表2：Dawsonが掲げる5つの咬合の安定の必要条件

1. 安定した中心位接触
2. 調和したアンテリアガイダンス
3.前方運動時の臼歯離開
4. 側方運動時の非作業側離開
5. 作業側に干渉がない

Peter E. Dawson : Functional Occlusion[5]

Dawsonが掲げる5つの咬合の安定の必要条件[5]の中で，特に重要なのが，左右同時に生じる安定した中心位接触と顎運動に調和したアンテリアガイダンスである．アンテリアガイダンスによって，適切な臼歯離開が得られる

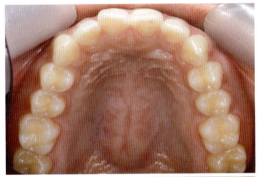
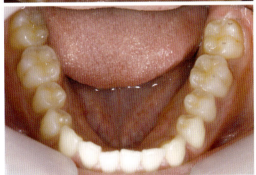

図9-f①②：天然歯の理想的な歯列

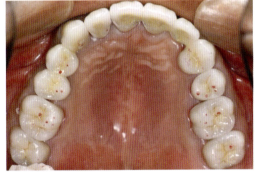
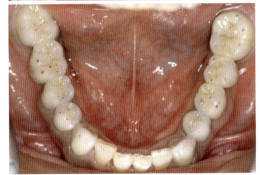

図9-f③④：咬合再構成治療のリスク
（補綴治療によって獲得された理想的な歯列）

理想咬合（咬合の安定）：一口腔単位の治療では，理想的な歯列を求めて補綴的な介入範囲が大きくなりがちだが，大掛かりな補綴治療には大きなリスクが潜んでいることを忘れてはならない．長期的な経過の中で問題が起きることを想定して，リカバリーが可能な治療を選ぶことも大切である

3）補綴介入のリスク：審美性の観点から（表3，図9-g）

表3：Magneによる審美治療の客観的な基準

1. 歯肉の健康	6. 隣接面コンタクトの高さ	11. 色
2. 歯間空隙の閉鎖	7. 相対的歯の大きさ	12. 切縁の構成
3. 歯軸	8. 歯の基本的特徴	13. 下口唇のライン
4. 歯肉輪郭の頂点	9. 歯の特徴表現	14. スマイルの対称性
5. 歯肉三角バランス	10. 表面性状	

Pascal Magne, Urs Belser：ボンディッド ポーセレン レストレイションズ 2002[6]

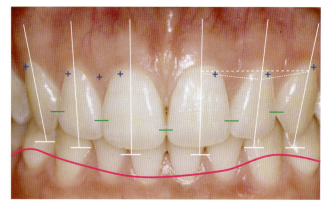

図9-g①：審美治療の客観的な基準
Magne[6]は，審美治療の客観的基準として，14の項目をあげている（表3）．これらの項目の中には，補綴治療で改善できるものもある．しかしながら，14の項目を満たすために，補綴治療に頼りすぎてはならない．審美補綴は患者の要望が大きいとオーバートリートメントになりがちなため注意が必要である

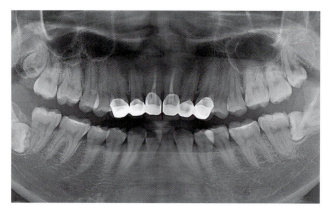

図9-g②：審美補綴のリスク
審美性の獲得のために上顎前歯のみに補綴治療が施されていた．この補綴物は一生機能するのだろうか？ なぜ中切歯の抜髄が必要だったのだろうか？ 審美治療においては，補綴治療のリスクを客観的に判断した上で，慎重なアプローチが求められる

7　失活歯の予後と歯根破折

　失活歯の予後は悪い．失活歯は重篤な二次う蝕，根尖病変，歯根破折など様々な問題を引き起こしたうえで，生活歯よりも早く寿命を迎えてしまう．特に歯根破折は，重大なリスクファクターの一つである．細菌感染によるう蝕や歯周炎はコントロールが可能だが，歯根破折はコントロールが難しい．失活歯は徐々に歯質が劣化し，ある時突然クラックや歯根破折を引き起こす．クラックや歯根破折は治療の結果をあっという間に悪化させる可能性がある時限爆弾のようだ．長期予後を期待する上で，治療計画立案の段階で，この歯根破折に対する対策をきちんと練っておく必要がある（図10-a,b）．

図10：失活歯の予後と歯根破折

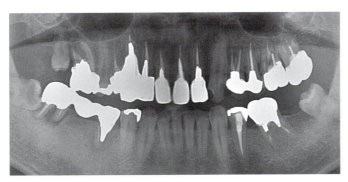

図10-a：失活歯の予後
補綴治療されている歯すべてが失活歯であった．歯根破折や二次う蝕などの多くの問題が生じている．失活歯と補綴治療の関係は無縁ではなく，失活歯に限って問題が大きくなる傾向にある

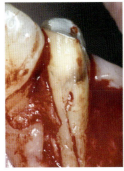 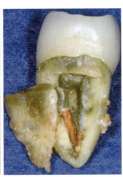

図10-b：歯根破折
クラックや歯根破折は，コントロールが難しい補綴治療の最大のリスクファクターである

8 歯根破折の予防

図11に歯根破折を予防するための概念図を示した．

1) 生活歯で歯髄を保護する

歯根破折を予防する最良の手段は，歯髄を保護することにある．歯は生活歯であればよほどのことがない限り破折しない．歯根破折の大半は失活歯で起こることを考えれば，歯髄を保護することを最優先に考えるべきだ．その意味で，歯科治療において最も重要な分野は予防歯科ということになり，次に重要なのはMI：低侵襲治療ということになる（図12-a）．

補綴治療の選択も歯髄保護の観点に立って考える必要がある．すなわち欠損補綴における選択肢として，ブリッジ・パーシャルデンチャー・インプラントのいずれかを選ぶ際に，歯髄保護の可否が非常に重要な選択基準になる．

2) 歯質を保護する

う蝕が深部に達して歯髄保護ができずに抜髄を余儀なくされることもあれば，すでに失活した感染根管治療にも多く遭遇する．これらの歯内療法処置では，健康な歯質をできるだけ保護することが重要である．失活した歯質は時間とともに徐々に劣化が進みクラックが生じやすくなる．そのため失活歯では健康な歯質をできるだけ多く残しておくことが，歯根破折の予防につながることになる（図12-b, c）．

3) 力のコントロール

歯根破折を予防するうえで最後に重要となるのが力のコントロールである．咬合力を分散して，過剰な力が及ばないような配慮が必要である．そのためには咬合論をよく理解したうえで治療を行うことが求められる．

図11：歯根破折を予防するための概念図

歯根破折を予防するには，何といっても生活歯で歯髄を保護することである．しかしながら不幸にも抜髄となってしまった歯や，すでに失活している歯では，健全歯質を保護することが重要になる．そして最後に一歯に過剰な負荷がかからないよう咬合力を分散し，力をコントロールすることが大切になる

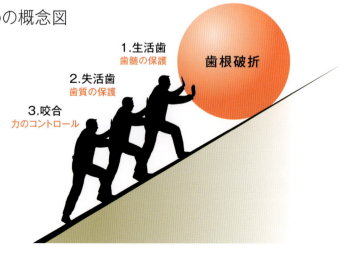

1) 生活歯で歯髄を保護する（**図12-a**）

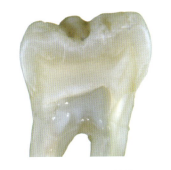
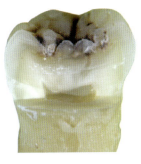

図12-a-1：健全な天然歯　　図12-a-2：C2う蝕

抜去歯牙を切断してみると，健康な生活歯が頑健な歯質によって守られていることがよく分かる．予防歯科でう蝕にしないことが何より重要だ．
しかし，仮にう蝕ができてもMIによって歯髄を保護し，可能な限り感染牙質のみを除去して修復処置を行えば，歯の強度は劣化しない

2) 失活歯で歯質を保護する（上顎第一大臼歯の歯髄腔の位置）（**図12-b**）

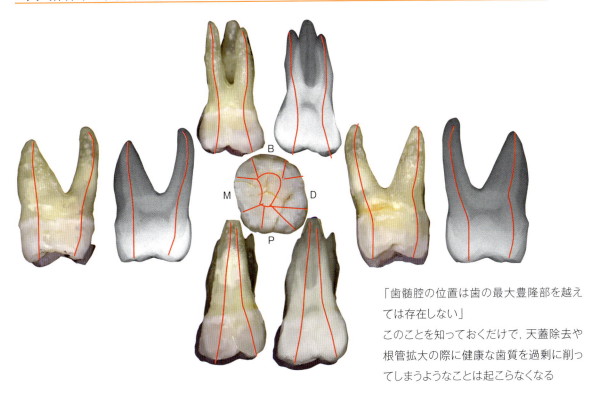

「歯髄腔の位置は歯の最大豊隆部を越えては存在しない」
このことを知っておくだけで，天蓋除去や根管拡大の際に健康な歯質を過剰に削ってしまうようなことは起こらなくなる

3) 失活歯で歯質を保護する（上顎第一大臼歯の根管治療）（**図12-c**）

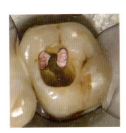

可能な限り歯質を保護した根管治療を行うことで，歯根破折のリスクを減らすことができる

9 歯列不正がもたらすリスク

　歯列不正もまた，治療の予後を左右する大きなリスクファクターの一つである（**表4**）．歯列不正は，健康な口腔状態であれば，患者の審美的な要求がない限り治療の対象とはならない．しかしながら歯列不正が原因でバイオフィルムコントロールが難しくなり，う蝕や歯周炎の誘因となっている場合や，顎関節に問題が生じた場合，もしくは補綴治療を必要とするような状態の口腔内では，歯列不正は審美的な改善要求がなくても治療の対象となる．その際，術者側には，歯列不正の原因を正しく評価する診断能力が求められる．

　誤った評価の元に導き出された治療方法は，ほとんどの場合良い結果をもたらさない．

　歯列不正の改善は，矯正治療で行うのが基本だが，しばしば歯列不正を補綴治療で改善したと思われる痕跡に遭遇する．これらの治療はほとんどの場合，歯列不正の評価が甘い，または間違っていることによってもたらされる結果である．転位歯を抜歯してブリッジにする．交叉咬合や反対咬合を無理やり補綴治療で改善する．前歯部で見られるそれらの治療行為の多くは，審美性の改善が目的で行われるようだが，その予後は悲惨な経過をたどることになる（**図13**）．

　歯列不正を正しく評価するためには，矯正的な診査診断が不可欠だ．そのためには，一般的な基本的資料収集に加えて，セファロや平行模型など矯正的な診断が可能になる資料収集と診査が必要になる（**図14**）．

表4：歯列不正の種類と歯列不正がもたらすリスク

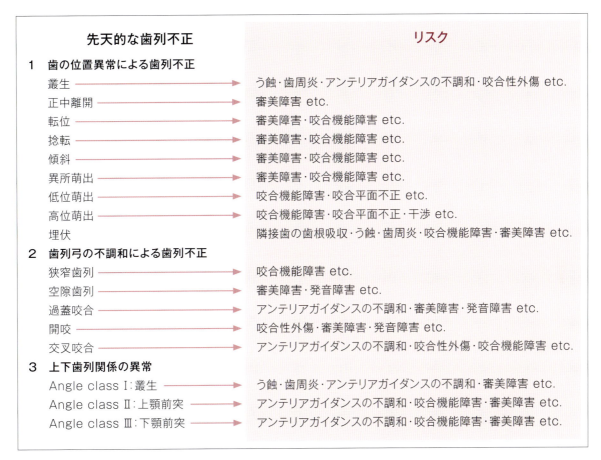

先天的な歯列不正では，生体の適応能力が見込まれる．すなわち，炎症のコントロールができていて，歯列不正が原因となるような顎関節の異常がなければ，これらのリスクは発症しないと考えてよい．言い換えれば，先天的な歯列不正では，患者が審美的な改善を希望した場合と歯列不正が原因でリスクとなる疾病が発症した時のみ治療対象となる

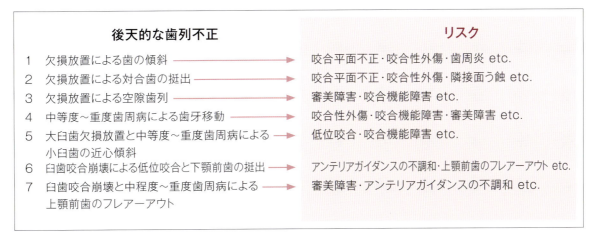

欠損放置や歯周炎などが原因で生じるいわゆる後天的な歯列不正は，その全てが矯正治療の対象となる．これらの歯列不正を放置することで歯列の連続性が失われて咬合崩壊が進行するため，早期の解決が望ましい

図13:リスクが高い歯列不正に対する補綴的なアプローチ

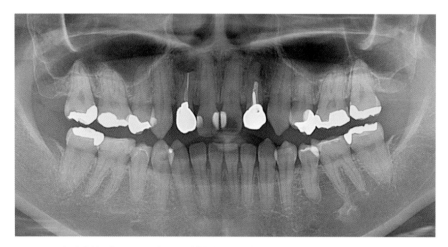

図13-a:左右側切歯クロスバイトの補綴的な改善
クロスバイトを改善するため,左右側切歯に前装冠が施されていた.残念ながら,抜髄後の根管治療は不十分で,補綴物の適合精度も悪く,悲惨な予後を迎えている.歯列不正に対する補綴的なアプローチには大きなリスクがあることを念頭に治療計画を立てなくてはならない.この患者の年齢が25歳であることを考えると,歯科医師としてのモラルが問われていると言わざるを得ない

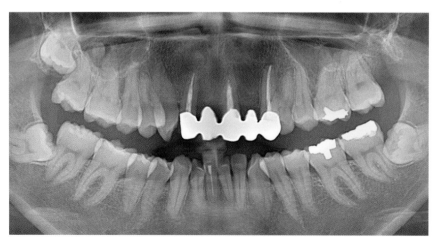

図13-b:上顎前歯叢生の補綴的な改善
下顎に著しい叢生があることから,上顎前歯のブリッジは,叢生を改善するための補綴治療であったことが容易に想像がつく.上顎前歯は下顎前歯の突き上げによる負荷がかかるため,歯根破折の好発部位になっている.最もブラッシングしやすい上顎前歯だけがなぜ失活歯になってしまったか?
リスク評価が術前にできていれば,リスク回避ができた症例と思われる

図14：診査・診断に必要な12の基本資料（矯正検査を含める）

口腔内写真
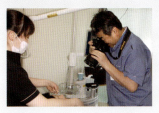

顔貌写真
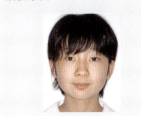

フェイスボウトランスファーされたスタディーモデル
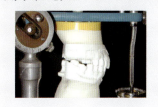

矯正平行模型
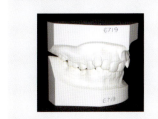

側貌セファロエックス線写真
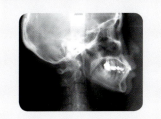

正貌セファロエックス線写真
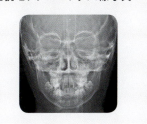

パノラマエックス線写真
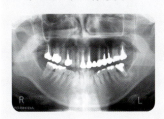

デンタルエックス線写真（10枚法または14枚法）
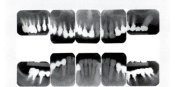

CBCT
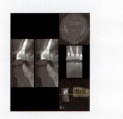

顎関節検査
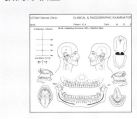

歯周病精密検査
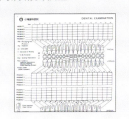

医療面接記録
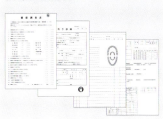

歯列不正の診断には，セファロ分析や模型分析は必須である．矯正治療を含めたマルチディシプリナリーアプローチにおいては，一般的な基本資料に加えて，矯正平行模型やセファロエックス線写真などの矯正検査のための資料が必要になる

10 一口腔単位の治療の臨床的な評価基準

　一口腔単位の治療を評価するために，歯科治療の三大要素に合わせて，8項目の評価基準を設けた（表5）．

①炎症のコントロール（図15, 16）
　歯周炎がコントロールされているかどうか評価する．外科治療や補綴治療の前には，徹底したバイオフィルムコントロールを行い，歯周炎を改善しておく必要がある．

②ICPでの安定（図17）
　咬合が咬頭嵌合位（ICP）で安定しているかどうか評価する．ICPは下顎の機能的な基準位でもあり，補綴治療の出発点となる．

③左右同時接触（図17）
　閉口時に干渉や顎位の変位がなく，臼歯が同等の咬合圧で左右同時に"パンッ"と接触することは，ICPでの安定と合わせて，咬合の安定を評価する臨床上の基準となる．

④歯列の連続性（図18）
　歯列の連続性は，正常なコンタクトポイントと咬合平面によって構成されている．歯列の連続性が保たれることによって，干渉の少ない理想的な歯列を得ることができるため，歯列の連続性が保たれているか否かは，治療の難易度をはかる重要な評価基準となる．

⑤顎関節の安定
　顎関節に症状がなく顎運動が正常かどうかによって治療の手順は大きく変わる．顎関節に何らかの問題がある場合は，それを改善する前に最終的な補綴治療を行ってはならない．

⑥顎運動に調和したアンテリアガイダンス（図19-a〜j, 表6）
　アンテリアガイダンスとは，偏心運動中に，上顎前歯口蓋面と下顎前歯切端が接触することにより発生する下顎の誘導作用のことを指すが，顎運動に調和したアンテリアガイダンスを有することで，下顎の偏心運動時に発生する有害な水平圧から臼歯を守ることができる．

⑦審美と機能の融合（図20）

　機能性を伴った審美性が得られたかどうか評価する．

⑧低侵襲

　治療の内容が低侵襲か否かは，長期的な予後に関係する．完璧な治療を求めて行った補綴治療であっても，その予後は必ずしも良いものではない．治療には必ずリスクが伴う．天然歯に勝るものはないことを常に念頭に置いて，補綴的な介入範囲を最小限にした治療計画を立てることが重要である．

　II章では，この臨床的な評価基準を基にして，治療の選択肢とリスク回避について考えてみたい．

表5：一口腔単位治療の臨床的評価基準

		非常に良好	良好	どちらとも言えない	不良	極めて不良
炎症	炎症のコントロール	+2	+1	0	-1	-2
咬合	ICPでの安定	+2	+1	0	-1	-2
	左右同時接触	+2	+1	0	-1	-2
	歯列の連続性	+2	+1	0	-1	-2
	顎関節の安定	+2	+1	0	-1	-2
	顎運動に調和したアンテリアガイダンス	+2	+1	0	-1	-2
審美	審美と機能の融合	+2	+1	0	-1	-2
	低侵襲	+2	+1	0	-1	-2

一口腔単位の治療を行う際に，上記8項目から口腔内の状態を臨床的に評価する

評価基準1：炎症のコントロール（図15, 16）

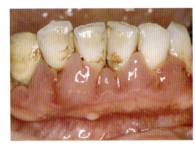

図15-a：術前

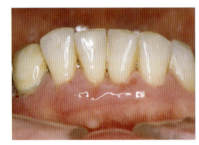

図15-b：ブラッシング指導＆縁上スケーリング後

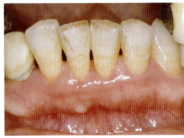

図15-c：SRP後

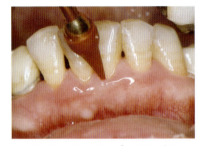

図15-d：ラバーチップによるポケット内のバイオフィルムコントロール

> 炎症のコントロールはあらゆる治療の最初に行わなくてはならない

ラバーチップによる歯周ポケット内部の炎症のコントロールとモチベーション

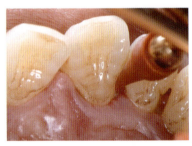

図16-a

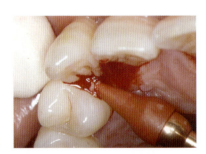

図16-b

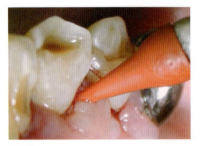

図16-c

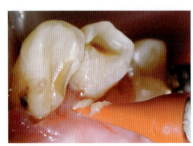

図16-d

ラバーチップの先端をポケット内部に挿入してプラークをすくい取るようにする．この操作によって，確実にポケット内部のバイオフィルムを除去できるだけでなく，ポケット内部に酸素を送り込み，細菌叢の性状を変える効果が期待出来る．さらにこの方法の最大の利点は，手鏡などを使ってポケット内の炎症の状態を直接患者に見せることで，歯周炎の治療に対する大きなモチベーションになることである

評価基準2, 3：咬頭嵌合位(ICP)での安定, 左右同時接触（図17）

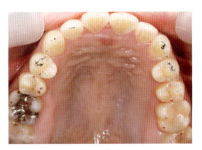

図17-b：ICP上顎咬合面観

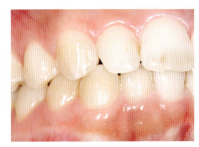

図17-d：ICP右側方面観

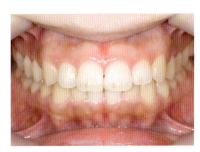

図17-a：ICP正面観

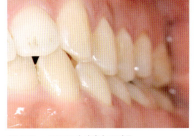

図17-e：ICP左側方面観

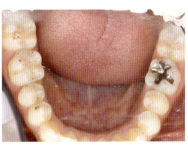

図17-c：ICP下顎咬合面観

> 咬合は難しく考えるとキリがない．臨床で咬合を考える際にまず大切なことは，咬頭嵌合位で安定していること，閉口時に左右が同時に接触することである

咬頭嵌合位, 中心咬合位について

　咬頭嵌合位：Maximum intercuspation (ICP) は，補綴治療をする際の出発点となる最も重要な咬合位で，相対する咬頭と斜面が最大面積で接触し咬頭が密接に嵌合し安定した上下顎歯列の3次元的位置関係をいい，顆頭位とはかかわりなく対合歯が完全に嵌合した状態と定義されている．

　一方，中心咬合位：Centric occlusion (CO) は，下顎が中心位にあるときの咬合位をさし，多数歯欠損など，咬頭嵌合位が不明確で基準位として使用できないときに使われる．

　中心位：Centric relation (CR) は，下顎頭が関節結節斜面に対して生理的最前上方にある位置と定義されており，下顎窩内において顆頭が生理的に適正な位置にあり，下顎が無理なく純粋な蝶番回転を行えるときの患者固有の下顎の基本位である．

　よって，咬頭嵌合位と中心咬合位は一致することもあれば一致しないこともある．通常，咬頭嵌合位と中心咬合位を無理に一致させる必要はないが，このズレが咬合性外傷や顎関節症の原因になるような場合は咬合調整の対象となる．

評価基準4：歯列の連続性（図18）

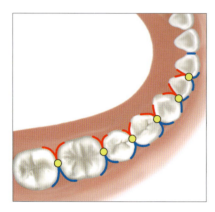
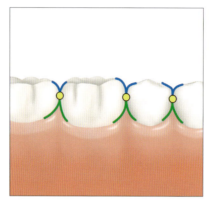
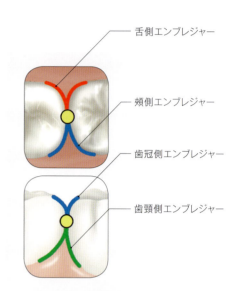

図18-a,b：コンタクトポイント

コンタクトポイントと咬合平面は歯列の維持に重要な役割を果たしている．コンタクトポイントは4つのエンブレジャーに囲まれた場所で，適切な強さで歯が隣接することで，歯列は維持される

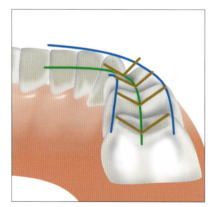
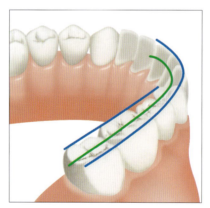
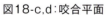

図18-c,d：咬合平面　　　　　　　　　　　　　　　　　図18-e：スピーの彎曲

咬合平面が，穏やかなスピーの彎曲をもって連続性を保つことで，干渉の少ない理想的な歯列を形成する

評価基準5：顎運動に調和したアンテリアガイダンス（表6, 図19）

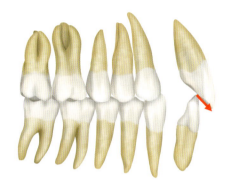
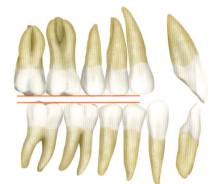

図19-a：アンテリアディスクルージョン
アンテリアガイダンスによって臼歯離開が得られる．臼歯離開は咬合力による水平的な負担を軽減するために重要である

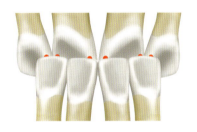
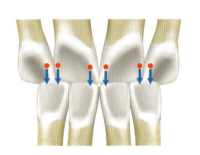

図19-b：前方運動
前方運動時切歯のガイドによって臼歯離開が得られる．その際，下顎切歯は上顎切歯口蓋側の辺縁隆線に沿って滑走する

表6：顎運動に調和したアンテリアガイダンスを得るためのメルクマール

1. 犬歯I級関係（図19-c,d）
2. 調和したAnterior tooth-size-ratio（図19-g）
3. 緊密なアンテリアカップリング（図19-h）
4. 適切なオーバーバイト（図19-i）
5. 適切なオーバージェット（図19-i）
6. 上顎前歯の歯軸が急峻でない（図19-j）

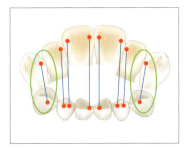

上顎切歯の口蓋側面は凹状になっており，左右の辺縁隆線部が前方運動時の滑走路になる．その理想的な位置関係を得るためには，犬歯の位置がI級関係にあり，なおかつ上下切歯の歯冠幅径の大きさが調和している必要がある．また，前歯の咬合関係が緊密で，適切なオーバーバイト，オーバージェットを持ち，上顎前歯の歯軸が急峻すぎずに無理なく下顎運動できることが望ましい[7]

1：犬歯Ⅰ級関係とⅡ級関係（図19-c, d）

犬歯Ⅰ級関係

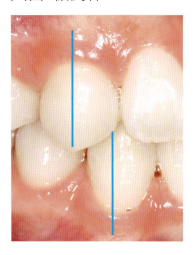
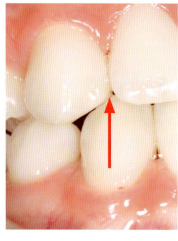

図19-c
犬歯Ⅰ級関係は，上顎犬歯の近心半分が下顎犬歯の遠心半分を被覆している状態をいう．この時，下顎犬歯の尖頭頂は上顎犬歯の口蓋側近心面に位置する．側方ガイドのことを考えると下顎犬歯の尖頭頂が上顎犬歯口蓋側近心辺縁隆線部と，可能な限り緊密に咬合していることが望ましい[8]

犬歯Ⅱ級関係

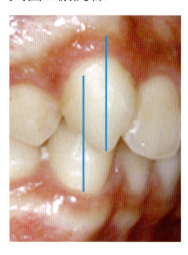

図19-d
犬歯Ⅱ級関係は，上顎犬歯が下顎犬歯より前方に位置し，下顎犬歯の近心部を被覆している状態をいう．この時，下顎犬歯の尖頭頂は，上顎犬歯の口蓋側遠心面に位置する

図19-e, f：側方運動

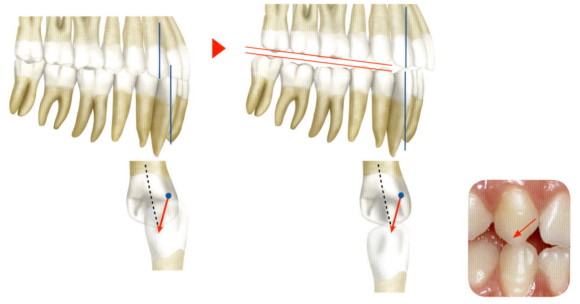

図19-e：犬歯Ⅰ級関係からの側方運動

下顎犬歯の尖頭頂はおおよそ上顎犬歯口蓋側の近心辺縁隆線部に位置して，側方運動時に上顎犬歯口蓋側近心斜面を滑走する（M型ガイド[9〜12]）．この時，臼歯離開が起こる

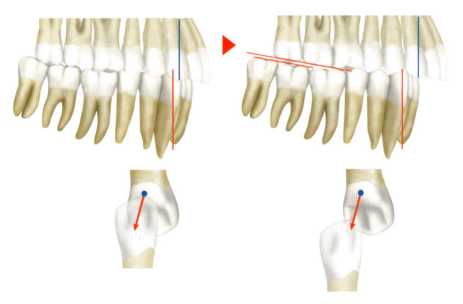

図19-f：犬歯Ⅱ級関係からの側方運動

下顎犬歯の尖頭頂はおおよそ上顎犬歯口蓋側の遠心面部に位置して，側方運動時に上顎犬歯口蓋側遠心斜面を滑走する（D型ガイド[9〜12]）．犬歯のⅡ級関係では，前歯の被蓋関係は深めになることが多く，また，下顎は後方に誘導され側方運動時に臼歯離開が起きづらい．そのためにグループファンクションになりやすい

2：調和したAnterior tooth-size-ratio（図19-g）

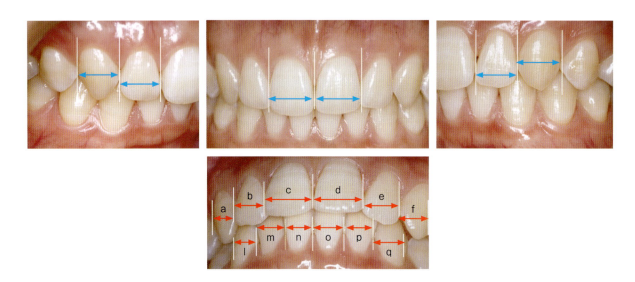

Anterior tooth-size-ratioの計算式

$$\frac{\text{Sum mand.6}}{\text{Sum max.6}} \times 100 = \frac{l+m+n+o+p+q}{a+b+c+d+e+f} \times 100 = \text{Anterior ratio} \quad (\text{Ideal} = 78.09 \pm 2.19\%)$$

図19-g：Tooth-size-ratio（Bolton's analysis）
犬歯がI級関係で緊密な前歯の咬合関係を得るためには，上顎6前歯の歯冠幅径の総和と下顎前歯の歯冠幅径の総和の比が調和（平均値：78.09±2.19％）していなくてはならない

3：緊密なアンテリアカップリング（図19-h）

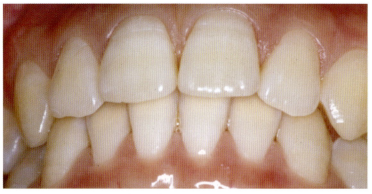

図19-h：アンテリアカップリング
適切なアンテリアガイダンスを得るためには，前歯に緊密な咬合関係が求められる

4, 5：オーバーバイトとオーバージェット（図19-i）

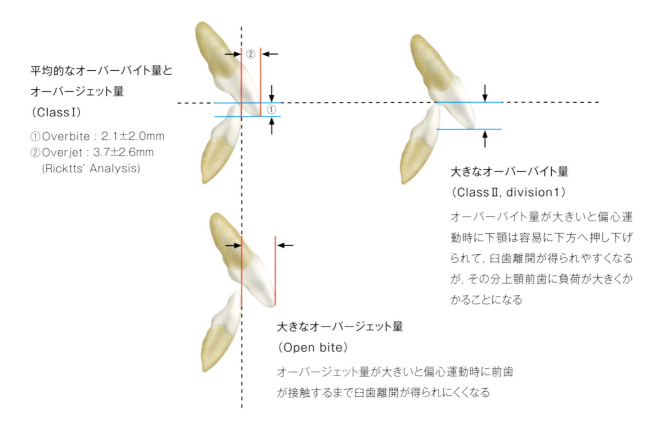

平均的なオーバーバイト量と
オーバージェット量
（ClassⅠ）

①Overbite：2.1±2.0mm
②Overjet：3.7±2.6mm
（Ricktts' Analysis）

大きなオーバーバイト量
（ClassⅡ, division1）

オーバーバイト量が大きいと偏心運動時に下顎は容易に下方へ押し下げられて，臼歯離開が得られやすくなるが，その分上顎前歯に負荷が大きくかかることになる

大きなオーバージェット量
（Open bite）

オーバージェット量が大きいと偏心運動時に前歯が接触するまで臼歯離開が得られにくくなる

6：上顎前歯の歯軸が急峻でない（図19-j）

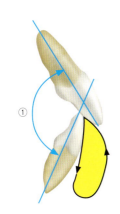
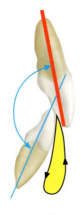
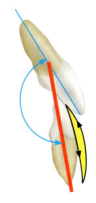

平均的な上下顎前歯歯軸関係：
Interincisal angle：124.5±5.8°
（Ricketts analysis）

上下顎前歯の歯軸関係が平均的であれば，開閉口パターンは機能的な運動範囲を示す

上顎前歯の歯軸が急峻：
（ClassⅡ, division2）

上顎前歯の舌側傾斜などで歯軸が急峻になると，開閉口パターンは狭くなり機能的な運動範囲を示すことができなくなる．このような状態はアングルⅡ級2類で顕著に現れる

下顎前歯の歯軸が急峻：
（ClassⅢ）

下顎前歯の舌側傾斜などで歯軸が急峻になると，開閉口パターンは狭くなり機能的な運動範囲を示すことができなくなる．このような状態はアングルⅢ級で顕著に現れる

評価基準6：審美と機能の融合（図20）

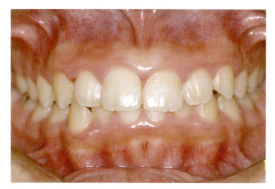

図20-a：術前正面観

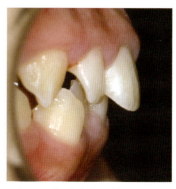

図20-b：術前前歯右側方面観

前歯のわずかな叢生，やや大きめのオーバーバイト・オーバージェット，犬歯の捻転などが認められる

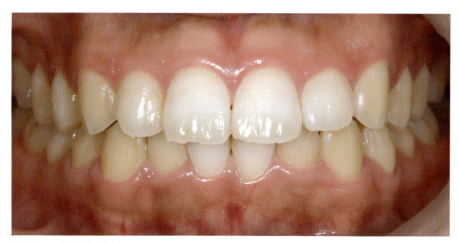

図20-c：術後正面観

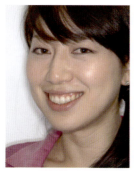

図20-d：術後顔貌

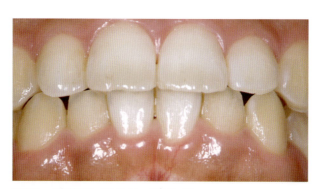

図20-e：術後アンテリアカップリング

矯正治療により，審美性に加えて良好な機能性を獲得した．緊密なアンテリアカップリング，犬歯のI級関係，平均的なオーバーバイト・オーバージェットなどに注目

I 章まとめ

1) 一口腔単位の治療計画を立案するにあたっては，総合的な診査・診断能力と多方面の分野からのマルチディシプリナリーアプローチが求められる．

2) 治療にはリスクがつきものである．特に補綴治療はリスクが高い．

3) 患者利益につながる治療とは，リスクを最小限にした，リスク回避を考えた治療である．

4) リスク回避のための最適な手段は「低侵襲治療」である．

5) 歯根破折と歯列不正は，大きなリスクファクターであり，このリスクを回避することが，治療の選択肢の鍵になる．

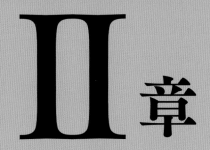

II章

リスク回避のための治療の選択肢

　無歯顎の状態，すなわち総義歯症例は，歯科治療が奏効せずに失敗した結果であると考えることもできる．本来，う蝕と歯周炎に対するバイオフィルムコントロールが十分にできていれば，すべての歯を失うような事態にはならないはずだ．無歯顎になってしまう過程を辿りながら，抜歯を回避する方策を考えることで，歯を保存するためには何が必要で，どのような治療を選択すれば良いのか，自ずと最適な治療方法を選択できるようになる．

　図1は天然歯列から総義歯に至るサイクルを表している．きっかけは第一大臼歯の抜歯であることが多い．ブリッジの予後不良から遊離端欠損となり，パーシャルデンチャーを経て総義歯の状態に移行する．この負のサイクルをどこかで断ち切ることが歯を守ることになる．

　本章では，総義歯に至る様々な問題点を探りながら，抜歯を可能な限り回避して歯列を維持していくための，治療の選択肢を考えてみたい．

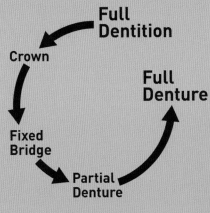

Henry Takei による

図1：デンタルサイクル

一つのストーリー

Decision-Tree 1
～下顎第一大臼歯 う蝕から上顎前歯フレアーアウト，そして無歯顎に至るまで～

上顎前歯のフレアーアウト症例は，総義歯となる一歩手前の状態で，
上顎前歯の唇側傾斜だけでなく様々な問題を抱えた複雑な様相を呈し，
治療計画立案に最も苦慮する症例の一つである（**図2**）．
図3に示すディシジョンツリーは，
上顎前歯がフレアーアウトを引き起こしたのちに抜歯となり，
上下無歯顎の状態に至る一つのストーリーを表している．

図2：上顎前歯のフレアーアウト症例

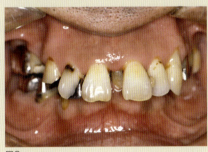
図2-a

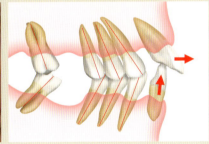
図2-b

上顎前歯のフレアーアウトは，下顎前歯の挺出，低位咬合，小臼歯の近心傾斜，対合歯の挺出，大臼歯の近心傾斜，重度歯周炎などを伴って，複雑な様相を呈していることが多く，治療計画の立案に苦慮する難症例である

図3：治療のリスクと選択肢（Decision-Tree 1）
~下顎第一大臼歯 う蝕から上顎前歯フレアーアウト，そして無歯顎に至るまで~

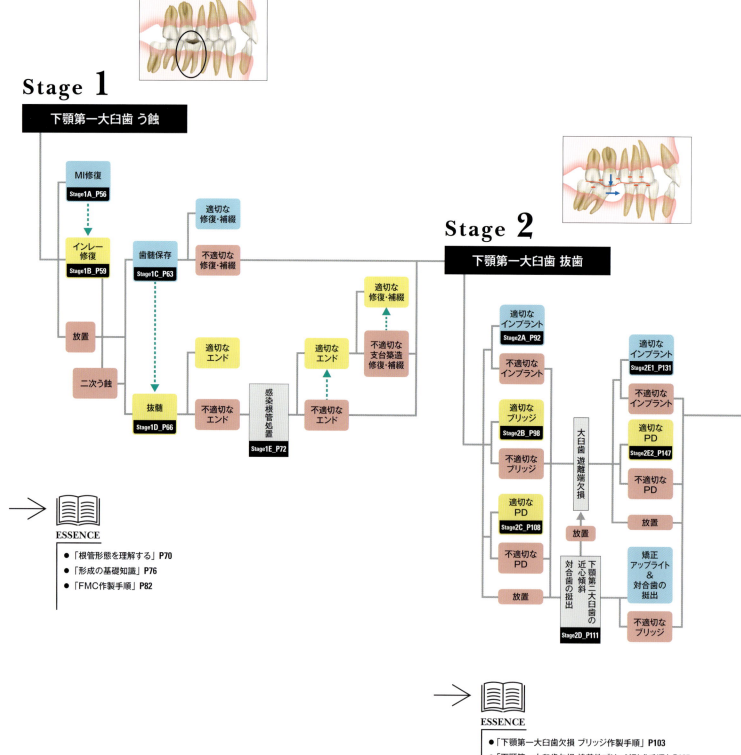

■ Risk level 1 （改善易）	■ Risk level 2 （改善中程度）	■ Risk level 3 （改善難）

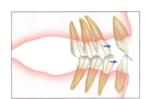

Stage 3
咬合崩壊

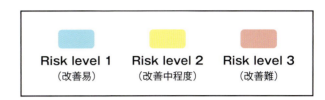

Stage 4
上顎無歯顎　下顎遊離端欠損

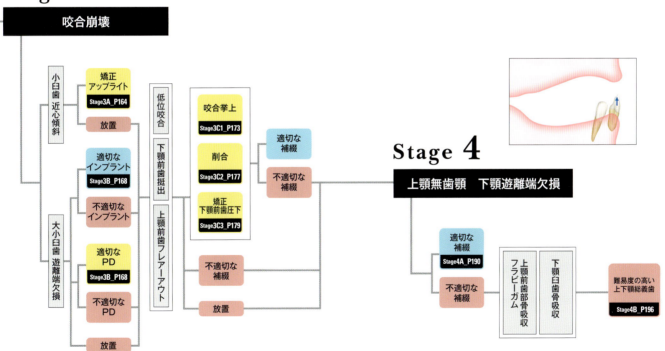

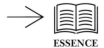

- 「Basic utility arch ベンディング手順（下顎前歯圧下のためのメカニクス）」 P182

PD：パーシャルデンチャー

上顎前歯フレアーアウトの原因：無歯顎に至る一つのストーリー

　上顎前歯フレアーアウトの原因をさかのぼって探っていくと，下顎第一大臼歯欠損放置にたどり着く．下顎第一大臼歯はう蝕罹患率が非常に高い臼歯のため，自ずと抜歯に至る可能性が高くなる（図4-a）．

　下顎第一大臼歯が抜歯となり欠損状態を放置すると，下顎第二大臼歯の近心傾斜と上顎第一大臼歯の挺出が生じて臼歯の咬合関係に乱れが生じる（図4-b）．臼歯の咬合平面の不正は，隣接面う蝕や歯周炎を誘発し，咬合崩壊のきっかけとなる（図4-c）．この状態をさらに放置し続ける，もしくは咬合を考えない不適切なブリッジが装着されると（図4-d, e, f），咬合性外傷によって歯周炎が悪化し，大臼歯が抜歯となり，遊離端欠損へと移行することになる（図4-g）．

　大臼歯遊離端欠損がさらに放置されると，歯周病の進行と相まって小臼歯の近心傾斜が生じて，いよいよ咬合崩壊は深刻な状態に陥る（図4-h）．この状態では咬合は徐々に低位になるため，下顎前歯の突き上げによって，上顎前歯に過剰な負担がかかるようになる．上顎前歯の動揺がない状態，すなわち残存歯の歯周炎が初期から中程度で周囲歯槽骨の吸収があまり進行していない状態では，上顎前歯は下顎前歯による外傷力によく耐えているが，歯周炎の進行と同時に徐々に動揺が生じるようになり，上顎前歯のフレアーアウトが始まる．この際，下顎前歯は歯槽骨ごと挺出してくることが多く，これが上顎前歯のフレアーアウトを助長する（図4-i）．

　咬合崩壊が進行すると上顎前歯のフレアーアウトが顕著になり歯間離開を生じるため，患者は審美的な問題を訴えるようになる．この上顎前歯のフレアーアウトによる空隙歯列を放置する，もしくは無理な補綴治療を行うと予後が悪く，いよいよ上顎前歯の抜歯が必要になる（図4-j, k, l）．この状態では，すれ違い咬合もしくはすれ違い一歩手前の状態にあり，なおかつ下顎前歯は挺出した形で残存しているため，義歯の安定が得られずに鉤歯にジグリングフォースがかかり，鉤歯が次々と抜歯となり，まずは上顎が総義歯へと移行する（図4-m, n）．

　この状態の上顎総義歯，下顎の部分床義歯では，下顎前歯による上顎総義歯の突き上げが常に生じているため，咬合は不安定で動きの少ない義歯を作ることが難しい．そのため，顎堤の垂直的な骨吸収がさらに進行してしまう（図4-o）．
最終的には下顎前歯も抜歯に至り，上下総義歯の状態すなわち終末期を迎えることになる（図4-p）．

　これが上下総義歯に至る一つのストーリーであるが，この時，上顎では前歯のフレアーアウトによる抜歯と，その後の下顎前歯突き上げによる義歯の動揺によって，上顎前歯部の極端な歯槽骨吸収が生じており，下顎では臼歯顎堤の異常な垂直的骨吸収を起こしていることが多く，極めて難症例の総義歯治療となってしまう（図4-p）．

　それでは，このストーリーに対するリスク回避のための治療の選択肢を4つのステージに分けて考えていきたい．

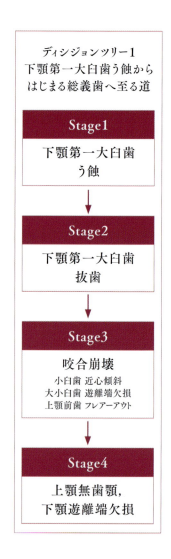

ディシジョンツリー1
下顎第一大臼歯う蝕からはじまる総義歯へ至る道

Stage1
下顎第一大臼歯
う蝕

Stage2
下顎第一大臼歯
抜歯

Stage3
咬合崩壊
小臼歯 近心傾斜
大小臼歯 遊離端欠損
上顎前歯 フレアーアウト

Stage4
上顎無歯顎，
下顎遊離端欠損

上顎前歯フレアーアウトまでの一つの過程

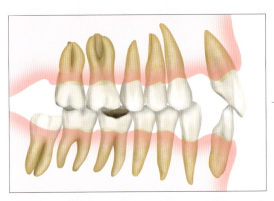

図4-a：Stage1
下顎第一大臼歯にう蝕が発生する

下顎第一大臼歯は最初に萌出する永久臼歯であるためう蝕罹患率が非常に高い．そのため，早期に抜歯されている症例も珍しくない．ここで適切な処置がなされれば問題にはならないが，不適切な修復・補綴処置や不十分なバイオフィルムコントロールなどが問題を大きくするきっかけとなる

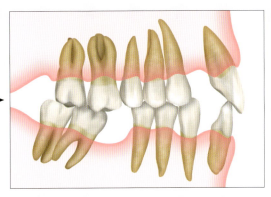

図4-b：Stage2
下顎第一大臼歯喪失

何らかの原因で下顎第一大臼歯が抜歯となってしまう．抜歯後，すぐに適切な欠損補綴が施されれば問題は大きくならないが，欠損状態を放置してしまうと，下顎第二大臼歯の近心傾斜と対合歯である上顎第一大臼歯の挺出が生じる．下顎第三大臼歯の存在が下顎第二大臼歯の近心傾斜を助長する．ときには下顎第二小臼歯の遠心傾斜が認められることもある

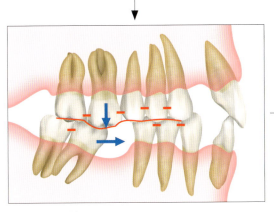

図4-c：Stage2
下顎第一大臼歯欠損放置の弊害

下顎第一大臼歯欠損放置によって咬合平面はおおきく乱れて，咬合性外傷が生じ，周囲歯槽骨吸収の誘因となる．
また咬合平面が乱れることでコンタクトポイントの連続性が失われて隣接面部の食片圧入の原因となる．そのことが原因で隣接面う蝕が発生する

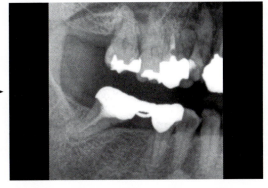

図4-d：Stage2
近心傾斜した下顎第二大臼歯に施された不適切な補綴治療

近心傾斜した下顎第二大臼歯の近心側はバイオフィルムコントロールが難しく，歯周炎を惹起しやすくなるため，咬合性外傷が誘因となって歯槽骨の骨吸収が生じる．
そこに無理なブリッジ治療を行うことで遊離端欠損を引き起こすきっかけとなる．この際，対合歯が挺出した状態で，咬合平面を改善しないまま補綴治療を行ってしまうと，さらに状態を悪化させることになる

上顎前歯フレアーアウトまでの一つの過程

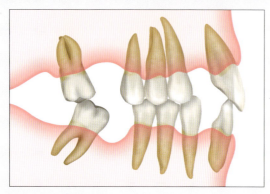

図4-e：Stage2
上顎第一大臼歯喪失

咬合性外傷が状態を悪化させ，挺出していた上顎第一大臼歯も抜歯となってしまう．
そのことで上顎第二大臼歯の近心傾斜が生じる

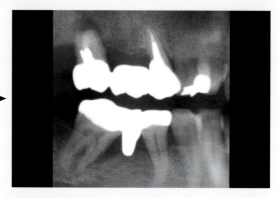

図4-f：Stage2
近心傾斜した上下第二大臼歯に施された不適切な補綴治療

下顎のブリッジに加えて上顎にもブリッジ治療が施されることになるが，大臼歯の歯軸が改善されていないため，長期予後は不良で最終的には上下遊離端欠損となってしまう．この際，補綴治療のために抜髄してしまうと，それが将来の歯根破折もしくはクラックの原因となり，病態をより一層複雑にしてしまうことになる

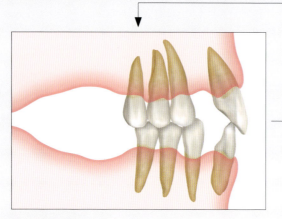

図4-g：Stage3
上下第二大臼歯喪失

第二大臼歯の状態が悪化し抜歯となって遊離端欠損状態になると，小臼歯部の咬合負担が過剰になる．ここで，部分床義歯やインプラントなどの適切な欠損補綴が施されれば，これ以上の咬合崩壊を食い止めることができるが，遊離端欠損状態を放置する，または不適切な欠損補綴を施すことで，小臼歯部の咬合崩壊を招くことになる

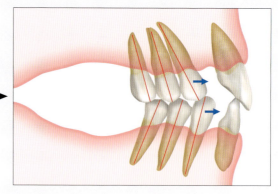

図4-h：Stage3
上下小臼歯＆犬歯の近心傾斜

小臼歯部への過剰な咬合負担を回避できないと，小臼歯と犬歯部は近心に傾斜しはじめて，咬合は徐々に低位になっていく

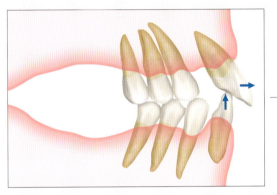

図4-i：Stage3
下顎前歯の挺出と上顎前歯のフレアーアウト

小臼歯部の近心傾斜による咬合低位と同時に下顎前歯も少しずつ挺出して上顎前歯を突き上げるようになり，上顎前歯のフレアーアウトが生じる

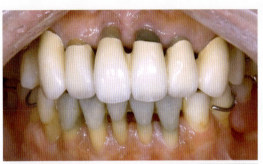

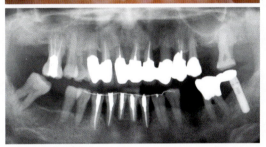

図4-j, k：Stage3
無理な補綴治療による上顎前歯のフレアーアウト改善の結果

上顎前歯のフレアーアウトによって生じた歯間離開を無理な補綴によって改善した結果，抜髄を余儀なくされ，さらに歯周炎の悪化に伴って抜歯に至る

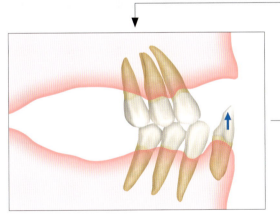

図4-l：Stage4
上顎前歯喪失

下顎前歯の突き上げが続くことで上顎前歯が抜歯となる

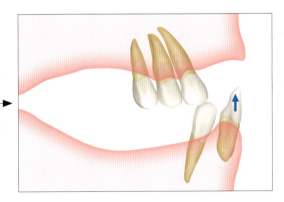

図4-m：Stage4
下顎小臼歯喪失

下顎は前歯のみを残して欠損状態になる．この時，歯根が長い上顎犬歯と複数根ある上顎小臼歯はまだ残存していることが多く，すれ違い咬合となり，上下の部分床義歯は極めて不安定な状態になり，特に不安定な下顎義歯が原因で下顎臼歯顎堤の吸収が進行する

上顎前歯フレアーアウトまでの一つの過程

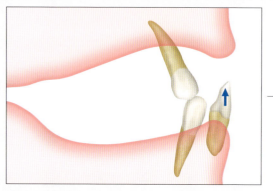

図4-n：Stage4
上顎小臼歯喪失

下顎小臼歯に続いて上顎小臼歯も抜歯になる．上顎犬歯は歯根が長くて太い頑健な歯であるため最後まで残存していることが多い

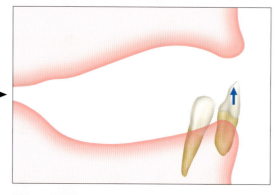

図4-o：Stage4
上顎犬歯喪失

頑健な上顎犬歯も部分床義歯の鉤歯にかかるジグリングフォースによって抜歯となり，いよいよ上顎が無歯顎となる．
この際，挺出した下顎前歯によって，上顎総義歯前歯部への突き上げが生じて義歯が不安定となり，上顎前歯顎堤部にフラビーガムが生じることがある

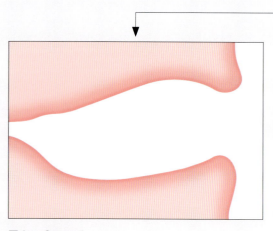

図4-p：Stage4
下顎前歯喪失

最終的には，下顎前歯も義歯のジグリングフォースによって抜歯に至って無歯顎となるが，このような過程を経て無歯顎となった上下顎堤は，骨の吸収が著しく，総義歯治療も難症例となることが多い

052

Decision-Tree 1
〜下顎第一大臼歯 う蝕から上顎前歯フレアーアウトに至るまで〜

Stage 1

「下顎第一大臼歯 う蝕」から
「下顎第一大臼歯 抜歯」に至るまでの
治療のリスクと選択肢

●

Stage1は上顎前歯フレアーアウトという複雑な状況を生み出す最初の段階で，
ここで適切な処置を施したのちに，患者教育とメインテナンスを継続することで，
ごく簡単な治療で総義歯への負のサイクルを断ち切ることができるため，極めて重要なステージである．
下顎の第一大臼歯は最初に萌出する臼歯のため，う蝕罹患率が高く，
若年期に修復治療を必要とすることが多い[1]．
このステージでは，低侵襲な修復処置，歯質を保護した適切な歯内療法処置の選択が鍵となる．

Stage 1

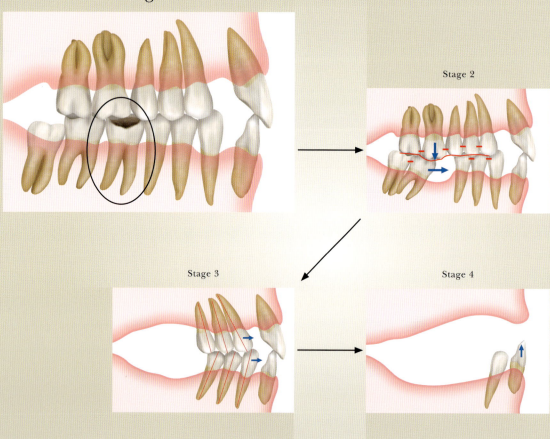

Stage 1：治療のリスクと選択肢

「下顎第一大臼歯 う蝕」から
「下顎第一大臼歯 抜歯」に至るまで

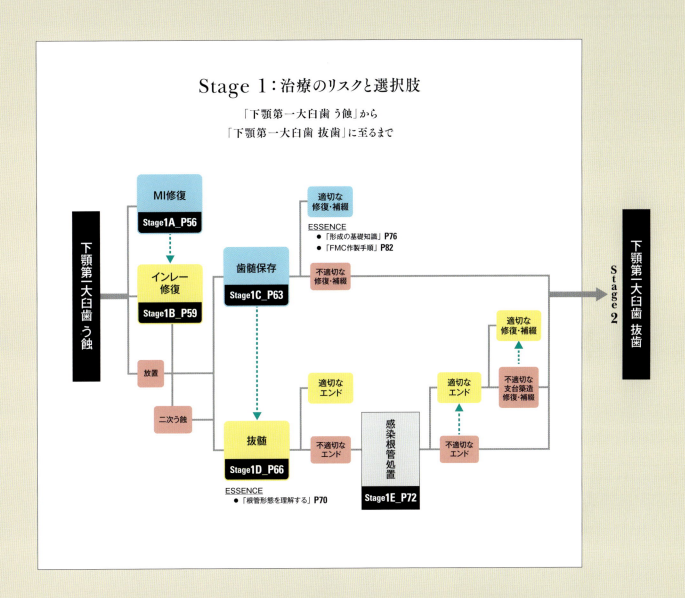

　う蝕好発部位である下顎第一大臼歯の修復治療の予後が悪いと，歯髄保存ができずに抜髄に至る．抜髄後の歯内療法や補綴治療が不適切で，さらにバイオフィルムコントロールが不十分な状態が続くと，二次う蝕，歯周炎，歯根破折などが原因で下顎第一大臼歯は早期に寿命を迎え抜歯となってしまう．
　Stage1では下顎第一臼歯に対する治療の選択肢と抜歯を防ぐリスク回避を考えることで，この負の連鎖を断ち切っておきたい．

Decision-Tree 1
Stage 1
A
下顎第一大臼歯 う蝕：
MIレジン修復

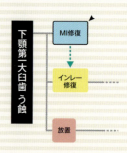

下顎第一大臼歯う蝕，
第一選択は「MIレジン修復」

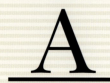
下顎第一大臼歯
う蝕

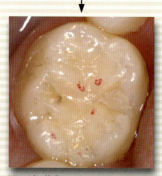
MIレジン修復

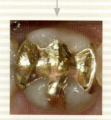
インレー修復

想定すべきリスク❶	→	リスク回避❶
軟化象牙質の取り残し		**インレー修復** <Stage1B (P59)>

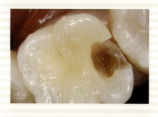

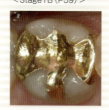

想定すべきリスク❷	→	リスク回避❷
咬合接触点の回復が難しい		**固有の咬合接触を保存した窩洞形成** <図1A-4 (P58)>

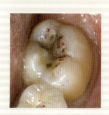

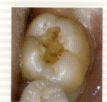

1級窩洞 ＋ レジン修復 → MI治療 を

　咬合面裂溝う蝕の第一選択肢はレジン修復になる．窩洞形成にあたっては，1級窩洞に収めて，低侵襲なう蝕管理（Minimally invasive treatment：以下MIと略す）に努め，可能な限り健全歯質は削らずに感染牙質のみを除去することが重要である．感染牙質のみを除去することで遊離エナメルが残存することになるが問題はない．遊離エナメル部分は修復後にレジンと一体化され問題を起こすことはない（図1A-1, -2）．

　ここでの最大のリスクは，感染牙質の取り残しである．感染牙質を確実に除去するためには，拡大鏡もしくはマイクロスコープの使用が推奨される．それでもブラインドになって取り残しが懸念される場合は，リスク回避のためにMIレジン修復は断念して，インレー修復を行うようにしなくてはならない（図1A-3）．

　レジン修復のもう一つのリスクは，咬合接触点の回復が難しい点にある．ワックスアップを行うインレー修復では，咬合接触点を容易に回復できるが，レジン修復ではそれが難しい．また，レジンの築盛を工夫して咬合接触点を回復できたとしても，レジンの耐摩耗性はインレーに比べて低いという欠点がある．そこで，この耐摩耗性に対するリスク回避として，固有のセントリックストップを極力残してレジン修復を行う方法がある（図1A-4）．

想定すべきリスク❶
軟化象牙質の取り残し

→ リスク回避①
Stage1B「インレー修復」（P59）

想定すべきリスク❷
咬合接触点の回復が難しい

→ リスク回避②
図1A-4（P58）

第一選択肢
MIレジン修復

6̄ MIレジン修復症例

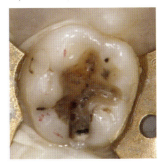
図1A-1①

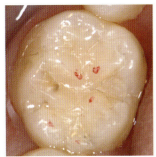
図1A-1②

図1A-1①：6̄ 術前，図1A-1②：6̄ 術後
う蝕治療の第一選択肢はレジン修復治療である．レジン修復治療では，可能な限り感染した軟化牙質のみを除去するMI治療に努める．健全歯質を残すことで歯が本来持っている頑健な構造体や機能的な形態を守ることができる

確実な感染象牙質の除去のために

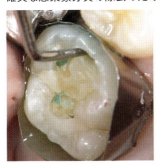
図1A-2①

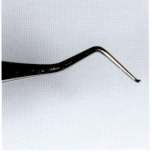
図1A-2②

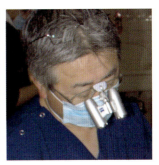
図1A-2③

図1A-2①：軟化象牙質の除去，図1A-2②：スプーンエキスカベーター，図1A-2③：拡大鏡
う蝕検知液で感染牙質を染め出し，MI用エキスカ等で軟化牙質を除去する．拡大鏡やマイクロスコープを使用して確実に軟化牙質のみを除去することが望ましい

治療のリスクと選択肢
下顎第一大臼歯 う蝕：MIレジン修復

想定すべきリスク❶
MIレジン修復における軟化象牙質の取り残し

無理な低侵襲窩洞形成が原因と思われる軟化象牙質の取り残し症例1

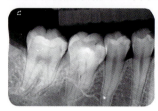
図1A-3①

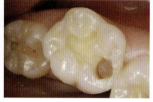
図1A-3②

無理な低侵襲窩洞形成が原因と思われる軟化象牙質の取り残し症例2

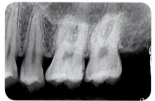
図1A-3③

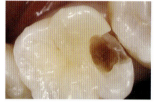
図1A-3④

図1A-3①：6̄ 術前デンタルエックス線写真，図1A-3②：6̄ 術中，図1A-3③：6̲ 術前デンタルエックス線写真，図1A-3④：6̲ 術中

きれいなレジン充填が施されていたが，患者が違和感を訴えるため，レジンを除去してみると中に多量の軟化牙質があった．おそらく隣接面部のう蝕は咬合面からアクセスして，低侵襲なMIレジン修復を行ったものと推察されるが，残念ながら感染牙質の取り残しがあったと思われる．このようにMIレジン修復にはアクセスする窩洞の入り口が小さいために，アンダーカット部に感染牙質の取り残しが生じやすいというリスクがある．確実に取り除けたか確証が持てない時は，大きく削って確実に感染部を取り除いたのちにインレー修復を行うべきである

リスク回避❷
固有の咬合接触点を保存した窩洞形成MIレジン修復

レジンによる咬合接触点の回復1（術後8年）

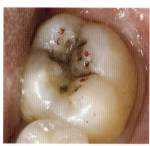
図1A-4①

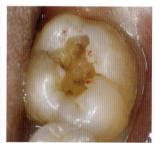
図1A-4②

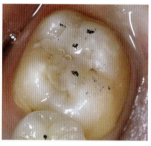
図1A-4③

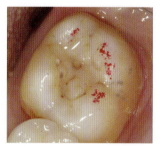
図1A-4④

図1A-4①：咬合面に発生したう蝕
図1A-4②：咬合接触点を残して軟化牙質のみ除去する
図1A-4③：本来あった形態を損ねることなく修復が完了した
図1A-4④：術後約8年

レジン部に摩耗が認められるものの，咬合接触点は安定している．この方法の問題点は，窩洞内部のアンダーカット部の感染牙質を取り残すリスクがある点である

レジンによる咬合接触点の回復2

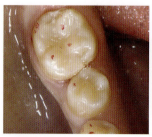
図1A-5①

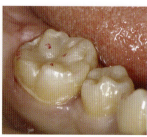
図1A-5②

図1A-5①②
6̄ のレジン修復：12歳，女性

近心隣接面にわたる大きな窩洞であったが，まだ12歳ということもありレジン修復を選択した．咬合接触点はレジンにて回復したが，レジン修復はインレー修復に比べ，咬合接触点の回復が難しく，高精度に回復できたとしても，咬耗によって変化しやすい

Decision-Tree 1
Stage 1
B
下顎第一大臼歯 う蝕：
インレー修復

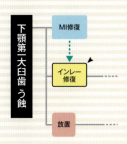

下顎第一大臼歯う蝕，第二選択は「インレー修復」

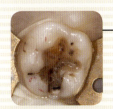
下顎第一大臼歯
う蝕

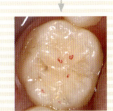
MIレジン修復

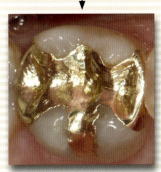
インレー修復

想定すべきリスク❶
不適合による二次う蝕

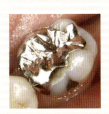

→ ### リスク回避❶
適合精度を最大限に引き上げたインレーを作製する
<図1B-2（P61）>

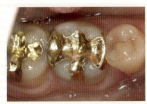

想定すべきリスク❷
隣在歯隣接面う蝕

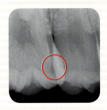

→ ### リスク回避❷
隣接面う蝕のMIレジン修復
<図1B-3（P61）>

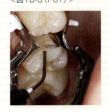

治療のリスクと選択肢
下顎第一大臼歯 う蝕：インレー修復

インレー修復では適合性の高い修復物の作製を

　広範囲にわたる咬合面う蝕や，隣接面う蝕では，インレー修復が行われることが多いが，インレー修復はレジン修復に比べてリスクが高い．なぜなら，修復物辺縁部に生じる二次う蝕のリスクが高まるからだ．二次う蝕のリスクを考えると，修復物と歯質マージン部との適合性が極めて大切になる．特にバイオフィルムコントロールの難しい隣接面部の適合性は重要で，この部にギャップを作ってはならない．隣接面部のインレーの適合が悪いと，ここから発生した二次う蝕は深部に及びStage2すなわち抜髄を経て抜歯へと進むきっかけとなってしまう（図1B-1）．

　この二次う蝕のリスクを回避する方法は，適合精度の極めて高いインレー修復とその後のブラッシングなどのきちんとした患者教育とメインテナンスを行うことに尽きる（図1B-2）．

　またインレー修復においては，隣接面う蝕へのアプローチのために2級窩洞となり，どうしても健全歯質の削除量が増えて，修復物と歯質マージン部の接触面積が大きくなる．その結果，二次う蝕や修復物が脱離放置された時のう蝕リスクが高まることになってしまう．この隣接面う蝕に対するリスク回避の方法は，やはりMIレジン修復である．隣接面う蝕に対するMIレジン修復の手法は，咬合面に小さな窩洞を形成して，そこを起点に隣接面部に発生したう蝕に対してアプローチする．この手法をとることで，健全歯質の削除量をインレー修復に比べて圧倒的に少なくすることができるため，二次う蝕の発生リスクを劇的に少なくすることが可能になる．また，歯間部に金属による隔壁を設けているため，健全な隣在歯を傷つけてしまうこともない（図1B-3）．

　このように最初のう蝕発生時に低侵襲な治療でアプローチすることは，その後のう蝕リスクを減らす意味においても極めて重要となる．

想定すべきリスク❶
不適合による二次う蝕

→ リスク回避①
　図1B-2（P61）

想定すべきリスク❷
隣在歯隣接面う蝕

→ リスク回避②
　図1B-3（P61）

想定すべきリスク❶
不適合による二次う蝕：適合精度の悪いインレー修復

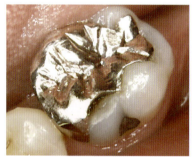
図1B-1①

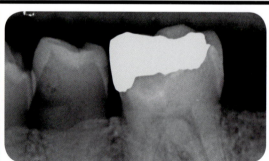
図1B-1②

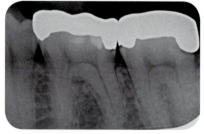
図1B-1③

図1B-1①：不適切なインレー修復
辺縁が不適合で二次う蝕が生じている

図1B-1②：同デンタルエックス線写真
このような二次う蝕が抜髄の引き金になり歯の寿命を縮めることに繋がる

図1B-1③：インレー不適合による隣接面う蝕（デンタルエックス線写真）
隣接面部の不適合による二次う蝕は抜髄リスクが高い

治療のリスクと選択肢
下顎第一大臼歯 う蝕：インレー修復

第二選択肢
インレー修復 ＆
リスク回避❶
適合精度を最大限に引き上げたインレーを作製する

下顎左右大臼歯インレー修復（術後30年）

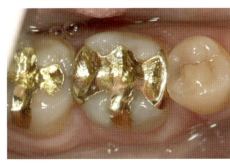
図1B-2①

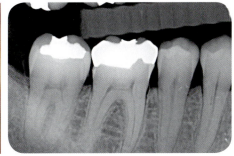
図1B-2②

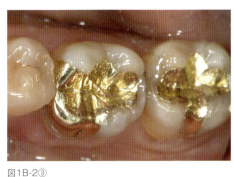
図1B-2③

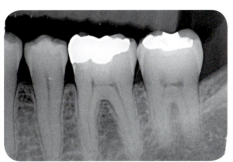
図1B-2④

図1B-2①：術後30年 76 インレー修復
図1B-2②：術後30年 76 デンタルエックス線写真

図1B-2③：術後30年 67 インレー修復
図1B-2④：術後30年 67 デンタルエックス線写真

適合精度の高いインレー修復を行えば，インレー修復そのものが問題を引き起こすことはない．本症例は術後30年以上経過しているが，問題なく良好な経過をたどっている

リスク回避❷
隣接面う蝕のMIレジン修復

隣接面う蝕においてインレーを避けMIレジン修復を行った症例

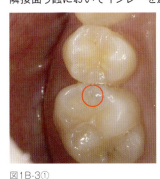
図1B-3①

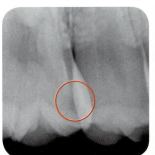
図1B-3②

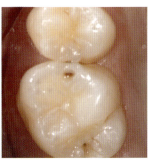
図1B-3③

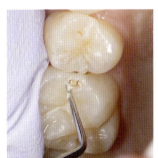
図1B-3④

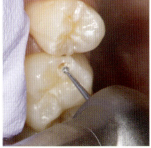
図1B-3⑤

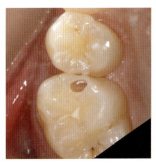
図1B-3⑥

図1B-3①： 6 近心隣接面う蝕
図1B-3②：同デンタルエックス線写真

図1B-3③
MIバーにて，う蝕上の咬合面部に小さな窩洞を開ける

図1B-3④
MI用スプーンエキスカを使って軟化牙質を除去する

図1B-3⑤
さらにMIバーにて慎重に感染牙質のみを除去する

図1B-3⑥
このように辺縁隆線部の歯質を残して窩洞形成ができれば，レジン充填が容易になる

治療のリスクと選択肢
下顎第一大臼歯 う蝕：インレー修復

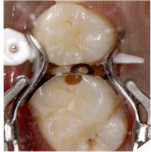
図1B-3⑦

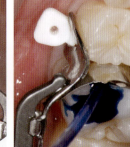
図1B-3⑧

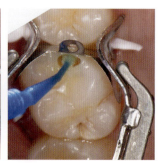
図1B-3⑨

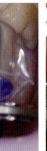
図1B-3⑩

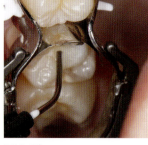
図1B-3⑪

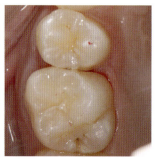
図1B-3⑫

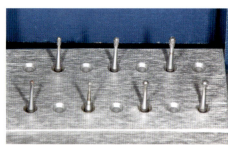
図1B-3⑬

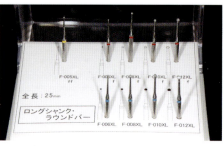
図1B-3⑭

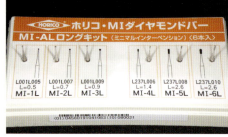
図1B-3⑮

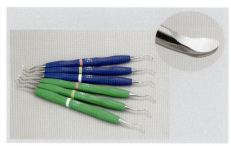
図1B-3⑯

図1B-3⑦
マトリックスを設置してウェッジを入れる．さらに近心側の感染牙質を除去する．金属製の隔壁によって，バーで隣在歯を傷つけてしまうことはない

図1B-3⑧
う蝕検知液で感染牙質の取り残しがないか細部まで確認する

図1B-3⑨
ボンディング．窩洞は入り口が小さく中で広くなっているため，塗り残しがないよう注意が必要である

図1B-3⑩：光照射
ボンディングをしっかりと重合する

図1B-3⑪：レジン充填
窩洞内に空隙ができないよう注意しながら，流動性の高いフロアブルレジンを流しこむ．光照射して硬化させる

図1B-3⑫：研磨
隣接面部の研磨も忘れず行う．窩洞が小さいため，歯の形態をほとんど変えずに修復治療ができている

図1B-3⑬～⑮：各種MI用ダイヤモンドバー

図1B-3⑯：MI用スプーンエキスカ
写真はラウンドエキスカベーター（株式会社ジーシー）

Decision-Tree 1
Stage 1
C 下顎第一大臼歯 う蝕：歯髄保存

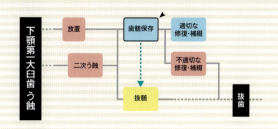

放置されたう蝕や進行した二次う蝕でも，まず「歯髄保存」を

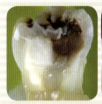 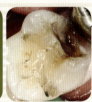

放置されたう蝕または進行した二次う蝕
（下顎第一大臼歯）

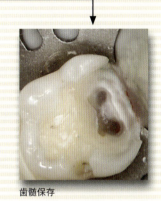

歯髄保存

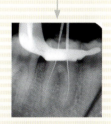

抜髄

想定すべきリスク❶ → **リスク回避❶**

辺縁漏洩による細菌感染

覆罩後，速やかに象牙質を封鎖し辺縁漏洩を防ぐ
＜図1C-1（P64）＞

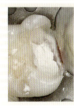 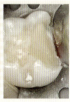

想定すべきリスク❷ → **リスク回避❷**

歯髄感染の悪化による難治性の根尖性歯周炎への移行

炎症症状があるときは速やかに抜髄処置へ移行する
Stage1D（P66）

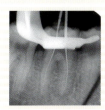

治療のリスクと選択肢
下顎第一大臼歯 う蝕：歯髄保存

歯髄保存のための判断基準の理解を

う蝕の初期の段階を放置してしまい，う蝕が深部に進行してしまった場合でも，可能な限り歯髄を保存する努力を怠ってはならない．

失活歯では歯質の劣化が生じる．長期的な予後を考えると，歯質の劣化はクラックや破折の原因となるため，抜髄処置は最終的な手段に残して，まずは歯髄保存を行うことが望ましい（図1C-1, -2）．

しかしながら，無理な歯髄保存は感染源を広げて難治性の根尖性歯周炎に移行してしまうリスクがあるため，適切な歯髄保存の判断基準を持っておくことが重要である（図1C-2, 表1）．

歯髄保存の失敗の多くは，覆髄後の辺縁漏洩による細菌感染と，誤った判断による無理な覆髄処置による．歯髄温存治療後に自発症状が出た場合は，速やかに抜髄処置に移行しなくてはならない．

想定すべきリスク❶
辺縁漏洩による細菌感染
→ リスク回避① 図1C-1

想定すべきリスク❷
歯髄感染の悪化による難治性の根尖性歯周炎への移行
→ リスク回避② Stage1D「抜髄」（P66）

選択肢 歯髄保存 & リスク回避❶ 覆罩後の速やかな象牙質封鎖

インレー不適合による隣接面二次う蝕生活歯髄切断による歯髄保存症例

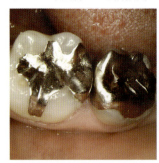
図1C-1①

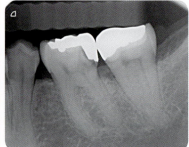
図1C-1②

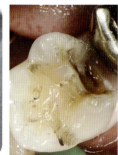
図1C-1③

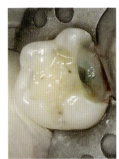
図1C-1④

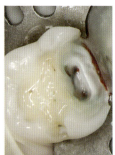
図1C-1⑤

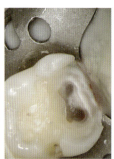
図1C-1⑥

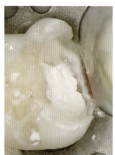
図1C-1⑦

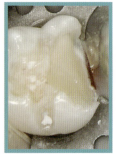
図1C-1⑧

図1C-1①：術前 6 インレー

図1C-1②：術前 6 デンタルエックス線写真
遠心部インレー直下に透過像が認められる

図1C-1③：インレー除去時
遠心部に多量の軟化牙質が認められる

図1C-1④：術中
う蝕検知液を使って感染牙質のみを慎重に除去する

図1C-1⑤：露髄
まだ周囲に感染牙質が認められる

図1C-1⑥：感染牙質と感染した歯髄組織を完全に除去した状態
歯髄からの出血は認められない

図1C-1⑦：MTA裏装
MTAにて根管孔を封鎖する

図1C-1⑧：接着性セメント裏装
MTAの上に接着性セメントで裏装する

治療のリスクと選択肢 II
下顎第一大臼歯 う蝕：歯髄保存

REMARK
歯髄保存の判断基準

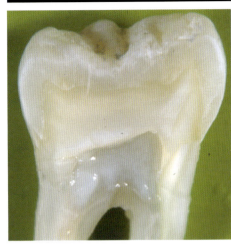
図1C-2①

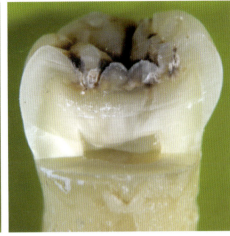
図1C-2②

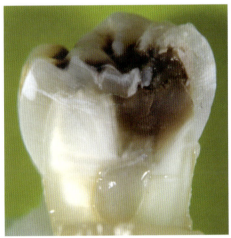
図1C-2③

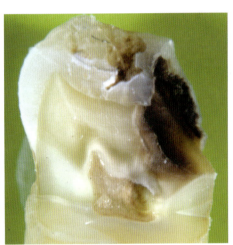
図1C-2④

図1C-2①：健康な歯髄組織

図1C-2②：C1～C2
このう蝕レベルでは歯髄組織は感染していない

図1C-2③：C2～C3
う蝕が深部に及び歯髄組織に接近しても，無症状で歯髄が感染してなければ歯髄保存が可能である

図1C-2④：C3
う蝕が深部に及び歯髄組織に感染が広がった場合は，抜髄処置が必要になる

表1：歯髄保存の判断基準

❶歯髄に生活反応がある（電気診・温度診による確認）
❷軟化牙質除去によって露髄した時点で無症状である（打診痛や自発痛がない）
❸根尖未完成歯でアペキソゲネーシスが期待できる
❹露髄面の炎症反応が少なく出血がコントロールできる
❺露髄範囲が小さい（感染範囲が少ない）
❻ラバーダム防湿が可能である
❼露髄面に新たな感染が起きていない（露髄後速やかに覆罩できた）
❽覆罩後確実な歯質（象牙質）の閉鎖ができた（辺縁漏洩がない）
❾覆罩などによる歯髄保護処置後，生活反応があり無症状で経過している

リスク回避❷
抜髄処置
→ Stage1-D（P66）

Decision-Tree 1
Stage 1
D
下顎第一大臼歯 う蝕：抜髄

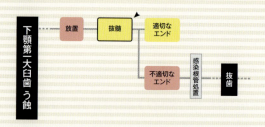

適切に抜髄処置をおこない，抜歯を回避する

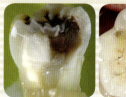
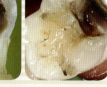

放置されたう蝕または進行した二次う蝕
（下顎第一大臼歯）

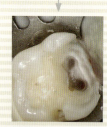

歯髄保存

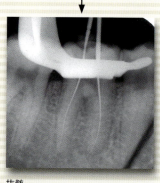

抜髄

想定すべきリスク❶ → **リスク回避❶**

感染した歯髄組織の残髄

不適切な根管拡大

根管形態を完全に把握する
＜ESSENCE「根管形態を理解する」(P70)＞

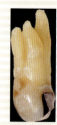
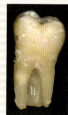

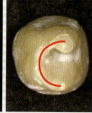

3根ある上顎小臼歯　　下顎第二大臼歯の樋状根

適切な抜髄処置のために大切な3つのこと

う蝕が深部まで進行したことによって（または歯髄保存療法が奏功しなかったことによって）不可逆性の歯髄炎を起こした場合は，抜髄処置すなわち歯内療法が必要になる．

1. 感染した歯質ならびに歯髄組織を完全に除去する

歯内療法は，細菌感染による炎症症状に対する処置であるということを常に念頭に置いて行わなくてはならない．すなわち抜髄処置においては，原則ラバーダム防湿下で無菌的な操作を心がけ，感染した歯髄組織を歯冠部から根尖部まで完全に除去しなくてはならない（図1D-1）．

2. 生理学的根尖孔を守る

さらに抜髄時に特に注意しなくてはならないのは，生理学的根尖孔を誤った器具操作で破壊しないようにすることと，健全な歯質を削りすぎないことである．そのためにも，まず根管形態をしっかりと把握しておくことが何よりも大切だ．3根有する上顎小臼歯や，樋状根を持つ下顎第二大臼歯があることなど，事前にしっかりと理解しておかなければならない（表2, ESSENCE「根管形態を理解する」）．

生理学的根尖孔は根管の最狭窄部を指し，この部分がセメント象牙質境界部となっているため，生理学的根尖孔を保存した根管治療を行うことで，セメント質による根尖閉鎖が期待できるわけである．よって，抜髄処置に限らず根管治療を行うにあたっては，この生理学的な根尖孔の位置を見極めて，正確な根管長（＝作業長）を測定することが重要になる[2]．この生理学的根尖孔は解剖学的な根尖孔から約0.7mmの位置にあると言われているが[3]，これはあくまで平均的な距離に過ぎず，また狭窄部がない根管もある．さらに，セメント象牙質境界部が最狭窄部からずれた位置に存在することもあると言われている．根管のほとんどは彎曲しており，特に根尖部付近では複雑な形態をしていることを鑑みれば，生理学的根尖孔の位置を割り出し，作業長を決定するにあたっては，電気的根管長測定器やファイル試適をしたエックス線検査に加えて，狭窄部を見つける研ぎ澄まされた手指の感覚が必要になる（図1D-2）．

3. 健全歯質を保護する

抜髄時に無用な健全歯質の削合をしないことも極めて重要である．感染根管と違って，抜髄時の根管壁すなわち根管内部の歯質はそれほど感染していない．すなわち抜髄に際しては，歯冠部のう蝕による感染牙質を完全に除去したのちに天蓋除去を行うが，その後の根管内部の治療では，できるだけ健全歯質は削らずに自然な根管形態を保存するように心がけた器具操作が求められる．そのためには，歯髄腔の位置，健全歯質の量，根管の形態などを立体的に把握する目を養うことが大切になる（図1D-3, I章図11-c〔P25〕）．

しかしながらここでも感染した歯髄組織の残髄というリスクがあることを忘れてはならない．根管の形態は複雑で多種多様である．教科書通りの決まった形をしているとは限らず，時には思ってもいないような形をしていることもある．それらのことをよく理解した上で，適切な抜髄処置と適切な歯冠修復を行えば，ここでもまた負のサイクルを断ち切ることができる（図1D-4）．

想定すべきリスク❶
感染した歯髄組織の残髄 不適切な根管拡大

→ リスク回避①
ESSENCE「根管形態を理解する」
（P70）

治療のリスクと選択肢
下顎第一大臼歯 う蝕：抜髄

REMARK
適切な抜髄処置のために大切な3つのこと

1. 感染した歯質ならびに歯髄組織を完全に除去する

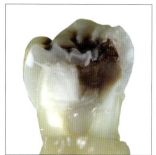

図1D-1①　　　　　図1D-1②

図1D-1①：感染した歯質と歯髄
不可逆性の歯髄炎は抜髄処置となる

図1D-1②：感染歯質と歯髄の除去
歯冠部の感染歯質を完全に除去したのちに天蓋を除去後，歯髄を除去するが（黒色部），感染源を取り残さないようにアンダーカット部などを予防的に拡大除去する（赤線部）．ただし，この予防拡大が過剰になると健全歯質を大きく失い，将来的な歯根のクラックや破折につながるため注意が必要である．歯頸部付近の水平的な健全歯質の厚みは，強度を維持するために特に重要であるため（青矢印部），健全歯質を残す努力を怠ってはならない

2. 生理学的根尖孔を守る

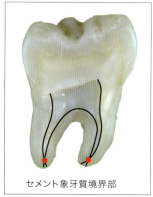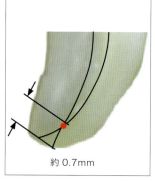

セメント象牙質境界部　　　約0.7mm

図1D-2①　　　　　図1D-2②

図1D-2①：生理学的根尖孔
生理学的根尖孔は根尖部の最狭窄部で，セメント象牙質境界部となっているため，この部を破壊するような根管治療を行ってはならない

図1D-2②：生理学的根尖孔
生理学的根尖孔は，解剖学的根尖孔から平均約0.7mmのところにあると言われているが，その位置はファイルを試適したレントゲンや根管長測定器さらには手指の感覚によって決定される．いずれにせよ根管治療のための作業長を決める出発点にあるため，その位置決定は慎重に行わなくてはいけない

3. 健全歯質を保護する

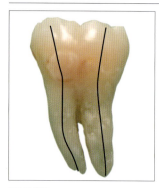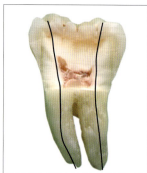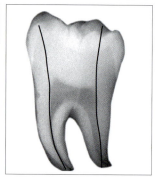

図1D-3①　　　図1D-3②　　　図1D-3③

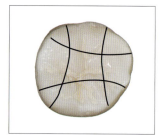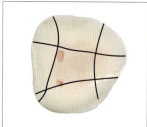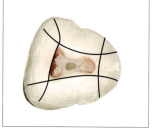

図1D-3④　　　図1D-3⑤　　　図1D-3⑥

図1D-3①〜⑥：健全歯質の保護
I章 図12-b-1〜9（P25）に示したように，歯髄腔は歯の最大豊隆部を超えては存在しない．よって歯の外形をよく観察することで，おおよその歯髄腔の位置を予測し，適切な天蓋除去を行うことができる．余計な場所を削合しないことで，感染していない健全歯質を保護することができる．このことは歯根破折を防ぎ，歯の長期的な寿命を延ばすことにつながるので非常に重要である

選択肢
適切な抜髄処置

6 に行った適切な抜髄処置（術後5年経過症例）

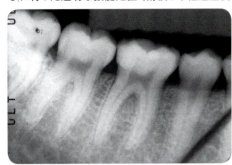
図1D-4①

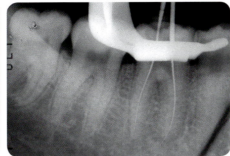
図1D-4②

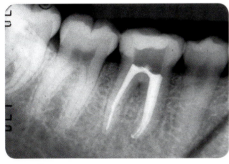
図1D-4③

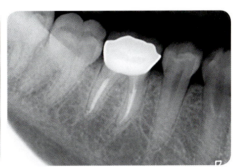
図1D-4④

図1D-4①：抜髄（6 術前）
歯髄保護を行ったが歯髄炎を起こし抜髄へ移行した

図1D-4②：リーマ試適

図1D-4③：根管充填直後

図1D-4④：術後約5年

表2：抜髄時の留意点

❶ 感染した歯質ならびに歯髄組織を完全に除去する
❷ 生理学的根尖孔を守る
❸ 健全歯質を保護する

リスク回避❶

根管形態を完全に把握する
→ ESSENCE「根管形態を理解する」(P70)

ESSENCE

根管形態を理解する

単純な形に見える前歯や小臼歯においても根管は複雑な形をしている．適切な抜髄処置を行うために，根管形態を3次元的に把握することが重要である．

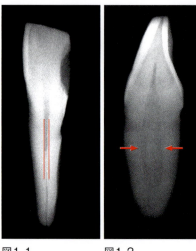

図1-1　図1-2

下顎切歯
通常の唇舌的なデンタルエックス線写真（**左図**）では，根管は非常に細く見えるが，近遠心的には中膨らみで幅広の根管をしていることがわかる（**右図**）．下顎前歯では狭い歯槽骨幅の中に6本の前歯がひしめいて萌出するため，根は近遠心的に圧平され，根管の形態も唇舌的にかなり細長い楕円形となる．根管の圧平が著しいと2根管になることさえある．また中膨らみの根管形態は，感染した歯髄組織を健全歯質を残しながら完全に除去することが難しい．このように，一見簡単な歯内療法ができそうな下顎前歯でも，難易度の高い抜髄処置を強いられることになることを理解しておくべきである

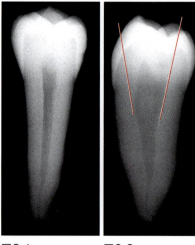

図2-1　図2-2

下顎小臼歯
切歯よりは丸い形態をしているが，根管孔は頬舌的に楕円形をしていて，やはり中膨らみである．
この中膨らみの根管の最突出部を頂点とするような根管拡大を行うと，その結果大きく健全歯質を失うことになってしまう

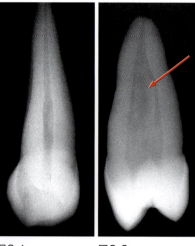

図3-1　図3-2

上顎小臼歯
頬舌的なデンタルエックス線写真で一根に見えても，近遠心的なデンタルエックス線写真では根管の中央部付近にイスムスと思われる不透過像が認められ，根管中央部が2根管になっていることがわかる．このイスムスは上顎第一小臼歯に多く認められる．そして，その形態から感染した歯髄組織を完全に除去することが難しく，イスムス部の拡大削合を強いられることが多くなる．しかしながらこの部は凹状の根形態をしていてイスムス除去によって近遠心的な根側部の残存歯質が極端に薄くなってしまい，ひいてはそれがクラックや歯根破折の誘因になることも少なくない．上顎小臼歯は咬合関係の上で側方運動時のガイディングティースになることもあり，咬合力の負荷がかかりやすい歯の一つであることを考えると，抜髄や感染根管処置時の根管拡大には最大限の注意を払わなくてはならない

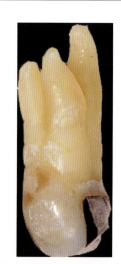

図4-1：3根ある上顎小臼歯

これは上顎大臼歯でなく上顎第一小臼歯である．上顎小臼歯はこのように3根に分かれていることもある

根管形態を理解する

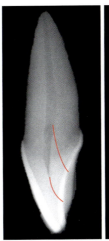

上顎切歯

上顎切歯の根は下顎切歯に比べると圧倒的に太くて丸い．根管も比較的ストレートで根管治療の難易度は易しい歯種の一つと言えるが，歯冠部髄腔の拡大には注意が必要である．通常上顎切歯の抜髄時の起点は口蓋側基底結節の凹部となるが，この部の歯髄腔唇舌的な幅は極端に狭いため，バーで唇側歯質の内面を傷つけないように慎重に天蓋を除去する．天蓋除去時のバーの方向は歯軸に平行に入れるようにすると良い．また，髄角が切縁寄りに鋭角に飛び出ているため，この部の歯髄組織を完全に除去するように，図のような形で天蓋を除去する．

本来，上顎切歯は抜髄してはいけない歯である．歯ブラシなどで管理しやすい前歯は，抜髄処置に移行することは稀なはずだが，なぜか上顎前歯が失活歯でポストが入っている補綴物が非常に多いのが現状である．上顎前歯に設けられたポストは人工的な歯根破折装置と言っても良い．下顎前歯によって突き上げが起きる上顎前歯には，力学的に考えてポストを設置したくない．

それらを考えると，上顎前歯の抜髄はできるだけ回避することが一番で，最悪抜髄が必要な時は，自然な根管拡大に努め，健全な残存歯質，特に辺縁隆線部の分厚い歯質の場合，（矢印部を）できるだけ残すような根管治療をしなくてはならない

図5-1　　図5-2

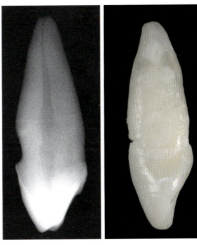

上顎犬歯

上顎犬歯は歯の中で最も長く太い丈夫な歯根を持っている．上顎犬歯は，犬歯誘導において側方運動の中心的な役割を果たす咬合のKey Toothとなっているが，その頑健な構造ゆえに，過酷な咬合力に対してよく耐える．

しかしながら，上顎犬歯は長くて太いしかも中膨らみな歯髄腔の形態をしているため，感染した歯髄組織を綺麗に取り除くことが難しい．また，誤った器具操作で，健全歯質を削りすぎることになると，過剰な咬合力がかかるだけにクラックや歯根破折を誘発してしまう．一旦失活した歯質の劣化は防ぐことはできないため，歯根破折は時限装置のように突然襲いかかってくる．そのような犬歯の抜髄処置は絶対にしたくないし，何としても回避しなければならない

図6-1　　図6-2

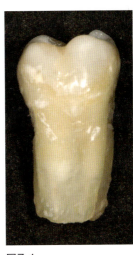 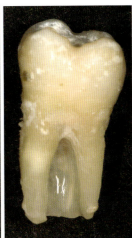 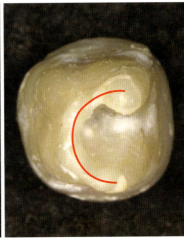

下顎第二大臼歯の樋状根

樋状根は下顎第二大臼歯に多く認められる．樋状根もまた，抜髄をしたくない歯の一つである．

樋状根は，近心部の根管と頬側から遠心にかけたC型の形状をした圧平された根管の，2つのイレギュラーな根管形態を持っている．特にC型の根管拡大が難しく，誤った器具操作で内側部の根側をパーフォレーションしてしまうリスクがある

図7-1　　　　図7-2　　　　図7-3

071

Decision-Tree 1
Stage 1
E

下顎第一大臼歯 う蝕：
感染根管処置

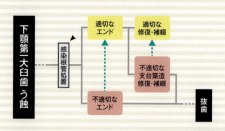

抜歯を防ぐ最後の砦「感染根管処置」

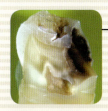

放置されたう蝕または
進行したう蝕
（下顎第一大臼歯）

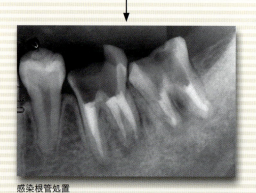

感染根管処置

抜歯

想定すべきリスク❶ → **リスク回避❶**

不適切な歯内療法による
根尖性歯周炎の発症

適切な歯内療法 &
適切な補綴治療（再治療）
<Stage1E-2, -3（P74）>

想定すべきリスク❷ → **リスク回避❷**

歯根破折（クラックを含む）

健全歯質を保護した歯内療法
1. 生活歯で保存する
2. 失活歯では健全歯質を保存する
3. 咬合のコントロールを考える
<REMARK「適切な抜髄処置のために大切な3つのこと」（P68）>

想定すべきリスク❸ → **リスク回避❸**

不適合な補綴物によって生じた
二次う蝕が原因による抜歯

適合精度・咬合精度の高い
補綴物の再製
<ESSENCE「形成の基礎知識」（P76）>
<ESSENCE「FMC作製手順」（P82）>

072

予後に問題が生じた失活歯でも
適切な感染根管治療で抜歯の回避を

　不幸にして的確な抜髄処置がなされずに感染根管治療が必要な状況に陥った場合は，抜歯直前の赤信号が灯った状態になっていると考えなくてはならない．

　不適切な歯内療法は，偽装された基礎工事のようなものだ．不十分な基礎の上にいくら立派なビルを建てても，そのビルはいつか問題を起こす．不適切な歯内療法の問題は，根尖病変などの感染だけではない．歯根破折の多くは，力の問題だけではなく健全歯質を削りすぎた歯内療法に端を発している．また，失活した歯に行われる修復処置の質も重要だ．

　クラウンなどの上部構造の適合性が悪いと，そこから発症したう蝕は致命傷となって抜歯に移行する．患者は幸いなことに抜歯になった理由に気がついていないことがほとんどだ．患者は自分のブラッシングが悪くて，もしくは自分の歯の質が悪くて抜歯に至ったと思っている．歯内療法や補綴治療には，まさに歯科医師のモラルが反映されていると言っても良い（図1E-1）．

　しかしながら，予後に問題が生じた失活歯も的確な感染根管治療によって，抜歯に至るリスク回避をすることは可能である．感染根管治療では，抜髄の際の根管治療よりさらに厳密な根管内部の感染源の除去が必要になる．すなわち感染根管では，根管の内壁全てに器械的清掃が施されることが望まれるが，前述したように根管の形態は多種多様で複雑なため，100%の器械的な拡大は難しい．このことが，抜髄根管に比べて感染根管処置の治療成績が劣る理由の一つになっていると思われる[4]．根管内壁の器械的清掃を確実に行うには，根管拡大を大きくすれば良いが，それでは健全歯質の削除量が多くなりすぎて，歯根破折の可能性を増大させる結果となってしまう．感染根管の根管拡大に際しては，本来の根管の形態を損なわずに，無理のない範囲で，器械的な内壁全体にわたる根管拡大を行うようにしなくてはならない[2]（図1E-2）．

　根管内壁の感染物質を除去することができても，感染根管では歯塊が根尖孔付近の根管充填材とのわずかな隙間に存在していて，宿主の抵抗力が弱まった時に根尖孔外に広がり，急性に移行する[5]．そのために，抜髄処置では生理学的な根尖孔を保存する形で根管形成を行ったが，感染根管では抜髄処置よりもより生理学的根尖孔に近接した位置まで拡大形成する必要に迫られることがあり，このことも感染根管治療を難しくしている要因となっている．また，感染根管ではすでに生理学的根尖孔が破壊されている場合が多く，それらの症例では，吸収した根尖孔付近に，明確なアピカルシートを付与した上で，根管内壁の拡大と根尖孔外の洗浄を十分にした上で緊密な根管充填を行う必要がある（図1E-3）．

　総義歯に至る負のサイクルを止めるために身につけなくてはならない臨床手技の一番手がMI修復治療であるとすれば2番手は歯内療法ということになるだろう．しかしながら的確な歯内療法を行っても，<u>失活歯の歯質の劣化は回避することができない</u>．失活歯はたとえ炎症のコントロールが完璧にできていたとしても，時間をかけて徐々に歯質が劣化し，最後は歯根破折で寿命を迎える．また，失活歯の多くには，歯根破折には至らないもののクラックが生じている．そのように考えると，歯根破折を予防するには，健全歯質を保護した歯内療法と力のコントロール，すなわち咬合を考えた補綴治療が極めて重要であることになる（図1E-4，-5）．

想定すべきリスク❶
不適切な歯内療法による根尖性歯周炎の発症

→ リスク回避①
図1E-2，-3（P74）

想定すべきリスク❷
歯根破折（クラックを含む）

→ リスク回避②
REMARK「適切な抜髄処置のために大切な3つのこと」（P68）

想定すべきリスク❸
不適合な補綴物によって生じた二次う蝕が原因による抜歯

→ リスク回避③
ESSENCE「形成の基礎知識」（P76）
ESSENCE「FMC作製手順」（P82）

治療のリスクと選択肢
下顎第一大臼歯 う蝕：感染根管処置

想定すべきリスク❶
不適切な歯内療法による根尖性歯周炎の発症

不適切な根管治療と補綴治療

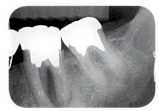
図1E-1①

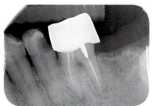
図1E-1②

図1E-1①，②
不適切な根管治療の予後は悪い．不適合な補綴治療がさらに状態を悪化させる．歯内療法や補綴治療には歯科医師のモラルが反映されていると言っても良い．「抜歯を回避できるか否か」の全ては質の高い再治療に委ねられている

選択肢 感染根管処置 **&** **リスク回避❶** 適切な歯内療法 & 適切な補綴治療

適切な感染根管処置と補綴治療を行った症例1

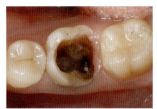
図1E-2①

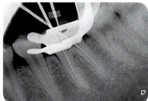
図1E-2②

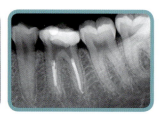
図1E-2③

図1E-2①：|6 感染根管
図1E-2②：リーマ試適
図1E-2③：根管充填直後

図1E-2④：ファイバーコアー築造
図1E-2⑤：術後セラミッククラウン
図1E-2⑥：術後約7か月

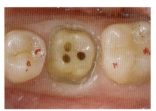
図1E-2④

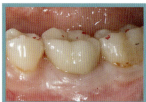
図1E-2⑤

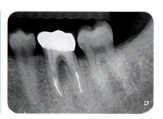
図1E-2⑥

適切な感染根管処置と補綴治療を行った症例2

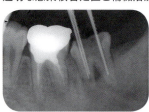
図1E-3①

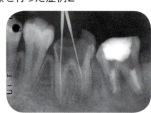
図1E-3②

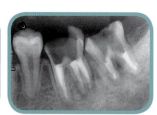
図1E-3③

図1E-3①：|7 リーマ試適
患者は17歳，男性で左側頬部に外歯瘻を形成して来院した．|67 根尖部に根尖病変による透過像が認められる．|7 の透過像は，下歯槽管近くまで拡大していた．実質欠損が著しく，歯質の劣化も進行しており，ラバーダムを装着することはできない状態であった

図1E-3②：|7 根充後＆|6 リーマ試適
図1E-3③：|6 根充後

図1E-3④：左側頬部の外歯瘻
根管治療によって排膿は止まり，外歯瘻は瘢痕治癒した

図1E-3⑤：術後7年
安定した状態を保っている

図1E-3⑥：術後16年
|7 遠心根周囲に透過像が出現した．クラックが原因と思われる

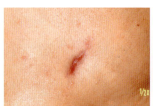
図1E-3④

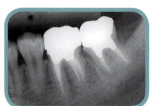
図1E-3⑤

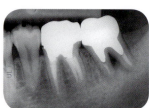
図1E-3⑥

治療のリスクと選択肢
下顎第一大臼歯 う蝕：感染根管処置

想定すべきリスク❷
歯根破折（クラックを含む）

歯根破折・クラックの例1

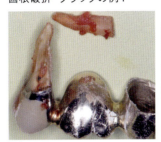
図1E-4①

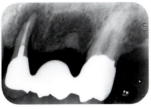
図1E-4②

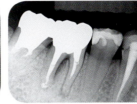
図1E-4③

図1E-4①：|5 歯根破折
術後20年が経過していたが突然ブリッジの支台歯に歯根破折が生じた

図1E-4②：|5 歯根破折時デンタルエックス線写真
歯根に生じた縦の亀裂はレントゲンでは明瞭に現れない．
歯根を取り囲むような透過像が現れたら，クラックや破折を疑ったほうが良い

図1E-4③：|6 歯根周囲に認められる透過像
遠心根の近心根側に認められる透過像はクラックが最も疑われる

歯根破折・クラックの例2

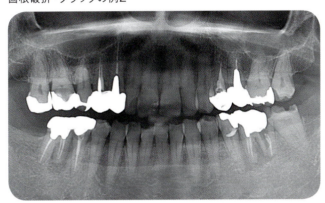
図1E-5①

図1E-5①：下顎左右第一大臼歯に生じた歯根破折とクラック
|6 遠心根の歯根破折が確認出来る．|6 の歯根破折は明らかではないが，近心根を包み込むような透過像はクラックが原因と思われる．
失活歯の予後は悪い．失活歯の歯質は必ず劣化する．いくらバイオフィルムコントロールを徹底して，う蝕や歯周炎をコントロールしても，歯質の劣化だけは防ぐことができない．長期的な予後を考えると，残存歯質の状態を見極めて，将来起こり得る歯根破折の可能性を踏まえた上で治療計画を立案すべきである．また，歯根破折を起こす要因に咬合力も関係しているので，力のコントロールを考えることも重要である

図1E-5②：|6 の歯根破折
|6 近心根周囲にクラックが原因と思われる透過像が認められる．|6 に何ら問題が生じていないことを考えると，生活歯で保存することがいかに重要かということがよく分かる

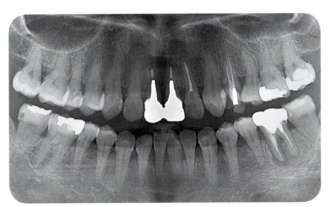
図1E-5②

リスク回避❷
健全歯質を保護した歯内療法
→REMARK「適切な抜髄処置のために大切な3つのこと」(**P68**)

リスク回避❸
適合精度・咬合精度の高い補綴物の再製
→ESSENCE「形成の基礎知識」(**P76**)
→ESSENCE「FMC作製手順」(**P82**)

ESSENCE

形成の基礎知識

Stage1の締めくくりは適切な補綴治療となる．生活歯でも失活歯でも，補綴治療が不適切であれば元も子もない．補綴治療の基本はクラウンにある．下顎第一大臼歯のクラウン1本を適切に治療できるようにしておくことは，ブリッジや多くの歯の補綴を必要とするオーラルリハビリテーションなどに対応するための基本となるため，確実に会得しておきたい．

1. 形成の基礎知識

1-1. 保持形態と抵抗形態とは？

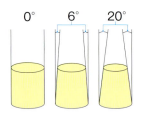

軸面形成のテーパー

保持形態
軸面形成は6°のテーパーが理想的である．平行な軸面形成は不可能であり，テーパーが強すぎると保持力が低下する

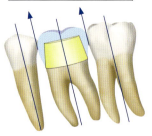

クラウンの着脱方向

着脱可能
クラウンの着脱方向は，コンタクトポイントの方向と平行でなくてはならない

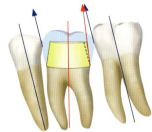

着脱不可能
歯軸がコンタクトポイントの方向に対して傾斜している場合は着脱できない

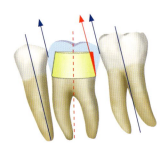

着脱可能
歯軸傾斜している場合は，コンタクトポイントの方向に平行になるまで，近遠心軸面に強いテーパーを与えなければならない

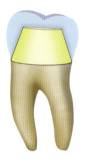

保持力が弱い場合

強いテーパー
軸面のテーパーが強すぎる，いわゆる「富士山形成」では保持力が弱くなる

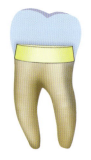

低い軸面
軸面の高さが低いと保持力は弱くなる

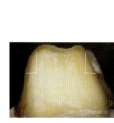

補助的保持形態と抵抗形態
保持力が弱い時は，対向する軸面にボックスやグルーブを6°のテーパーで付与して保持力を高め，回転に対する抵抗力とする

1-2. 理想的なマージンの形態とは？

フィニッシングライン

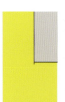

バットジョイント
面で接触するバットジョイントは補綴物の厚みを確保するのには好都合だが，セメントの厚みや鋳造誤差などによって，マージン部が浮き上がり不適合になりやすい

スリップジョイント
斜面で接触するスリップジョイントは，浮き上がりによるマージン部の不適合を補正できるが，補綴物の厚みを取ることができない欠点がある

シャンファー
バットジョイントとスリップジョイントの長所を併せ持つシャンファー形態は最も理想的なフィニッシングラインである

形成の基礎知識

シャンファー形態の特徴

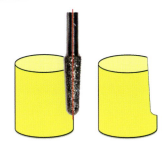

理想的なシャンファー形態
シャンファー形態をもったダイヤモンドバーの回転軸上で形成すると、軸面に6°程度のテーパーと理想的なシャンファー形態のフィニッシングラインが得られる

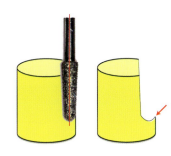

深いシャンファー形態
セラミック冠などマージン部に補綴物の厚みを確保する必要がある場合は、バーを深めに入れて形成し、バーをずらして鋭端になったフィニッシングライン部を削除する

1-3. 使用する器具と材料

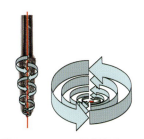

バーの回転中心はどのようなバーでも先端では点である．シャンファー形態はこのバーの頂点がマージン辺縁となる

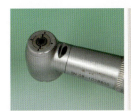

バーを包み込むようにして注水され，十分に冷却されなければならない

ダイヤモンドバー
ダイヤモンドバーは切削能力が高くブレのない質の高いものを選ぶ．
切削能力を上げるためにダイヤが粗いバーを使うと形成時に支台歯に与えるダメージが大きいと思われがちだが，そんなことはない．
大粒で硬いダイヤモンドバーであっても回転軸の頂点は点であるため，マージン辺縁が凸凹になることはない．生活歯で保存するためにも，バーの回転時の発熱を最小限にするため，質が高いダイヤモンドバーを使って，十分な注水下で形成を行うようにする

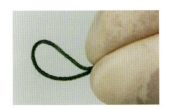

圧排糸
毛羽立たないものを選ぶ

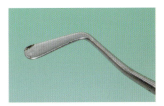

圧排器
先が薄く歯肉を傷つけないものを選ぶ

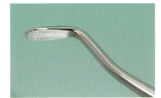

リトラクトガード
形成時歯肉をガードする充塡器を使用している

1-4. マージンの位置はどこに？

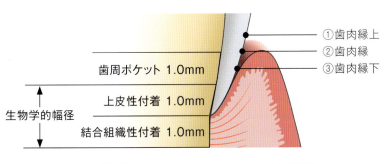

マージンの設定位置　形成限界
①歯肉縁上
②歯肉縁
③歯肉縁下
歯周ポケット 1.0mm
上皮性付着 1.0mm
結合組織性付着 1.0mm
生物学的幅径
生物学的幅径を侵襲するような深い形成は禁忌

①歯肉縁上：
歯周組織を傷つけることもなくプラークコントロールも容易なため，最も理想的な位置となる．
ただし，審美的な要求がある場合，歯根露出などで根面う蝕のリスクが高い場合は適切ではない

②歯肉縁：
歯肉縁0mmは最も現実的なマージン設定かもしれないが，歯肉縁の位置は変化するため，この位置では不十分なことがある

③歯肉縁下：
審美的な補綴物作製や適切なエマージェンスプロファイルを付与するために，歯肉縁下にマージンを求めなくてはならないことはよくある．この場合，生物学的幅径を侵襲するような深い形成を行ってはならない．マージンはポケット内に設定することになり，平均的な深さは縁下0.5mmとなる．歯肉縁下のマージン形成には圧排が必ず必要である

077

2. 下顎第一大臼歯形成のポイント

2-1. 下顎第一大臼歯形成外形線について

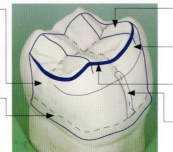

軸面形成：
歯軸全周にわたって6°程度のテーパーで軸面形成を行う．隣接面では隣在歯を傷つけないよう注意する．バーを歯軸に平行に形成すると6°テーパーが付与される

マージン形成：
シャンファータイプとする．補綴物の種類に合わせて厚みをコントロールする．アンダーカットを作らないようバーの方向に注意する

咬合面：
咬頭と裂溝を再現した多面形成とする

ファンクショナルベベル：
頰側機能咬頭外斜面にファンクショナルベベルを付与する

ベベル：
咬合面の隅角部全周にベベルを付与して丸みを持たせる

グルーブ：
6°テーパーの軸面形成ができずに適切な保持形態が得られなかったときは，グルーブ等の補助的保持形態を与える

2-2. 下顎第一大臼歯咬合面の特徴について

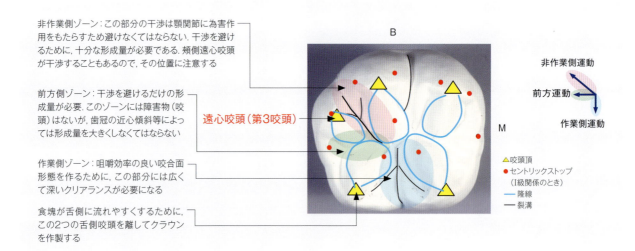

非作業側ゾーン：この部分の干渉は顎関節に為害作用をもたらすため避けなくてはならない．干渉を避けるために，十分な形成量が必要である．頰側遠心咬頭が干渉することもあるので，その位置に注意する

前方側ゾーン：干渉を避けるだけの形成量が必要．このゾーンには障害物（咬頭）はないが，歯冠の近心傾斜等によっては形成量を大きくしなくてはならない

作業側ゾーン：咀嚼効率の良い咬合面形態を作るために，この部分には広くて深いクリアランスが必要になる

食塊が舌側に流れやすくするために，この2つの舌側咬頭を離してクラウンを作製する

遠心咬頭（第3咬頭）

△ 咬頭頂
● セントリックストップ（I級関係のとき）
─ 隆線
─ 裂溝

非作業側運動
前方運動
作業側運動

2-3. 臼歯形成のポイント（近心観）

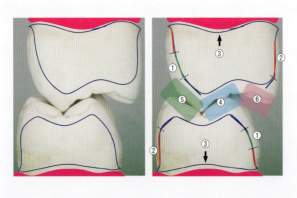

① **下顎頰側面・上顎口蓋側面：**
3面形成になる

② **下顎舌側面・上顎頰側面：**
2面形成になる

③ **隣接面マージン：**
歯冠側に向けて凸になる（直線的に形成しないよう注意！）

④ **下顎・上顎機能咬頭内斜面：**
機能的な補綴物を作製するために十分なクリアランスが必要．クリアランス量が足りないと，咀嚼効率が悪い平坦な咬合面になる

⑤ **下顎非機能咬頭内斜面・上顎機能咬頭外斜面：**
食塊が流れる方向なので，補綴物に十分な裂溝が必要である．クリアランス量を大きめにとる必要あり

⑥ **下顎機能咬頭外斜面・上顎非機能咬頭内斜面：**
咀嚼ループに影響するラテラルガイダンスを構成する

2-4. 下顎第一大臼歯形成外形線について

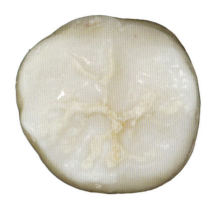

咬合面

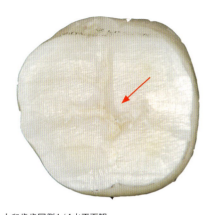

下顎第一大臼歯歯冠側1/4水平面観
裂溝の一部が認められる（矢印）. 作製するクラウンの咬合面に機能的な形態を与えるために, 咬合面は平坦ではなく, 咬頭と裂溝を再現できる多面形成にしなくてはならない

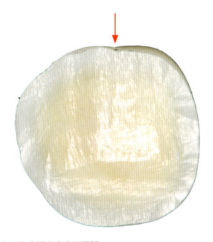

下顎第一大臼歯歯冠中央水平面観
露髄に注意して, 髄角の高さをレントゲンで確認しながら形成する. 頬側の歯冠形態に凹みが認められる

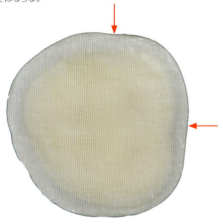

下顎第一大臼歯歯頸側1/4水平面観
この歯牙ではまだ露髄していないが, 通常は露髄が認められるレベルである. 頬側に加えて近心隣接面部にも歯冠形態に凹みが認められる

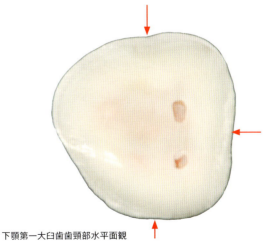

下顎第一大臼歯歯頸部水平面観
通常のマージン設定位置での水平面観である. この歯牙では近心部のみ露髄している. このように髄角の高さは近心部で高く遠心部で低い. このことは咬合面の形成量に影響する. 上顎同様, 根分岐部付近の歯冠外形線には凹凸があることがわかる

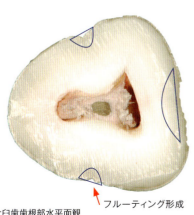

下顎第一大臼歯根部水平面観
根分岐部付近の凹部のプラークコントロールをよくするため, フルーティング形成を追加する

フルーティング形成

3. クラウン形成時のリスクを理解する

表3：クラウン形成時のリスクとリスク回避

リスク	リスク回避
❶ 深い形成によって生物学的幅径に侵襲を加えたことによる歯肉の炎症	❶ 形成は歯肉縁上か歯肉縁下0.5mm程度におさめる（歯肉縁下に形成限界を求める時は圧排する）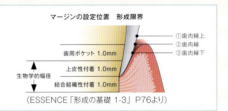 （ESSENCE「形成の基礎1-3」P76より）
❷ 隣在歯を傷つけたことによる隣在歯の隣接面う蝕 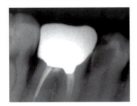 **隣在歯のう蝕** クラウン隣在歯にう蝕が認められる．近心部はクラウン形成時に隣在歯を傷つけたため，遠心部は不適合なマージンが原因で発生した二次う蝕の可能性がある	❷ 隣接面部の軸面形成はスライスカットを用いて直視できる形成ポジションで行う 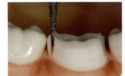 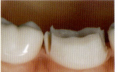 （ESSENCE「FMC作製手順 Step4」P82より）
❸ 形成時の発熱やバーのブレによる歯髄炎	❸ 質の高いタービンとダイヤモンドバーを選択する
❹ 誤った形成による露髄	❹ 歯髄腔の位置を良く理解した上で形成する 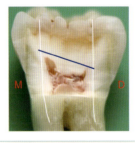 歯髄を保存して，生活歯で形成を行うには，歯髄腔の位置，髄角の高さ，エナメル質の厚さなど，それぞれの歯の解剖学的な形態を理解しなくてはならない
❺ 形成量が多すぎることによる歯質の劣化	❺ 健全歯質の形成量は最小限にとどめる工夫をする 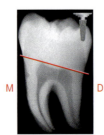 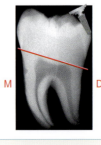 開口量によってはこのようにバーを歯軸に平行に使用できない時もある／特に大臼歯の遠心部ではバーを寝かせて使用せざるを得ない時もあるが，大臼歯の遠心の髄角は比較的低い位置にあるため，露髄せずに形成が可能になる

形成の基礎知識

4. 形成時のポジションについて

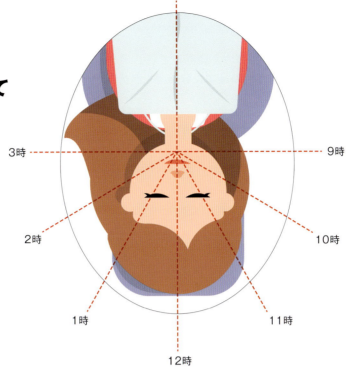

6 形成時のポジション（9～2時）

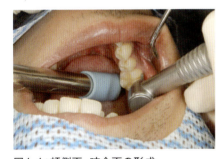

図1-1：頬側面・咬合面の形成

術者は11～2時方向から、左手ミラーまたは指にて右側頬粘膜を排除しながら、右頬部にレストを設け形成する。アシスタントは舌側からバキュームをしながら舌をブロックする

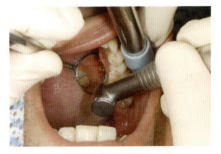

図1-2：舌側面・咬合面の形成

術者は11～2時方向から、左手ミラーにて舌をブロックしながら、右頬部にレストを設け形成する。アシスタントは左指にて頬粘膜を排除しながらバキュームをする

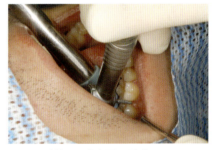

図1-3：隣接面・咬合面の形成

術者は左手ミラーまたは指にて右側頬粘膜を排除し、下口唇からオトガイ部付近もしくは右下犬歯にレストをおいて、9時の方向から直視して隣接面を形成する。アシスタントは舌側からバキュームするがバーが舌側に抜ける際に口腔底や舌を傷つけないようにしっかりとガードする（必要なら左手ミラーをガードに加える）

6 形成時のポジション（10～3時）

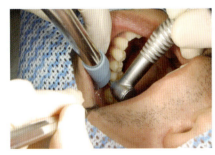

図2-1：頬側面・咬合面の形成

術者は10～1時方向から、左手ミラーにて左側頬粘膜を排除しながら、右下口唇から右頬部にレストを設け形成する。アシスタントは左指にて左下口唇部を排除して頬側からバキュームをする

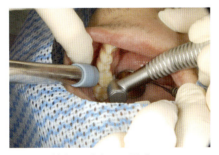

図2-2：舌側面・咬合面の形成

術者は10～12時方向から、左手ミラーにて舌をブロックしながら、右頬部または右下犬歯付近にレストを設け形成する。アシスタントは左指にて右頬粘膜を排除しながらバキュームをする

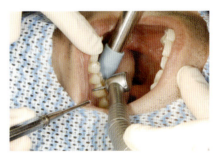

図2-3：隣接面・咬合面の形成

術者は左手ミラーまたは指にて左側頬粘膜を排除し、上口唇から右頬部付近にレストをおいて、3時の方向から直視して隣接面を形成する。アシスタントは左指にて術野を確保して、舌側からバキュームするが、バーが舌側に抜ける際に口腔底や舌を傷つけないようにしっかりとガードする（必要なら左手ミラーをガードに加える）

081

ESSENCE

FMC作製手順

精度の高い補綴物を作製するには，形成から装着まで各ステップで生じる誤差を最小限に抑える努力が必要だ．ここでは，補綴物作製の基本になるフルクラウンの形成から装着までの留意点を解説する．

1. 形成（8 Step）

Step1：咬合面クリアランス形成

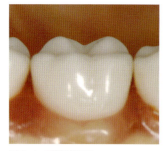
図1-1：6̅ 頬側観

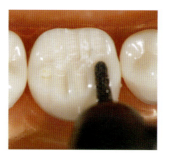
図1-2：ガイドグルーブの付与
太いシャンファーバー（ビッグバイトバー#4）を使ってガイドグルーブを入れる．咬頭や裂溝など凹凸に合わせて均等に付与する．対合歯とのクリアランスを見ながら削除量をコントロールする

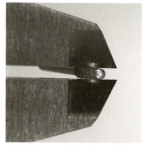
図1-3：バーの厚み
シャンファーバー：ビッグバイトバー#4．先端の厚みは約1.5mmである．バーの半分程度が沈み込むようにガイドグルーブを入れる

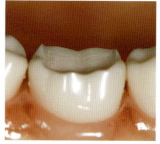
図1-4：咬合面削合終了
隣接面はまだ触らない．多面形成になっている

Step2：ファンクショナルベベル形成

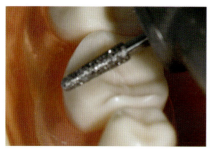
図2-1：ファンクショナルベベルの付与
シャンファーバー（ビッグバイトバー#4）を使って頬側歯冠側1/3にファンクショナルベベルを付与する

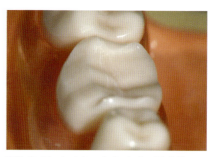
図2-2：ファンクショナルベベル形成終了
近遠心の隅角部まで形成する

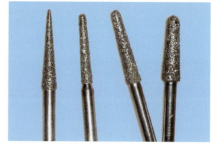
図2-3：ビッグバイトバー#1〜#4（ATDジャパン）

Step3：頬舌側軸面形成

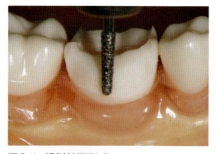
図3-1：頬側軸面形成
シャンファーバー（ビッグバイトバー#3, #4）を使って頬側の軸面形成を行う．このときマージンは歯肉縁上0.5〜1.0mm程度で形成する

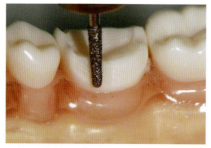
図3-2：舌側軸面形成
舌側も頬側と同じように形成する

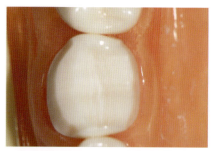
図3-3：頬舌側軸面形成終了
近遠心隅角部まで形成する

FMC作製手順

Step4：隣接面スライスカット

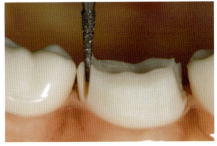

図4-1：近遠心隣接面スライスカット
ビッグバイトバー#1を使って，隣接面の内側を削ぐように形成する．こうすることで隣在歯の隣接面を傷つけずに形成できる

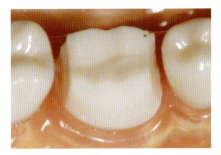

図4-2：近遠心隣接面スライスカット終了
この状態で始めて圧排糸を挿入できるようになる

Step5：圧排と隣接面軸面形成

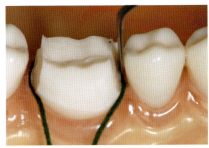

図5-1：圧排Step1
マージンを歯肉縁下に求める時は圧排が必要である．まず隣接面ポケットに圧排器を使って，圧排糸を挿入する

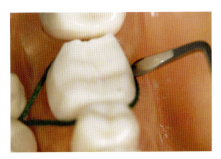

図5-2：圧排Step2
左指で圧排糸を引っ張りながら舌側ポケットに圧排コードを滑り込ませる

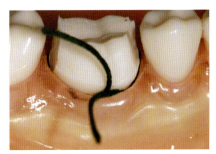

図5-3：圧排Step3
頬側ポケットに圧排糸を挿入する

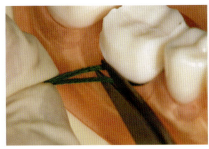

図5-4：圧排Step4
圧排糸が重ならないようにカットする

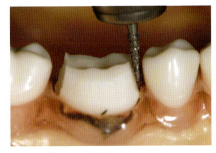

図5-5：隣接面軸面形成
ビッグバイトバー#2，3を使って隣在歯を傷つけないよう細心の注意を払い，隣接面の軸面形成をする

Step6：仕上げ形成

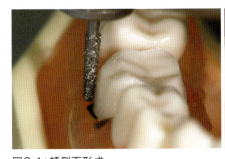

図6-1：頬側面形成
シャンファーバー（ビッグバイトバー#3，4）を使って頬側面の仕上げ形成を行う．頬側面は3面形成になる．歯肉縁下部の仕上げ形成では，圧排後，図のように充填器の平たい面で歯肉をガードしながらマージン形成を行う

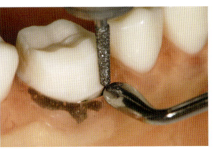

図6-2：舌側面形成
シャンファーバー（ビッグバイトバー#3，4）を使って舌側面の仕上げ形成を行う．頬側面は2面形成になる

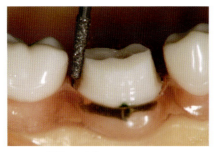

図6-3：隣接面形成
シャンファーバー（ビッグバイトバー#2,3）を使って隣接側面の仕上げ形成を行う．頬側面は6°テーパーになるよう，できるだけバーが歯軸に平行になるように形成する．マージン部を形成するときは，充填器の平たい面を隅角部に当てて，歯肉を下方に圧迫すると形成しやすくなる．マージンは歯冠側に向かって凸状になる．マージンが深くなりすぎないよう注意する

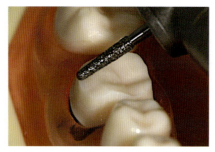

図6-4：ファンクショナルベベル形成
シャンファーバー（ビッグバイトバー#2,3）を使ってファンクショナルベベルを再形成する．咬頭嵌合位だけでなく側方運動もさせて対合歯とのクリアランスを確認しながら形成する

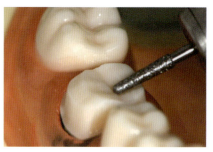

図6-5：咬合面形成
シャンファーバー（ビッグバイトバー#2,3）を使って咬合面を再形成する．咬頭嵌合位だけでなく側方運動もさせて対合歯とのクリアランスを確認しながら形成する．舌側の中央裂溝部は機能的な咬合面形態を与える際に重要であるので十分な形成量が必要である

Step7：補助的保持形態の付与

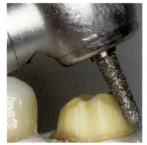
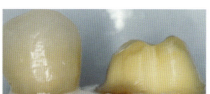

図7-1：20°テーパー形成（富士山形成）
患者の開口量に制限されて，隣接面ではバーを倒して形成しなければならないことがある

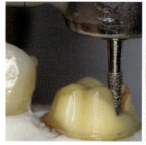
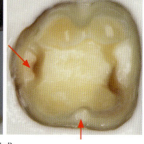

図7-2：補助的保持形態の形成
保持力を高めるため，ボックスやグルーブを形成する．ボックスは近遠心的に対抗する位置に軸が6°テーパーになるよう形成する．ボックス中央部は，露髄を避けるために凸状に形成する．頬舌側の根分岐部を利用してグルーブを付与すると，根の形態に近似したマージン形成ができる（フルーティング）

Step8：研磨・完成

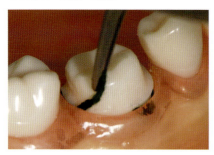

図7-3：圧排糸の除去
研磨後，圧排糸を除去する

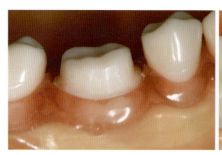

図7-4：形成完成
圧排糸を除去すると，歯肉が元の状態に戻り，マージンはおおよそ歯肉縁下0.5mmに設定される．全体的に丸みを帯びた状態に研磨調整する．そうすることで，補綴物の適合精度が良くなる．マージン部は，全周に渡って均一な厚みがとれるような形成量になるようにする

2. 印象採得と咬合採得

Step1：既製トレーによる一次印象

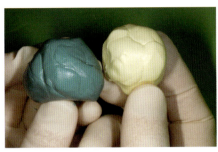
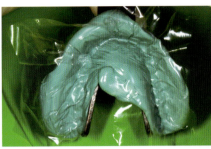
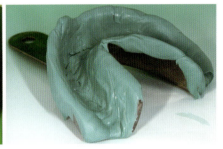

図1-1①
シリコンパテ印象材を練和して既製トレーに盛り，ポリエチレンフィルムをかぶせて口腔内に圧接する．フィルムをはがして指先で内面を圧接して二次印象材のスペースを確保する

Step2：二重圧排

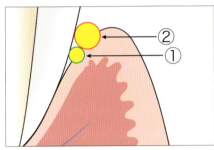
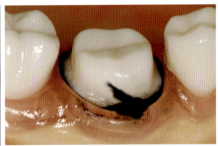
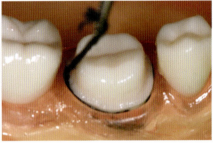

図1-2①
TEKを外して，支台歯を清掃後，歯肉縁下にマージンが設定されている場合は，圧排が必要になる．浸出液を防ぐために細めの圧排糸をポケット内に挿入する（①）．その上に①より一番手太い圧排糸を挿入する（②）．②はポケットからわずかに見える程度がちょうど良い．②の圧排糸の上からTEKでしばらく圧接する．②をゆっくりと外してすぐに印象採得に移る

Step3：二次印象

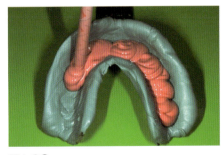
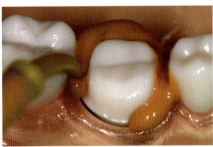
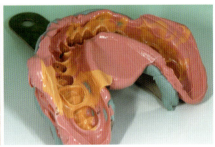

図1-3①
一次印象内面にボディータイプのシリコン印象材を注入し，支台歯にはインジェクションタイプのシリコン印象材を気泡を入れないように流し込む．印象精度を最高のものにするため，メーカー指示の硬化時間の2倍の時間，口腔内に保持するようにしている

Step4：咬合採得

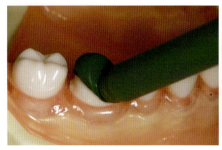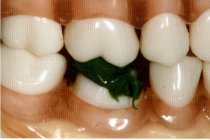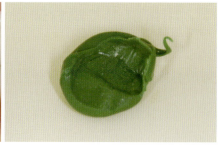

図1-4①：支台歯の咬合採得
咬頭嵌合位が安定していて，咬合関係がはっきりとしているときは，支台歯形成をした部位のみの咬合採得を行う．
バイトマテリアルは抵抗感が少なく，硬化後は固く変形のないものを選ぶ

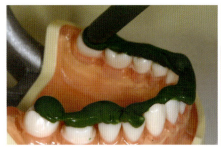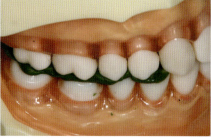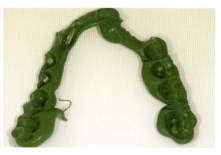

図1-5①：マッシュバイト
咬頭嵌合位が不安定なときや咬合関係がはっきりとしないときは，支台歯の咬合採得に加えて，歯列全体の咬合採得（マッシュバイト）を行う

3. 技工操作

Step1：石膏注入

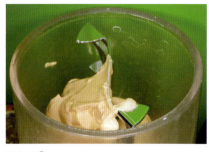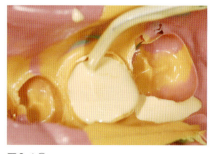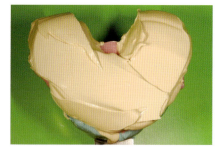

図2-1①
混水比をしっかりと守って，真空練和器を使って超硬石膏を練和する．真空練和器を使用しないと細かな気泡だらけの模型ができてしまうので注意する

図2-1②
気泡を入れないようにバイブレーターを使いながら石膏を印象面に流す

図2-1③
十分な厚みが出るよう石膏を盛り上げる

Step2：作業用模型の作製

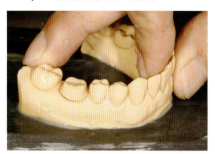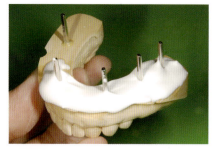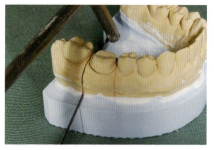

図2-2①
模型をトリミング後，水ヤスリで基底面を平滑にする

図2-2②
ダウエルピン植立後，2次超硬石膏を一層盛る

図2-2③
3次硬石膏にて土台を完成後，ノコ入れを行う．隣接面の形成が不十分だとノコが入らず，適切な隣接面部の形態を付与することができなくなる

FMC作製手順

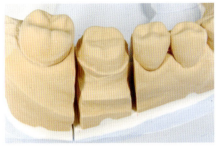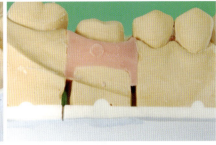

図2-2④
完成した作業用模型. 基底面が3層構造になっていて, 支台歯着脱による誤差を最小限にする. ガムによって適切なエマージェンスプロファイルを再現できる

Step3：マウント

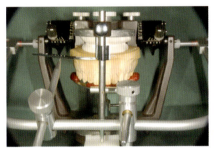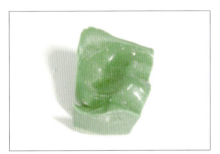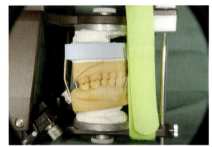

図2-3①
フェイスボウを使って上顎模型をマウントする. マウント材には低膨張性石膏を使用する（ハイマウント, アドバストーンなど）

図2-3②
咬合採得したバイトマテリアルの余剰部分をカットする

図2-3③
バイトマテリアルを介在させて, しっかりと下顎模型を固定する. 咬合器を逆さにして下顎模型もマウントする. ベルトにてインサイザルピンが浮き上がらないよう固定しておく

Step4：ワックスアップ

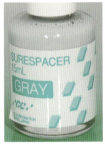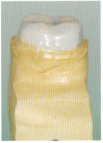

図2-4①
スペーサーを支台歯模型に塗布する

図2-4②
マージン用ワックスとボディー用ワックスを使って, 通法に従ってワックスアップを完成する

Step5：鋳造・研磨

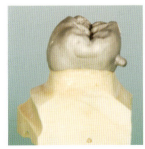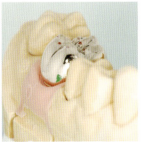

図2-5①
鋳造・研磨後, 付与したセントリックストップの位置を, マークシートに記入する

4. 試適・装着

Step1：コンタクトポイントの調整

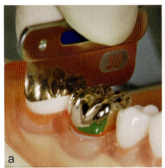 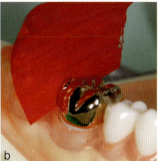 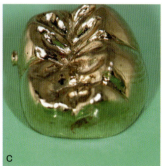 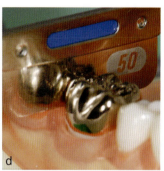

図3-1a〜d
a. コンタクトゲージ50μを歯間部に挿入する
　①入った場合（100μのコンタクトゲージを挿入する．このとき100μが入らなければ適切なコンタクトの強さと判断する．
　　100μが入った時はロウ着にてコンタクトを盛り足して調整する．
　②入らなかった場合（コンタクトポイントを研磨しながら調整していく）
b. c. コンタクトポイントの調整方法
　咬合紙を歯間部に挟み込む．印記されたポイント部が凸になるように，シリコンポイントを使って研磨しながら調整する
d. コンタクトゲージ50μが抵抗感をもって挿入できたら調整終了

Step2：マージンフィットの確認

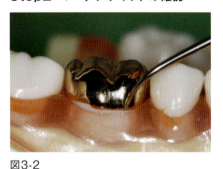

図3-2
支台歯に試適したのち，探針等でマージンの適合性をチェックする．このとき浮き上がりがあるようなら，試適したクラウンを指で押さえつけながら，コンタクトポイントの強さを再度確認し，コンタクトが適切ならクラウン内面を調整する

Step3：咬合調整

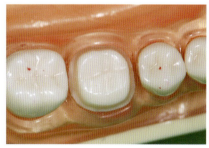 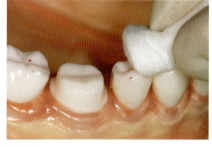

図3-3a
まず，クラウンを試適しない状態で，咬頭嵌合位のセントリックストップを印記しておく

図3-3b
次に，このセントリックストップをワッテ等で拭き取る．位置を覚えておく

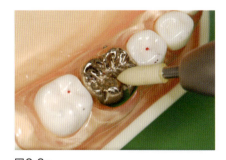

図3-3c
クラウンを試適して，aのセントリックストップがおおよそ再現されるまで，咬合調整する．咬合調整にはカーボランダムポイントやシリコンポイントなどを使って行う．最後に側方運動をさせて干渉がないか確認する

Step4：リテイニングノブの除去

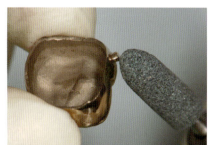

図3-4
もし仮着をするならノブはつけたままにしておく

Step5：圧排

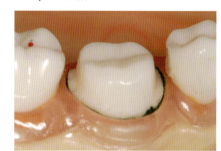

図3-5
歯肉縁下にマージンを設けたときは，装着時にも圧排しなくてはならない．この圧排はポケット内にセメントを取り残さないようにするためにも役立つ

Step6：セメント合着

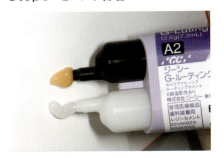

図3-6①
セメントを適量出して練和

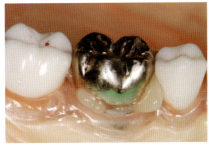

図3-6②
支台歯にしっかりと圧接．決してマレットなどで強く打ちつけてはならない

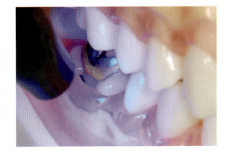

図3-6③
光照射1,2秒（ユニセムⅡの場合）

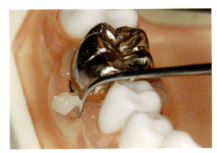

図3-6④
余剰セメントを探針等ではじいて除去

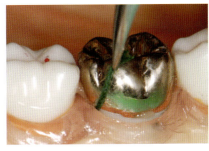

図3-6⑤
圧排糸を外して，歯肉縁下にセメントの取り残しがないことを確認

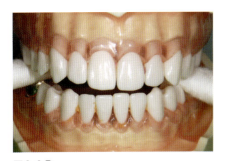

図3-6⑥
マージン部に十分に光照射したのち，ロールワッテを左右に咬合してもらって最終硬化を待つ

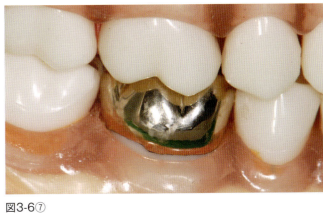

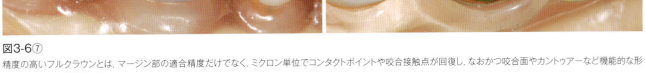

図3-6⑦
精度の高いフルクラウンとは，マージン部の適合精度だけでなく，ミクロン単位でコンタクトポイントや咬合接触点が回復し，なおかつ咬合面やカントゥアーなど機能的な形態を有している状態をいう

Decision-Tree 1
～下顎第一大臼歯 う蝕から上顎前歯フレアーアウトに至るまで～

Stage 2

「下顎第一大臼歯 抜歯」から
「下顎第二大臼歯 近心傾斜 & 対合歯挺出」,
「小臼歯 近心傾斜 & 遊離端欠損」に至るまでの
治療のリスクと選択肢

●

失活歯の予後は悪い．問題を起こしている歯の多くは失活歯であることは，
ある程度臨床経験を積んだ歯科医師であれば誰もが経験している紛れもない事実である．
この失活歯の問題を何とか未然に防ぐ，またはリスク回避をする方法をStage1で解説した．
Stage2では，大臼歯が不幸にも抜歯になってしまった場合の起こるべき問題と，
その対策を考えていきたい．

Stage 2

Stage 1

Stage 3

Stage 4

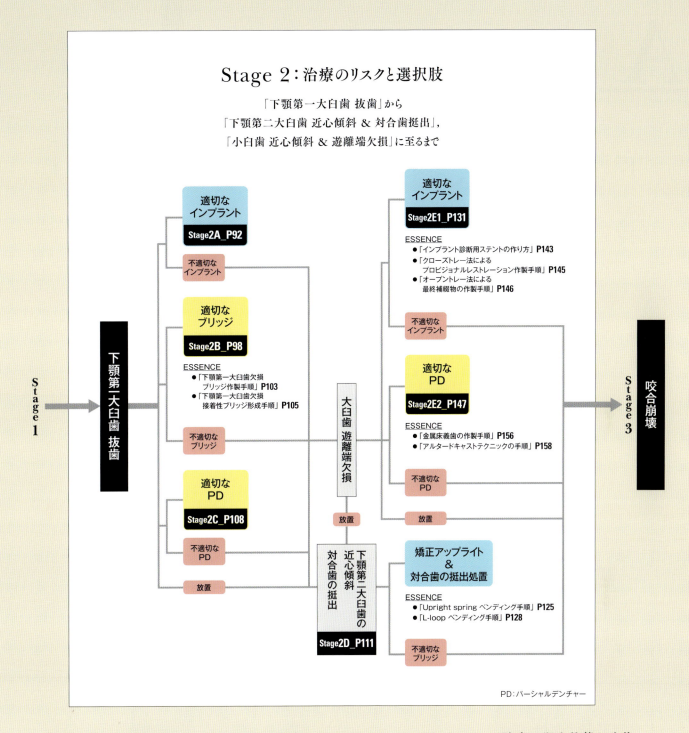

　抜歯に至った状況をリセットするために，まず真っ先に行わなくてはならないのは，口腔内の衛生状態を改善することだ．口腔内のバイオフィルムコントロールは，リスク回避のための最も重要な基本事項である．抜歯を必要とするほとんどの症例で，残存歯に歯周炎やう蝕が認められるはずだ．状況をさらに悪化させないために，まずは基本に戻って，ブラッシング指導などの患者教育を見直して，炎症のコントロールをしたうえで，欠損補綴を行わなくてはならない．

　臼歯の咬合崩壊（Stage3）が，総義歯に向かうストーリーの起点となるため，下顎第一大臼歯欠損後，周囲の咬合関係に変化が生じる前に，何らかの補綴治療を施す必要がある．

　Stage2では下顎第一大臼歯に対する欠損補綴の選択肢を考えていく．選択肢として，インプラントとブリッジとパーシャルデンチャー（以下PDと略す）が考えられる．ここで，全身疾患の有無や，口腔内の状況，時間や治療費など，治療に対する制約が何もないのであれば，下顎第一大臼歯欠損補綴の第一選択はインプラント治療となるだろう．

Decision-Tree 1
Stage 2
A 下顎第一大臼歯 欠損：インプラント治療

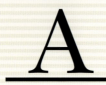
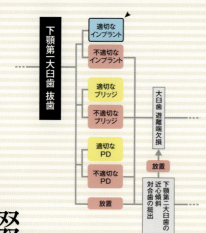

下顎第一大臼歯欠損補綴，第一選択は「インプラント治療」

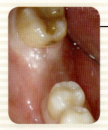
下顎第一大臼歯 欠損

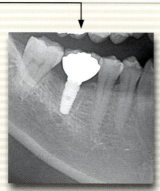
インプラント治療

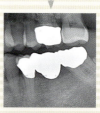
ブリッジ治療

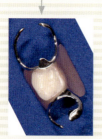
パーシャルデンチャー治療

想定すべきリスク❶
不適切なインプラント補綴によるインプラント周囲炎など

想定すべきリスク❷
破折などのインプラント補綴の予後不良

→ **リスク回避❶❷**
適切なブリッジまたはパーシャルデンチャー治療
<Stage2B (P98), Stage2C (P108)>

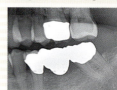

想定すべきリスク❸
外科処置に対するリスク

→ **リスク回避❸**
インプラント治療におけるリスクの十分な把握
<REMARK「インプラント治療におけるリスク」(P133)>
外科処置に対するスキルの向上
<図2E1-7〜9 (P136, 137)>

下顎第一大臼歯欠損補綴の第一選択肢は
リスクを充分に考えたインプラント治療を

　下顎第一大臼歯欠損補綴の第一選択肢としてインプラント治療を挙げた理由は，補綴的な介入範囲を最小限に抑えることができる点にある．支台歯の形成が伴うブリッジ治療は，補綴的な観点から考えれば，インプラント治療よりも侵襲が大きい治療ということになり，優先順位が下がる．ブリッジ補綴のために必要な支台歯形成は，健全歯質を削らなくてはならないということだけでなく，支台歯にかかる咬合負担や二次う蝕の問題など，長期的な予後に影響を与える．インプラント補綴であれば，隣在歯を傷つけることなく行えるため優先順位が高くなるわけである（図2A-1）．

　しかしながら，インプラントにも様々なリスクがある．インプラント補綴の最大のリスクはインプラント周囲炎と言われている[6]．バイオフィルムコントロールが悪いと，天然歯と同様にインプラント周囲にも炎症と骨吸収が生じる．歯根膜という防御機能を持たないインプラントでは，一旦インプラント体の感染が起こると，炎症の波及スピードは天然歯よりはるかに早く，コントロールすることが難しい[7,8]．よってインプラント治療を選択する場合は，周囲残存歯の炎症を厳密にコントロールしてから行ない，プラークが停滞しないように，適切な形態の上部構造を作製しなくてはならない．

　天然歯がそうであるように，インプラントにおいても咬合をないがしろにした治療の予後は悪い[9〜14]．天然歯では，治療を成功させるには，炎症のコントロールと咬合力のコントロールが重要になる．すなわち天然歯では，歯周炎と咬合性外傷の関係をよく理解した上で治療に取り組まなくてはならないわけだが，インプラントにおいても同様で，インプラント周囲炎とインプラントの咬合をよく理解した上で治療に臨まなくてはならない．インプラントには天然歯にはない，インプラント特有のバイオメカニクスがあり，破折などインプラントの予後を考慮しなければならない．さらに多くのインプラント治療では，歯周炎に罹患した天然歯と混在した中で治療が進められる．よって，インプラント治療は天然歯の治療より，より厳密に炎症と咬合のコントロールが必要になるわけである．

　インプラントは外科的な観点で考えれば，ブリッジよりも侵襲の大きい治療ということになる．インプラント治療を選択するにあたっては，患者の全身管理に加えて，欠損顎堤の骨の状態や粘膜の状態など，手術に際してリスクファクターに何があるか細部まで検討した上で手術に臨まなくてはならない．さらに手術に際して最も大きなリスクファクターは術者の力量である．観血的な治療を伴うインプラント治療では，術中の想定外のハプニングに備えて，外科処置に対する十分なスキルを身につけてから手術に臨む必要がある（図2A-2〜7，表6）．

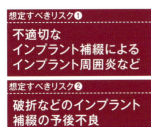

想定すべきリスク❶
不適切なインプラント補綴によるインプラント周囲炎など

想定すべきリスク❷
破折などのインプラント補綴の予後不良

→ リスク回避①②
Stage2B（P98），
Stage2C（P108）

想定すべきリスク❸
外科処置に対するリスク

→ リスク回避③
REMARK「インプラント治療におけるリスク」（P133），
図2E1-7〜9（P136，137）

治療のリスクと選択肢
下顎第一大臼歯 欠損：インプラント治療

第一選択肢
インプラント治療

6⏌欠損症例（適切なインプラント補綴）

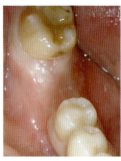
図2A-1①

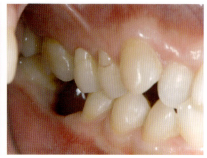
図2A-1②

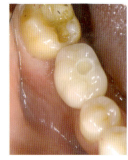
図2A-1③

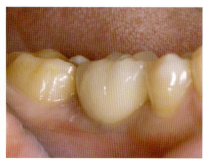
図2A-1④

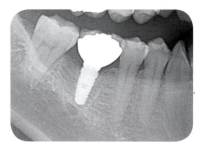
図2A-1⑤

図2A-1①②：6⏌欠損症例（術前）
隣在歯は健全歯で特に5⏌は治療痕のない無垢の天然歯である．咬合は安定し，欠損顎堤の骨量も十分にある．このような症例ではインプラント補綴が第一選択となる．
インプラントに際しては，咬合の変化が生じる前に行いたい

図2A-1③④：6⏌インプラント補綴（術後）
中間欠損におけるインプラント補綴の最大の利点は，隣在歯に対する治療が必要ない点にある．補綴的な介入範囲を最小限にすることは，補綴治療による介入リスクを減らすことになるため，予知性を高める結果につながる

図2A-1⑤：術後6⏌デンタルエックス線写真
適切なインプラント補綴によって歯列の連続性が確保され，咬合崩壊へのリスクが遮断された

想定すべきリスク❶
第一大臼歯の不適切なインプラント治療

6⏌欠損症例（不適切なインプラント補綴）

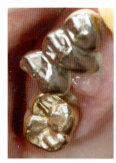
図2A-2①

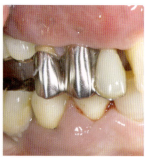
図2A-2②

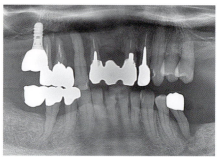
図2A-2③

図2A-2①〜③
炎症や咬合をコントロールできない状態で施された不適切なインプラント補綴は，インプラント治療の最大のリスクファクターである．
本症例は，6⏌にインプラント補綴が施されているが，咬合していないため，全く機能を果たしていない．残存歯は重度歯周炎に罹患していて，炎症のコントロールが全くできていない．患者は右上小臼歯の動揺を主訴に来院したが，機能していないインプラント治療のみ経過が良好だと言っている．何を目的としてこのインプラント補綴を施したのか理解に苦しむが，インプラント治療に対しては患者が満足しているということを鑑みると，患者教育の重要性をつくづく考えさせられる症例である．
インプラント治療は，炎症がコントロールされていない口腔内には絶対に行ってはならない

治療のリスクと選択肢

下顎第一大臼歯 欠損：インプラント治療

想定すべきリスク❷
破折などのインプラント補綴の予後不良

表4：大臼歯単歯欠損インプラントの問題点

❶曲げモーメントがインプラント頸部に大きく働く
❷曲げモーメントの影響で上部構造を固定するためのスクリューの緩みや金属疲労が生じる
❸直径の太いインプラントを埋入したいが，頬舌的な骨幅が足りないことが多い

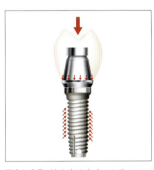
図2A-3①：軸方向の力（axial）

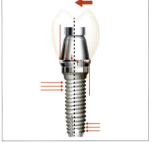
図2A-3②：水平的な力（horizontal）

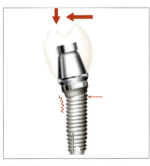
図2A-3③：曲げる力（bending）

図2A-3①：軸方向の力（axial），図2A-3②：水平的な力（horizontal）

図2A-3③：曲げる力（bending）
インプラントにかかる荷重のうち，インプラントにとって最も有害な力は，インプラントの頸部に生じる曲げモーメントである．単歯インプラントではこの曲げる力は，インプラント失敗につながる大きなリスクの一つである[15]

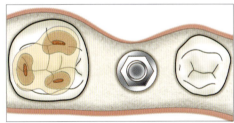
図2A-4①

図2A-4①：単独歯欠損
単独歯欠損症例では，直径の太いインプラント（WP）の失敗率が最も低い．一方，直径の細いインプラント（NP）の失敗率は最も高いため[15, 16]，WPのインプラントを選択したいが，頬舌的な顎堤吸収が生じていると，インプラント周囲に十分な骨量を確保することが難しくなる

不適切な埋入によるインプラント体の予後

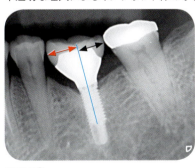
図2A-5①

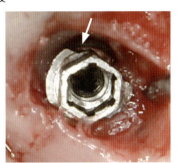
図2A-5②

図2A-5①：|6 インプラントデンタルエックス線写真
インプラントの頬舌側に十分な骨幅を確保するために，直径3.7mm（RP）のインプラントを選択した．そのために，プラットホームの大きさと近遠心的な咬合面の幅の大きさに差が生じて，歯冠近心部がカンチレバーのようになり，大きな曲げモーメントがインプラント頸部に働く結果となった

図2A-5②：金属疲労によるフィクスチャーの破折
インプラント頸部の曲げる力（bending）によって，アバットメントスクリューの破折と，プラットホームのショルダーの一部が破損した

リスク回避❶❷
適切なブリッジまたはパーシャルデンチャー治療
→ Stage2B（**P98**），2C（**P108**）

治療のリスクと選択肢
下顎第一大臼歯 欠損：インプラント治療

REMARK
下顎第一大臼歯の適切なインプラント治療とは？

6 欠損症例（適切なインプラント補綴）

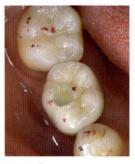
図2A-6①

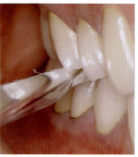
図2A-6②

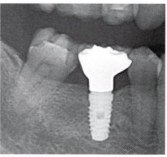
図2A-6③

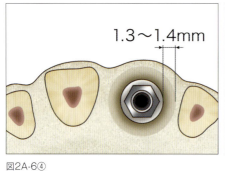
図2A-6④

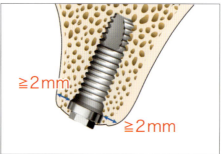

図2A-6①：術後 6
スクリューリテイニングと咬合接触点の位置に注目

図2A-6②：バイトレジストレーションストリップスによる咬合チェック

図2A-6③：術後 6 デンタルエックス線写真
6部に直系の太いWPのインプラントを埋入したがインプラント周囲には充分な骨幅が確保されている．上部構造は不測の事態に備えてスクリューリテイニングとし，天然歯と変わらぬ高精度な咬合接触点を与えて咬合機能を回復させた

図2A-6④：インプラント体周囲に必要な骨量
インプラント周囲には約1.3〜1.4mmの骨吸収が起こるため2mm以上の骨幅がほしい

表5：下顎第一大臼歯部における適切なインプラントとは

❶第一大臼歯は咬合のKey Teethである．インプラント補綴においても天然歯と同等の機能と形態を与えなくてはならない

❷咬合機能を考えると，咬合面の形態が重要になる

❸咬合接触点は天然歯と同等に与えるようにする（**図2A-6②③**）．Implant-protected occlusionという概念もあるが[17]，インプラント上部構造を正確に30μm低くつくるほうが難しい

❹咬合精度は，咬合紙とシムストックによって確かめられる．Implant-protected occlusionでは，インプラントの咬合を30μm程度低くするが，これは臨床的には隙間が大きいと感じる

❺インプラント体と上部構造の適合精度はエックス線写真によって簡単に確認できる．歯根膜のないインプラント補綴では，わずかな誤差も致命傷になりかねない．適合精度はインプラント補綴にとって最も重要なチェックポイントである

❻上部構造は原則スクリューリテイニングにする．上部構造をスクリュー固定にすることによって，天然歯にはない「外せる」という特権を得ることができる

❼歯周組織に配慮した上部構造の形態を作る．インプラントの直径は第一大臼歯の幅径に比べるとはるかに小さい．よってインプラント体の接合部から咬合面にかけて，オーバーカントゥアーになるためブラッシングしやすい形態を与えることもインプラント治療においては重要な優先事項となる（**図2A-6③**）

❽臼歯単歯欠損においては直径の太いインプラントが細いインプラントより残存率が高い[15, 16]．第一大臼歯欠損症例ではできるだけ径の太いインプラントを埋入したい

❾インプラント治療の最大のリスクはインプラント周囲炎である[6]

❿インプラント体表層の歯槽骨頂周囲には，約1.3〜1.4mmの骨吸収が生じる[18]．インプラント埋入後の骨吸収を加味すると，インプラント周囲には約2mmの骨が必要になる（**図2A-6④**）[19, 20]

⓫❽〜❿のようなことを総合的に判断して，インプラントのサイズが決定される

⓬下歯槽管とインプラントの埋入位置は特に重要である．インプラント体の先端から下歯槽管までの垂直的な距離は，安全なインプラント外科処置を考えるならば，少なくても3〜5mmは必要である

治療のリスクと選択肢 II
下顎第一大臼歯 欠損：インプラント治療

REMARK
インプラント治療のリスクファクター

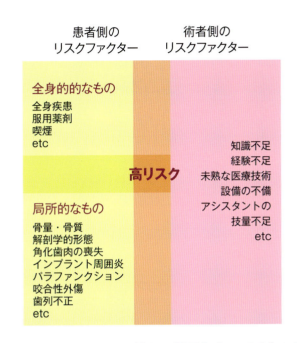

図2A-7①：インプラント治療のリスクファクター
外科治療を伴うインプラント治療においては，様々なリスクファクターをよく理解した上で，治療を選択するか否かの決定をしなくてはならない．
インプラント治療のリスクファクターは，患者側の全身的なファクターと局所的なファクターに加えて，術者側のファクターがあり，この3つのファクターが重なるような場合は，インプラント治療は回避して，適切なブリッジ治療を行った方が良い

図2A-7①

表6：3つのリスクファクターとリスク回避

特に重要な3つのリスクファクター	リスク回避
●インプラント周囲炎 ●咬合 ●術者の技量	●徹底した残存歯のバイオフィルムコントロールを行う ●清掃しやすい上部構造を作製する ●適合精度の高い上部構造を作製する ●インプラント周囲に付着歯肉を獲得する（バイオタイプを改善する） ●インプラント周囲に約2mmの骨幅を確保する ●咬合論を理解する ●天然歯に準じた精度の高い咬合を付与する ●インプラント特有のバイオメカニクスを理解する ●外科治療に対するスキルを身につける（最低でも智歯の水平埋伏抜歯と遊離歯肉移植などの歯周外科ができなければインプラント手術はしてはならない） ●血液検査による全身的なスクリーニング検査を実施する ●CBCTによるレントゲン検査を実施する

リスク回避③

インプラント治療におけるリスクの十分な把握
→REMARK「インプラント治療におけるリスク」（P133）

外科処置に対するスキルの向上
→図2E1-7〜9（P136, 137））

Decision-Tree 1
Stage 2

B
下顎第一大臼歯 欠損：
ブリッジ治療

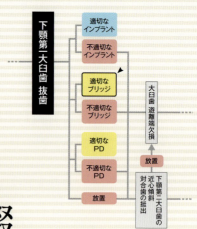

下顎第一大臼歯欠損補綴，第二選択は「ブリッジ治療」

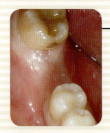
下顎第一大臼歯
欠損

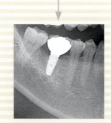
インプラント治療

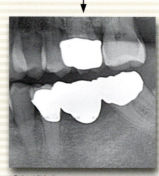
ブリッジ治療

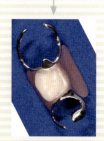
パーシャルデンチャー
治療

想定すべきリスク❶	→	リスク回避❶

支台歯の二次う蝕　　　清掃性に配慮した
　　　　　　　　　　精度の高いブリッジを作製する
　　　　　　　　　　＜ESSENCE「下顎第一大臼歯欠損 ブリッジ作製手順」(P103)＞

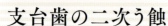

想定すべきリスク❷	→	リスク回避❷

支台歯の歯根破折　　　可能な限り支台歯の形成量を少なくして，
　　　　　　　　　　生活歯で治療する．支台歯が失活歯の場合は
　　　　　　　　　　できるだけ健全歯質の保護に努める
　　　　　　　　　　＜図2B-6(P102)，ESSENCE「下顎第一大臼歯欠損 接着性ブリッジ 形成手順」(P105)＞

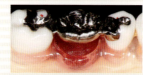

想定すべきリスク❸	→	リスク回避❸

咬合平面の不正，　　　咬合平面を揃える（対合歯の挺出を改善する）
咬合性外傷　　　　　　＜図2D-16，-17(P123)＞

治療のリスクと選択肢 II
下顎第一大臼歯 欠損：ブリッジ治療

ブリッジ治療では，「清掃性の高いポンティック」，「少ない形成量 & 生活歯」，「対合歯を挺出させない」．そして，接着性ブリッジを

　正しく行われたインプラント補綴は，残存歯に手を加えることなく歯列をほぼ元の状態に復旧できるという点で，他の治療方法より優れている．

　ブリッジは，支台歯となる隣在歯の削合がどうしても必要になるため，補綴的な介入範囲が少ないインプラント補綴を第一選択としたが，ブリッジ治療においても，適切に行えばインプラントと同等の良好な治療結果を得ることができる．むしろ，観血的な処置がなく短時間に治療が終了するブリッジに優位性があることも少なくない（図2B-1）．

　しかしながら一方で，不適切なブリッジ治療は，一気に咬合崩壊への道へとつながることになるため，慎重なアプローチが必要になる（図2B-2）．ブリッジ補綴では，ポンティックの形態にも配慮が必要だ（図2B-4）．ポンティック部には機能だけでなく，審美性と清掃性が求められるが，ブラッシングが難しい臼歯部においては，特に清掃性が重要で，誤った形態を付与すると，ブリッジのポンティック部が細菌の棲家となり，二次う蝕の発生から支台歯に悪影響を及ぼすだけでなく，口臭の原因となってしまう（図2B-3）．ESSENCE「下顎第一大臼歯欠損ブリッジ作製手順」（P103）に適切な臼歯部ブリッジの作製手順を示した．

　長期的に良好なブリッジ補綴を行うには，まずは，可能な限り支台歯を生活歯で治療することが必要だ．失活歯は経時的に歯質が劣化するため，ブリッジ支台歯にかかる過剰な咬合力によって歯根破折を起こすリスクが高まる．このリスクを回避するには生活歯で治療をすることが大切だ．支台歯が失活歯の場合は，歯根破折のリスクを考えて，できるだけ健全な歯質を保護するような形成を心がけたい．ブリッジは支台歯間の平行性を保たないと装置を装着することができない．そのため，どうしても形成量が多くなってしまいがちだ．そのような状態で支台歯に発生した二次う蝕は，抜歯の原因となってしまうことも少なくない．

　また，ブリッジ治療においては，対合歯の挺出を見逃さないようにすることも重要である．咬合平面を改善せずに，対合歯が挺出したまま治療を進めると，たわんだブリッジが作製されることになる．ブリッジ治療の際に最も注意すべき点は，支台歯にかかる負担をできるだけ少なくすることにあるが，この咬合平面の不正は，支台歯に過剰な負荷を与えるだけでなく，咬合性外傷によって対合歯の状態を悪化させる原因となる（表7）．

　これらのことを総合的に考えると，ブリッジ治療を行うのであれば，大臼歯の抜歯後できるだけ速やかに，すなわち咬合の変化が起きる前にブリッジを装着する必要があり，ブリッジの形成にあたっては最小限の形成量で行うことが望ましいということになるが，そのすぐれた方法として接着性ブリッジがあげられる（ESSENCE「下顎第一大臼歯欠損接着性ブリッジ形成手順」〔P105〕，（表8））．

想定すべきリスク❶
支台歯の二次う蝕

→ リスク回避①
ESSENCE「下顎第一大臼歯欠損ブリッジ作製手順」（P103）

想定すべきリスク❷
支台歯の歯根破折

→ リスク回避②
図2B-6（P102）
ESSENCE「下顎第一大臼歯欠損接着性ブリッジ 形成手順」（P105）

想定すべきリスク❸
咬合平面の不正，咬合性外傷

→ リスク回避③
図2D-16, -17（P123）

治療のリスクと選択肢
下顎第一大臼歯 欠損：ブリッジ治療

[第二選択肢]
適切なブリッジ治療

⑤6⑦ブリッジ術後25年経過症例

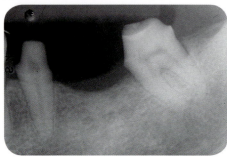
図2B-1①

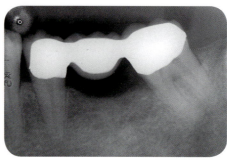
図2B-1②

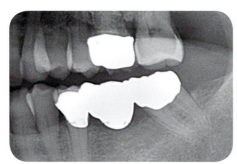
図2B-1③

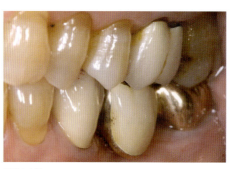
図2B-1④

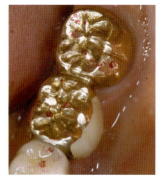
図2B-1⑤

図2B-1①：⑤6⑦形成時・デンタルエックス線写真

図2B-1②：⑤6⑦装着時・デンタルエックス線写真（1989年8月）

図2B-1③：術後25年⑤6⑦・デンタルエックス線写真

図2B-1④：術後25年左側方面観

図2B-1⑤：術後25年左下咬合面観

1989年に⑤6⑦にサンライズセラミックによるブリッジを装着した．術後18年（2007年11月）でセラミックがチップしてメタルボンドと白金加金によるコンビネーションブリッジを再製しているが，長期にわたって支台歯には何ら変化が生じていない．この良好な経過は支台歯が生活歯で丈夫であること，患者の良好なブラッシングとメインテナンスによって支台歯周囲の炎症のコントロールができていること，咬合が安定していることなどがあげられる．
インプラント補綴と同様に適切なブリッジによってもまた，咬合崩壊への道を遮断することが可能であることがわかる

[REMARK]
ブリッジ治療の注意点

表7：ブリッジ治療の注意点

❶可能な限り健全歯質を残して形成する　❹補綴物の適合精度を高める
❷可能な限り抜髄を避ける　❺ポンティックは清掃性の高い形態にする
❸咬合力の分散に配慮する　❻咬合機能を回復する

[リスク回避❶]
清掃性に配慮した精度の高いブリッジを作製する
→ESSENCE「下顎第一大臼歯欠損 ブリッジ作製手順」（P103）

治療のリスクと選択肢

下顎第一大臼歯 欠損：ブリッジ治療

想定すべきリスク❶❷❸

不適切なブリッジ治療（咬合平面の不正，二次う蝕，歯根破折）

不適切なブリッジ治療1

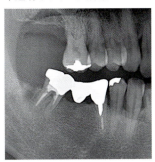
図2B-2①

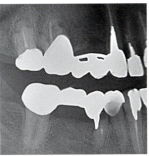
図2B-2②

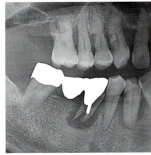
図2B-2③

図2B-2①：不適切な⑦⑥⑤ブリッジ（咬合平面不正）
⑥が挺出し，咬合平面の改善がなされていない状態でブリッジが施されている

図2B-2②：不適切な⑦⑥⑤ブリッジ（マージン不適合・二次う蝕）
咬合平面は改善されているものの，著しく適合の悪いブリッジが施されている．その結果，5 支台歯のう蝕が進行して抜歯が必要な状態まで悪化している．失活歯は時間とともに歯質が劣化する．不適合な補綴物が状態の悪化に拍車をかける

図2B-2③：不適切な⑦⑥⑤ブリッジ（咬合平面不正・重度歯周炎・歯根破折）
重度歯周炎と5 ブリッジ支台歯の歯根破折によって，咬合崩壊寸前まで追い詰められた状態である．これらは，不正な咬合平面や不適合なマージンを伴った，不適合なブリッジ補綴と無縁ではない

不適切なブリッジ治療2

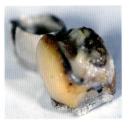
図2B-3①

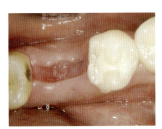
図2B-3②

図2B-3①：不適切なポンティック基底面の形態
ポンティックの形態が鞍状型となっているため清掃性が悪く，極めて不潔な状態となっていた

図2B-3②：6 抜歯直後の欠損部顎堤粘膜
抜歯直後は顎堤部は陥没しており，適切なポンティックの基底面形態を決定することができない．
抜歯後の顎堤粘膜が完全に治癒してからブリッジを作製する．そうすることでポンティックに適切な形態を与えることができる

REMARK

ポンティック基底面の形態

さまざまなポンティック基底面の形態

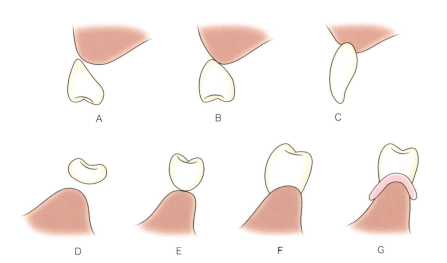
図2B-4①

図2B-4①
大臼歯部のポンティックは清掃性を重視して決定される．
清掃性の観点から考えると離底型が優れているが，舌感が悪い，大きな食塊が溜まる，審美性が悪いなどの欠点があり，患者に敬遠されることが多い．一般的には審美性や舌感などを考慮して，リッジラップタイプを選択する．また，顎堤粘膜の形態を変えるための手術が必要になるものの，オベイトタイプも非常に有効なポンティック形態である

A：偏側型
B：リッジラップタイプ
C：有根型（オベイト型）
D：離底型
E：船底型
F：鞍状型
G：有床型

治療のリスクと選択肢
下顎第一大臼歯 欠損：ブリッジ治療

REMARK
接着性ブリッジ

表8：接着性ブリッジの利点と欠点

利点
1. 形成量が少ないため、歯質に優しいブリッジ治療である
2. 形成量が少ないため、仮に脱離しても再製が容易である
3. 既存の咬合接触点を可能な限り残して形成しているため、補綴物によって顎位が変わることが少ない
4. 支台歯の対角線上（下顎第一大臼歯欠損の場合、第二小臼歯は審美性を考慮して遠心舌側、第二大臼歯は近心頬側）に軸面形成をしているため外れにくい構造になっている

欠点
1. クラウンタイプのブリッジに比べて外れやすい
2. クラウンタイプのブリッジに比べて審美性に劣る
3. クラウンタイプのブリッジに比べて構造体が弱いため壊れやすい

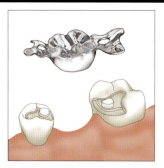

図2B-5①：接着性ブリッジ

図2B-5①

リスク回避❷
可能な限り支台歯の形成量を少なくして、生活歯で治療する. 支台歯が失活歯の場合はできるだけ健全歯質の保護に努める

接着性ブリッジ（15年経過症例）

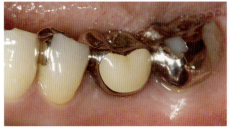

図2B-6①

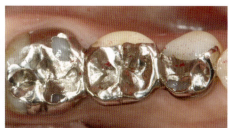

図2B-6②

図2B-6①〜③
術後14年5か月が経過しているが何ら問題を生じていない. ブリッジ治療で重要なのは、審美性が許されるのであれば、できるだけ健全な歯質を残して生活歯で治療をすることである.
その意味で「接着性ブリッジ」の果たす役割は大きい

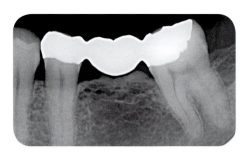

図2B-6③

リスク回避❸
咬合平面を揃える（対合歯の挺出を改善する）
→図2D-16, -17 (**P123**)

ESSENCE

下顎第一大臼歯欠損
ブリッジ作製手順

ブリッジ治療がインプラント治療に劣るわけではない．ブリッジはインプラントに比べて補綴的な介入範囲が大きいという点を除けば，ブリッジもインプラントも機能性や予後に差はないと考えてよい．ブリッジの長期的な予後を左右する一つの要因は，補綴物の適合精度である．支台歯の削合が必要であるというブリッジの欠点を補うために，誤差のない技工操作は必須である．

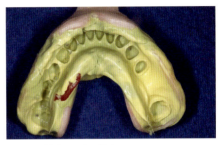 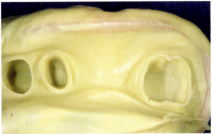

図1-1：精密ラバー印象
各個トレーを使用して精密ラバー印象を行う．印象材が歯肉縁下まで入り込んで形成限界全体が正確に印象されている必要がある．印象が不十分では適合精度の高いブリッジを作製することができない

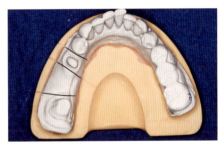 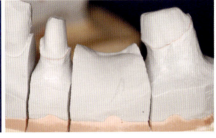

図1-2：作業用模型の作製
印象に超硬石膏を流した後に，ダウエルピン植立，模型分割，マージン部のトリミングを行って，作業用模型を作製する．支台歯模型の着脱によって誤差が生じてしまうことのないように，支台歯模型の基底面に凹みをつけて回転を防止し，支台歯模型着脱による石膏の摩耗を防ぐため，石膏は3層構造にしている

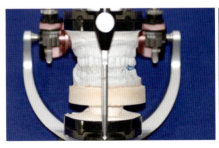 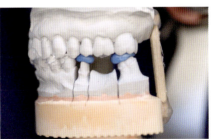

図1-3：咬合器へのマウント
上弓をフェイスボウにて咬合器にマウントしたのちに，下顎の作業用模型をバイトマテリアルを介して咬合器に装着する．この際のマウント誤差は，精度の高い咬合接触点を回復するために見過ごせない．マウント誤差を最小限に抑えるために，マウント用の石膏は専用の低膨張性石膏を使用し，石膏が完全硬化するまで模型が浮き上がらないような工夫が必要である

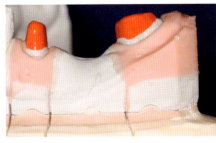 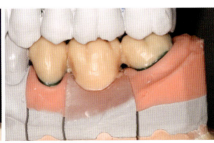 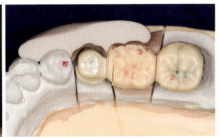

図1-4：ワックスアップ
支台歯模型にスペーサーを塗布後ワックスアップを行う．本症例は「5がメタルボンド，67|がゴールド冠のコンビネーションブリッジとするため，「5部にポーセレン築盛のためのカットバックを行っている

下顎第一大臼歯欠損ブリッジ作製手順

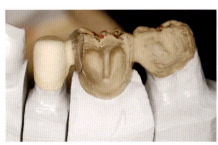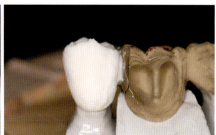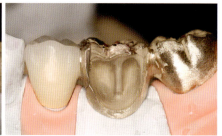

図1-5：キャスト&ポーセレン築盛
5メタルボンド部と67ゴールド部を別々にキャスト後，5部にオペーク焼成，ポーセレン築盛&焼成を行う．ロウ着部分の面積を広くとっておくと強度が増す

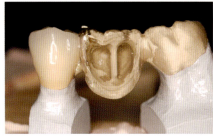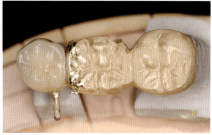

図1-6：ロウ着
ロウ着誤差を最小限に抑え，なおかつロウ着強度を最大限にするため，レーザー溶接にてロウ着している

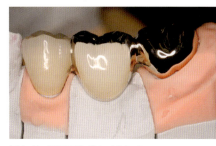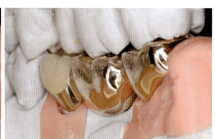

図1-7：567 ブリッジ完成

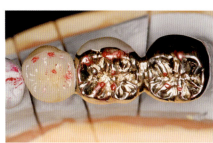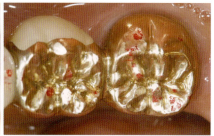

図1-8：567 ブリッジ咬合接触点
右図はブリッジ装着後約7年が経過しているが，技工士が咬合器上で与えた接触点をほぼ口腔内でも再現している

ESSENCE

下顎第一大臼歯欠損
「接着性ブリッジ」形成手順

接着性ブリッジは，形成量の少ない歯質にやさしい低侵襲なブリッジ治療である一方で，外れやすい，強度の不足，審美性に劣るなどの欠点もある．それらの欠点を補うための形成方法から装着までの手順を示す．

窩洞外形線記入

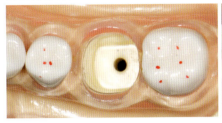 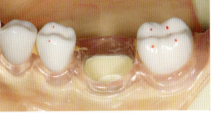 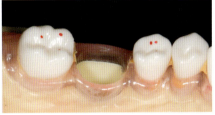

図1-1①②③
患者固有の咬合接触点を咬合紙にてマークする

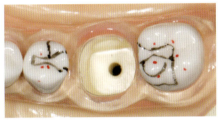 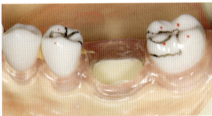 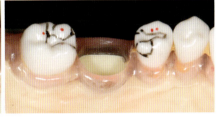

図1-2④⑤⑥
可能な限り咬合接触点を保存する形で形成窩洞の外形線を決める．両支台歯の軸面は対角線上に設置するとブリッジの維持力が強くなる．咬頭頂を削合せずにアイランド型（D型）にする．形成は4つのステップにしたがって行われる

Step1：インレー形成

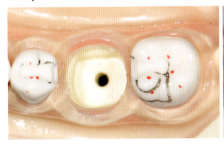 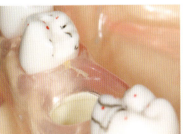 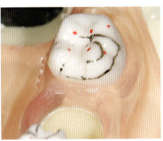

図2-1⑦⑧⑨
可能な限り咬合接触点を避けるように近遠心の平行性に注意してインレー形成をする

Step2：頰舌側ボックス形成

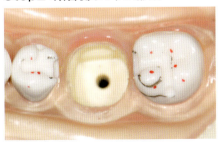 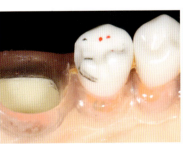 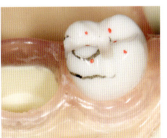

図3-1⑩⑪⑫
インレー窩洞の辺縁部に沿って頰舌的にボックス形成をする．着脱方向と平行になるようにする

Step3：軸面形成

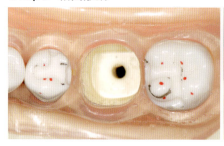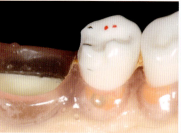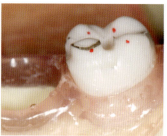

図4-1 ⑬ ⑭ ⑮
咬頭を取り囲むように軸面を形成する．軸面は6°テーパーが望ましい

Step4：仕上げ形成

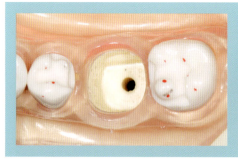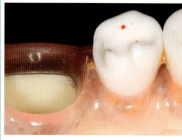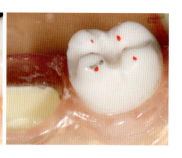

図5-1 ⑯ ⑰ ⑱
ブリッジの着脱方向，支台歯間の平行性を確認しながら修正&仕上げを行う．辺縁部はベベルを付与する

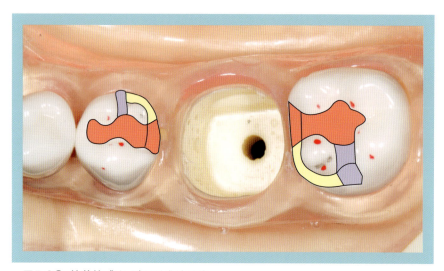

図5-2 ⑲：接着性ブリッジの形成外形線
（赤）Step1 インレー形成
（青）Step2 頬舌側ボックス形成
（黄色）Step3 軸面形成

下顎第一大臼歯欠損「接着性ブリッジ」形成手順

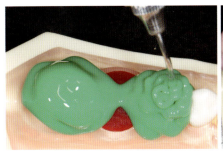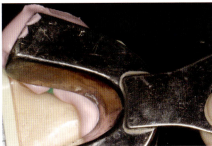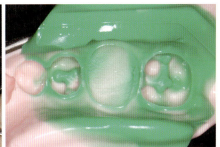

図5-3⑳㉑㉒：アルギン寒天連合印象
アルギン寒天連合印象は寸法変化が著しい印象方法である．誤った扱い方をすると寸法誤差の大きな作業用模型ができてしまうが，正しい扱い方をすれば精度の高い印象を採得することが可能である．

印象の精度を上げるには次の点に注意する．

1．混水比を正確に測って，練和後口腔内に4分間保持する

2．印象後は速やかに石膏を注入する

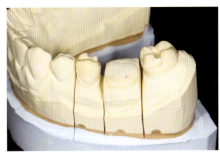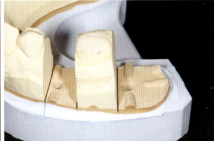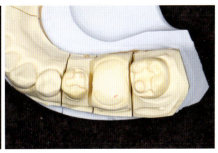

図5-4㉓㉔㉕：作業用模型の作製

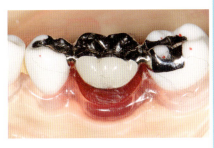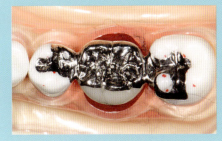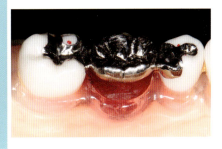

図5-5㉖㉗㉘：接着性ブリッジの完成
完成したブリッジを接着性セメントで合着する

107

Decision-Tree 1
Stage 2

C

下顎第一大臼歯 欠損：
パーシャルデンチャー

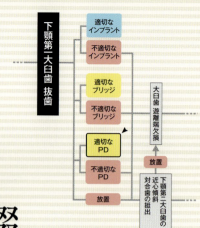

下顎第一大臼歯欠損補綴，第三選択は「パーシャルデンチャー治療」

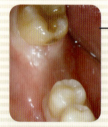

下顎第一大臼歯
欠損

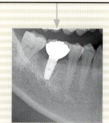

インプラント治療

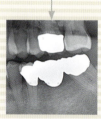

ブリッジ治療

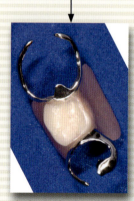

パーシャルデンチャー治療

想定すべきリスク ❶

**欠損放置による
第二大臼歯の近心傾斜**
（適合の違和感などによる義歯の未装着など）

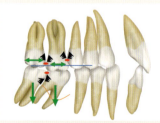

→ ### リスク回避 ❶

**パーシャルデンチャー
装着を促す
適切な患者教育**
＜図2C-3（P110）＞

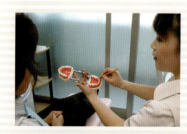

下顎第一大臼歯 欠損：パーシャルデンチャー

パーシャルデンチャーは暫間的処置として有効．
未装着は第二大臼歯の近心傾斜，
そして咬合崩壊を招く

　下顎第一大臼歯欠損補綴の第三の選択肢はパーシャルデンチャーである（図2C-1）．このパーシャルデンチャーを選択することは比較的少ないと思われる．なぜなら，患者は義歯の違和感や着脱の煩わしさを嫌うからだ．しかしながらパーシャルデンチャーは，抜歯窩の治癒期間や患者がインプラントにするかブリッジにするか迷っている時の暫間的な装置としてかなり重宝する．
　表9にインプラント・ブリッジ・パーシャルデンチャーの比較を示す．それぞれの治療ごとに利点と欠点があるが，ここで大切なことは欠損を放置しないことだ．
　第一大臼歯の欠損放置は，咬合崩壊のスタート地点と考えて的確な対応をしておかなくてはならない．次の項では，下顎第一大臼歯欠損を放置してしまったことによって起きる問題点と対策について考えてみたい．

想定すべきリスク❶
欠損放置による
第二大臼歯近心傾斜
（適合の違和感などによる義歯の未装着など）

→ リスク回避①
図2C-3（P110）

REMARK
インプラント・ブリッジ・パーシャルデンチャーの比較

表9：インプラント・ブリッジ・パーシャルデンチャーの比較

	インプラント	ブリッジ	パーシャルデンチャー
補綴的な侵襲度	低	高 （支台歯の削合）	中 （鉤歯の調整や補綴）
外科的な侵襲度	高	低	低
全身状態との関係	左右される	左右されない	左右されない
残存歯に対する悪影響	低	中 （支台歯の負荷）	高 （鉤歯の負荷）
バイオフィルムコントロール	中 （オーバーカントゥアーになりやすい）	中 （ポンティック部の清掃に難）	易 （外して清掃できる）
歯周炎・インプラント周囲炎	コントロールが困難	コントロールしやすい	コントロールが中程度
違和感	低	低	高
咀嚼力の回復	天然歯と同等	天然歯と同等	天然歯より劣る
骨の影響	高 （骨量や骨質の影響を受ける）	低	低
治療期間	長い （治癒期間がある）	中間	短い
治療コスト	高	中 （保険治療可）	低 （保険治療可）
耐久性	高	高	低

治療のリスクと選択肢
下顎第一大臼歯 欠損：パーシャルデンチャー

第三選択肢
パーシャルデンチャー治療

6 欠損一本義歯症例

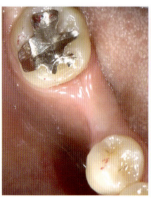
図2C-1①

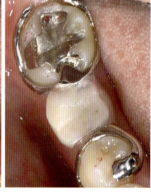
図2C-1②

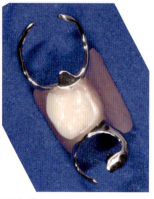
図2C-1③

図2C-1①〜③
⑤には治療痕がないためブリッジによる形成がためらわれる．患者は最終補綴の治療方法を決定するまで，パーシャルデンチャーによる治療方法を受け入れた．レストシートの形成も最小限にするため⑤は近心の小窩を利用してレストを設置した

想定すべきリスク❶
欠損放置による第二大臼歯の近心傾斜
（適合の違和感などによる義歯の未装着など）

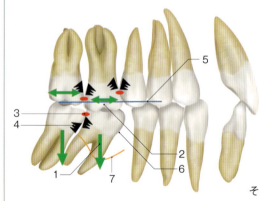

下顎第一大臼歯欠損放置によって生じるリスク

1. 下顎第二大臼歯の近心傾斜（下顎第三大臼歯の存在によって助長される）
2. 上顎第一大臼歯の挺出
3. コンタクトポイントの連続性が不正になることによる食片圧入
4. 食片圧入による隣接面う蝕
5. 咬合平面不正による咬合性外傷
6. 下顎第二大臼歯近心部などプラーク停滞による歯周炎の進行
7. 咬合性外傷と歯周炎による垂直的な骨吸収

その他．咬合平面が不正な状態で施された無理なブリッジ治療による状態の悪化

図2C-2①

図2C-2①：下顎第二大臼歯の近心傾斜と対合歯の挺出
下顎第一大臼歯欠損放置よって様々なリスクが発生し，それが咬合崩壊の出発点になる

リスク回避❶
パーシャルデンチャー装着を促す適切な患者教育

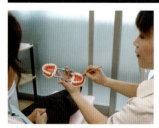
図2C-3①

図2C-3①
パーシャルデンチャーは，インプラントやブリッジなど確定的な治療を行う前の保隙装置として重要な役割を担うことになる．
パーシャルデンチャーは装置の煩わしさから未装着になりやすい．下顎第一大臼歯欠損放置による様々な問題を引き起こさないためにも，パーシャルデンチャー装着の意義を理解してもらうことが重要で，そのためには模型やイラストを使った十分な患者教育が必須になる

Decision-Tree 1
Stage 2
D

下顎第二大臼歯の近心傾斜 & 対合歯の挺出：
MTM（Upright）& 対合歯の挺出処置

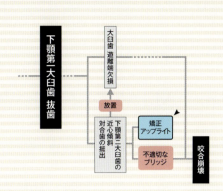

第一大臼歯欠損放置による最大のリスク
「下顎第二大臼歯の近心傾斜」，
「対合歯の挺出」が起こった場合，
「MTMによる歯軸の改善（Upright）」を．
そして，「対合歯の挺出処置」も併せて行う

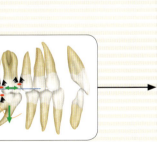

下顎第二大臼歯の近心傾斜，
対合歯の挺出

A. MTMアップライト

（1）傾斜移動　　　　（2）歯体移動

&

B. 対合歯の挺出処置

（1）矯正治療による咬合平面の改善　　（2）補綴治療による咬合平面の改善

111

MTMアップライトスプリングにおける「想定すべきリスク」と「リスク回避」

想定すべきリスク❶ → **リスク回避❶**

歯軸直立の際に生じる第二大臼歯の挺出

対合歯があれば問題は生じない．対合歯が欠損している場合は，クロスドティップバックスプリング法やパーシャルデンチャーを装着する
<図2D-9（P119）>

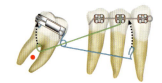

想定すべきリスク❷ → **リスク回避❷**

固定源となる小臼歯群の圧下

矯正力が強くなりすぎないように注意する
<図2D-11（P119）>

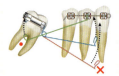

想定すべきリスク❸ → **リスク回避❸**

装置が一体化されていないため，矯正力のコントロールが難しい

全体をつなげるコンティニュアスアーチワイヤーを装着する
<図2D-8③④（P118）>

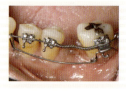

対合歯の挺出処置における「想定すべきリスク」と「リスク回避」

想定すべきリスク❹ → **リスク回避❹**

対合歯の挺出による咬合性外傷

挺出した対合歯を矯正力で圧下する
<図2D-15（P122）>

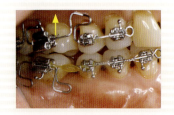

下顎第一大臼歯欠損放置による問題点と対策

　下顎第一大臼歯欠損放置による最大の問題は，隣在歯の欠損側への傾斜移動と対合歯の挺出である．これらの歯の移動は後天的に生じた歯列不正と言って良い．この後天的な歯列不正によって歯列の連続性は失われ，隣接面う蝕や歯周炎を引き起こす．

　さらに咬合性外傷が状態の悪化に拍車をかけることになるため，骨吸収などの問題が深刻になる前に適切な対応をすることが望まれる（図2D-1）．この第二大臼歯の近心傾斜に対する適切な対応は，MTMによる歯軸の改善，すなわちアップライト（Upright）である．

　近心傾斜した下顎第二大臼歯のアップライトには，傾斜移動と歯体移動の二つの方法が考えられる（図2D-2）．

REMARK
下顎第一大臼歯欠損放置によって生じるリスク

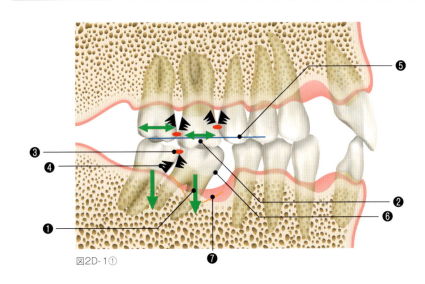

図2D-1①：下顎第二大臼歯の近心傾斜と対合歯の挺出
下顎第一大臼歯欠損放置よって様々なリスクが発生し，それが咬合崩壊の出発点になる

図2D-1①

下顎第一大臼歯欠損放置によって生じるリスク

❶下顎第二大臼歯の近心傾斜（下顎第三大臼歯の存在によって助長される）
❷上顎第一大臼歯の挺出
❸コンタクトポイントの連続性が不正になることによる食片圧入
❹食片圧入による隣接面う蝕
❺咬合平面不正による咬合性外傷
❻下顎第二大臼歯近心部などプラーク停滞による歯周炎の進行
❼咬合性外傷と歯周炎による垂直的な骨吸収
その他．咬合平面が不正な状態で施された無理なブリッジ治療による状態の悪化

治療のリスクと選択肢
下顎第二大臼歯の近心傾斜 & 対合歯の挺出：MTM（Upright）& 対合歯の挺出処置

REMARK
傾斜移動と歯体移動

傾斜移動によるアップライト：歯冠の遠心への直立

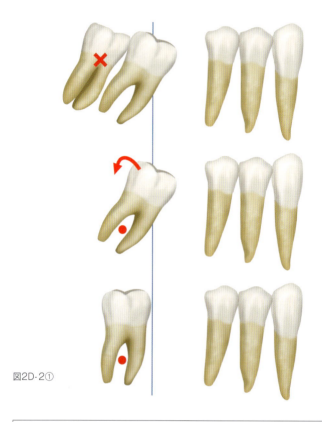

図2D-2①

図2D-2①：
下顎第二大臼歯 傾斜移動による
アップライト

歯体移動によるアップライト：歯根の近心への直立

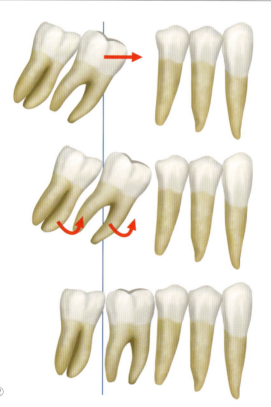

図2D-2②

図2D-2②：
下顎大第二大臼歯 歯体移動による
アップライト

A1. 傾斜移動によるアップライト

　近心傾斜した下顎第二大臼歯の歯冠を遠心移動させて歯軸を直立させる方法である．この場合，歯根1/3付近を回転中心として，歯冠が遠心に傾斜移動するため，近心に傾斜した下顎第二大臼歯が歯軸を直立させながら元の位置に戻る形になる．その結果，下顎第二大臼歯の正常な欠損スペースが得られることになるため，同部にインプラント補綴もしくはブリッジ補綴を行って咬合機能を回復させることになる（図2D-3，-7，-8）．

　この際一般的に使われる矯正装置は，アップライトセクションやLループ，オープンコイルなどである（図2D-4，-5）．

　アップライトセクションは非常に効率良く近心傾斜した大臼歯を遠心に傾斜移動できる優れた矯正装置であるが欠点もある．あらゆる矯正装置には作用に対して反作用となる有害な矯正力が働く．アップライトセクションの作用は，歯冠を遠心に傾斜移動させるモーメント力であるが，反作用として歯冠（第二大臼歯）を挺出させる力や，固定源となる小臼歯を圧下させる力が働いてしまう．これらの有害な力をできるだけ排除して，歯冠の遠心傾斜だけを行うような注意や工夫が必要になる（図2D-9，-10，ESSENCE「Upright spring ベンディング手順」〔P125〕）．

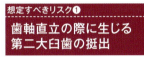

想定すべきリスク❶
歯軸直立の際に生じる第二大臼歯の挺出
→ リスク回避① 図2D-9（P119）

想定すべきリスク❷
固定源となる小臼歯群の圧下
→ リスク回避② 図2D-11（P119）

REMARK
傾斜移動によるアップライト：歯冠の遠心への直立

図2D-3①：下顎第二大臼歯傾斜移動によるアップライト

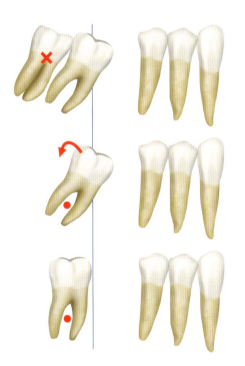

下顎第二大臼歯・第三大臼歯の近心傾斜
第三大臼歯の抜歯

歯冠を遠心に直立
根尖1/3付近を回転中心として移動する．
移動様式は傾斜移動となる

アップライト終了
第二大臼歯が従来の位置にアップライトされて第一大臼歯部のスペースが元に戻った形になる．
第二大臼歯はブリッジ支台歯として適切に利用できる．また第一大臼歯スペースにインプラント補綴を行うこともできる

図2D-3①

治療のリスクと選択肢
下顎第二大臼歯の近心傾斜 & 対合歯の挺出：MTM（Upright） & 対合歯の挺出処置

REMARK
アップライトスプリングのメカニクス

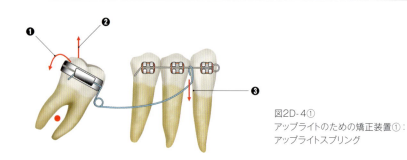

図2D-4①
アップライトのための矯正装置①：
アップライトスプリング

Upright Spring（遠心移動）のメカニクス

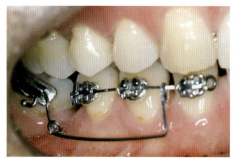

図2D-4②

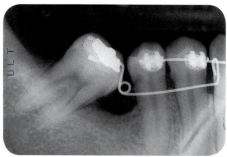

図2D-4③

図2D-4①～③：アップライトスプリングと力の作用
アップライトスプリングは、近心傾斜した大臼歯を遠心位に効果的に傾斜移動させることができるため、MTMのアップライトのための代表的な矯正装置である。しかしながら、固定源となる小臼歯群と移動させたい大臼歯が一つの装置で繋がっていないため矯正力のコントロールが難しいという欠点もある。
アップライトスプリングでは、第二大臼歯には歯冠を遠心に回転させるモーメント❶と挺出させる力❷が働き、その反作用として、固定源となる小臼歯部には圧下力❸が働く。
この挺出力は対合歯との咬合力で打ち消されるが、小臼歯部にかかる圧下力は打ち消すことができないので、十分な注意が必要である

想定すべきリスク❸
装置が一体化されていないため、矯正力のコントロールが難しい

→ リスク回避③
図2D-8③④（P118）

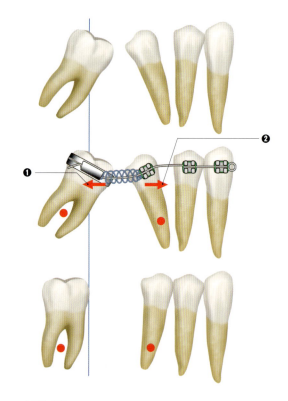

図2D-5①

図2D-5①：オープンコイルによるアップライト
下顎第二大臼歯の近心傾斜と小臼歯の遠心傾斜が同時に起きて、第一大臼歯スペースがクローズしている症例では、犬歯から大臼歯に連続した矯正ワイヤーを装着して、57間にオープンコイルを入れてスペースを拡大することで、下顎第二大臼歯の遠心へのアップライト❶と小臼歯部のスペースクローズ❷を同時に行うことができる。
移動様式は根尖1/3付近を回転中心にした傾斜移動となる。
また、アップライトする大臼歯が小臼歯群と一本のワイヤーで連結されるため、大臼歯の挺出も起きづらい。しかしながらオープンコイルだけでは、歯冠をアップライトさせるための矯正力としては弱いため、アップライトスプリングと併用することで効果を高めることができる（図2D-8）

116

下顎第二大臼歯の近心傾斜 & 対合歯の挺出：MTM（Upright）& 対合歯の挺出処置

MTMによる歯軸の改善リスク（upright）におけるリスク❶❷
アップライトスプリングのリスク（小臼歯群の圧下，第二大臼歯の挺出）

小臼歯群の圧下

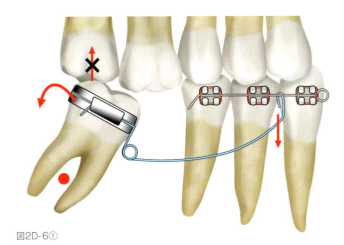

図2D-6①

第二大臼歯の挺出

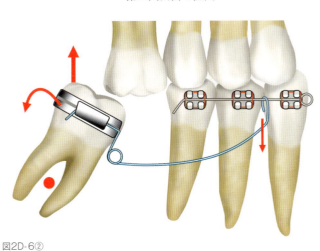

図2D-6②

図2D-6①
アップライトスプリングでは，対合歯によって挺出力が打ち消されて，歯冠を遠心にアップライトさせるモーメント力だけが残る．
小臼歯にかかる圧下力に対しては，固定源を犬歯まで増やす（3歯にする）ことによって対応する

図2D-6②
対合歯が欠損していると歯冠のアップライトとともに歯冠が挺出してしまうため，義歯を装着するなどの対策が必要になる

●対合歯欠損によるアップライト時の下顎第二大臼歯の挺出

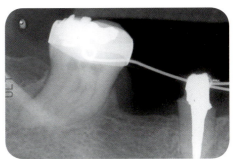

図2D-6③　　　　　図2D-6④

図2D-6③④
上顎の義歯が未装着であったために，アップライトスプリングによる挺出力が打ち消されずに，歯冠が上顎顎堤付近まで挺出してしまった

治療のリスクと選択肢

下顎第二大臼歯の近心傾斜 & 対合歯の挺出：MTM（Upright）& 対合歯の挺出処置

選択肢A（1）「MTMアップライト（傾斜移動）」
傾斜移動によるアップライト

7̄ アップライト後ブリッジ補綴症例

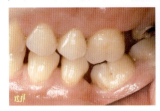
図2D-7①

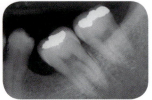
図2D-7②

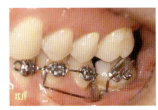
図2D-7③

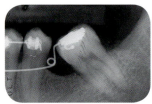
図2D-7④

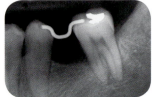
図2D-7⑤

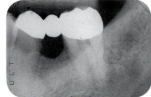
図2D-7⑥

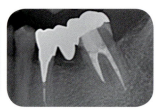
図2D-7⑦

図2D-7①：術前，図2D-7②：術前デンタルエックス線写真
6̄ 欠損放置によって 7̄8̄ の近心傾斜が認められる

図2D-7③：術中，図2D-7④：術中デンタルエックス線写真
8̄ を抜歯後，アップライトスプリングによって 7̄ の歯軸の直立を開始した

図2D-7⑤：矯正終了時
動的矯正期間は約7か月だった．.032ワイヤーで保定を行ったのち，ブリッジ補綴を行った

図2D-7⑥：補綴治療後8年3か月
術後8年を経過したが良好な状態を保っている

図2D-7⑦：補綴治療後23年7か月
長期的な経過中にう蝕から抜髄を余儀なくされた．
周囲歯周組織は良好な状態を保っているものの，支台歯の削合が必要なブリッジ治療のリスクが現れた結果となった

「MTMアップライト（傾斜移動）」におけるリスク回避③
全体をつなげるコンティニュアスアーチワイヤーを装着する

7̄ アップライト後インプラント補綴症例

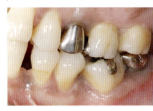
図2D-8①

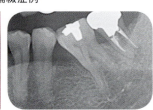
図2D-8②

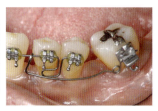
図2D-8③

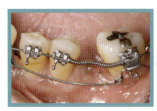
図2D-8④

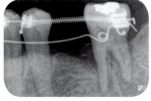
図2D-8⑤

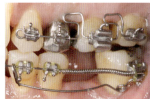
図2D-8⑥

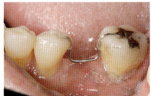
図2D-8⑦

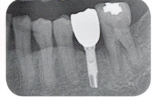
図2D-8⑧

図2D-8①：術前左側方面観，図2D-8②：術前デンタルエックス線写真
6̄ 欠損放置によって 7̄8̄ の近心傾斜と 6̄ の挺出が認められる．
また， 3̄4̄ 間に空隙が認められる

図2D-8③：アップライトセクション
8̄ を抜歯後， 7̄ アップライトセクションを装着した

図2D-8④：オープンコイル
7̄ のアップライトの強化と 3̄4̄ 間の空隙閉鎖を目的に 3̄～7̄ にアーチワイヤー（コンティニュアスワイヤー）を装着して， 5̄7̄ 間にオープンコイルを入れた

図2D-8⑤：術中デンタルエックス線

図2D-8⑥：アクチベート
アップライトセクションとオープンコイルのアクチベートを一ヶ月に一回行い， 7̄ の歯軸がほぼ直立した．対合歯にも矯正装置を付けることで，効率的に第二大臼歯の歯冠が直立すると同時に，咬合平面を平坦化することができる

図2D-8⑦：保定
.032のワイヤーにて保定装置を装着

図2D-8⑧：インプラント補綴
MTMで得られた 6̄ の欠損スペースにインプラント補綴を行った

下顎第二大臼歯の近心傾斜 & 対合歯の挺出：MTM（Upright）& 対合歯の挺出処置

「MTMアップライト（傾斜移動）」におけるリスク回避 ①
対合歯があれば問題は生じない．対合歯が欠損している場合は，クロスドティップバックスプリング法やパーシャルデンチャーを装着する

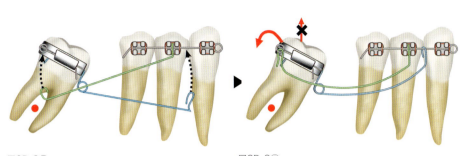

図2D-9①〜②：クロスドティップバックスプリング[21]
通常のアップライトスプリングに加えて，挺出力を抑える目的で，第一小臼歯から第二大臼歯に向かってクロスドティップバックスプリングを装着する

図2D-9①　　図2D-9②

7 アップライト症例（対合歯欠損によるクロスドティップバックスプリング法応用症例）

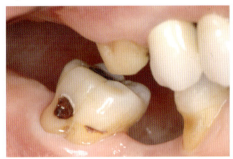
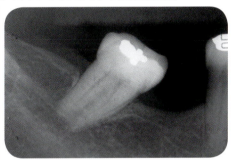

図2D-10① 　　図2D-10②

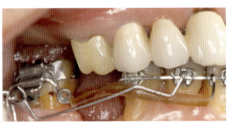
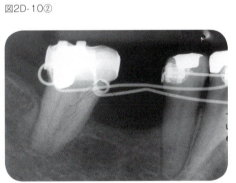

図2D-10③ 　　図2D-10④

図2D-10①〜④：クロスドティップバックスプリング
対合歯が欠損しているため通常のアップライトスプリングでは第二大臼歯の遠心へのアップライトと同時に歯冠が挺出してしまうため，クロスドティップバックスプリングを加えて，歯の挺出量を最小限に抑えた

「MTMアップライト（傾斜移動）」におけるリスク回避 ②
矯正力が強くなりすぎないように注意する

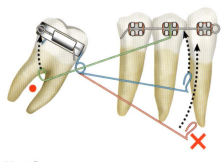

2D-11①

2D-11①
アップライトセクションの矯正力が強すぎる（アクチベート量が多すぎる）と，反作用として固定源となる小臼歯が圧下してしまう

治療のリスクと選択肢
下顎第二大臼歯の近心傾斜 & 対合歯の挺出：MTM（Upright）& 対合歯の挺出処置

A2. 歯体移動によるアップライト

　下顎第三大臼歯が下顎第二大臼歯の近心傾斜を悪化させる原因となることも少なくない．この現象は，下顎第一大臼歯が第三大臼歯の萌出する前，すなわち比較的年齢の若い時期に喪失した場合に生じやすい．下顎第三大臼歯の萌出力が第二大臼歯をさらに近心に傾斜させるため，下顎第一大臼歯の欠損スペースをほとんど埋めてしまうほど，第二第三大臼歯が近心に傾斜してしまう．このような場合は，第三大臼歯を有効利用して，下顎第三大臼歯と第二大臼歯の歯根を近心に移動させる形で，歯根を直立する．結果として，下顎第二大臼歯と第三大臼歯が，第一大臼歯と第二大臼歯と入れ替わる形になるため，欠損に対する補綴治療を必要としないことになり，低侵襲で良好な予後が期待できる．しかしながら歯の移動様式は，歯体移動となるため，歯冠を遠心に移動させるアップライトより，はるかに矯正的な難易度が高くなる（図2D-12）．

　この際に使われる矯正装置は，LループやパワーチェーンLループやパワーチェーンである（図2D-13，-14，P128：ESSENCE「L-loopベンディング手順」）．

> **REMARK**
> ## 歯体移動によるアップライト：歯根の近心への直立

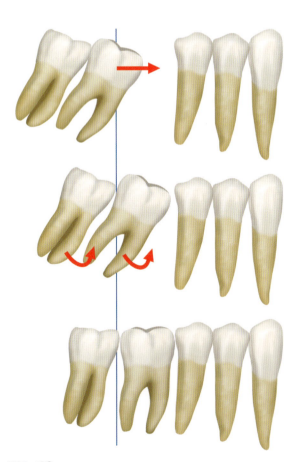

図2D-12①：下顎第二大臼歯 歯体移動によるアップライト

下顎第二大臼歯・第三大臼歯の近心傾斜

下顎第二大臼歯・第三大臼歯の歯根を近心に直立する．移動様式は歯体移動になる

Upright終了
下顎第二大臼歯・第三大臼歯を第一臼歯・第二大臼歯として使うことができるため，補綴的な介入のない低侵襲な治療が実現する

図2D-12①

治療のリスクと選択肢 II

下顎第二大臼歯の近心傾斜 & 対合歯の挺出：MTM（Upright）& 対合歯の挺出処置

REMARK
L-loop Upright section（近心移動）のメカニクス

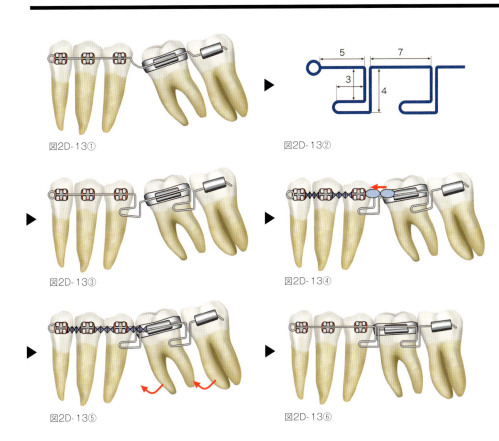

図2D-13①：レベリング開始
下顎34578にブラケットを装着し，.0155，.0175ツイステッドワイヤー等のイニシャルワイヤーにてレベリングを開始する

図2D-13②：L-loop Upright sectionのデザイン（数字の単位はmm）
.0175×.0175 TMAワイヤーを使用

図2D-13③：L-loop Upright section装着
L-loop Upright sectionを装着すると近心傾斜した大臼歯がレベリングされて歯軸が直立してくるため，一度は57間の間隙が大きくなる

図2D-13④：パワーチェーン装着
レベリングが進んだところで，345を連続結紮して固定源を加強してたうえで，パワーチェーンにて6の近心移動を行う

図2D-13⑤：アップライトアクチベート
56間のコンタクトがついたならば3456を連続結紮しL-loop Upright sectionにティップバックベンドを加えて，ワイヤーをアクチベートする．これによって歯根が近心に直立してくる

図2D-13⑥
78が67の位置に移動して歯軸が直立する．歯の移動様式は最終的には歯体移動したことになる．傾斜移動に比べて難易度ははるかに高い

選択肢A（2）「MTMアップライト（歯体移動）」
歯体移動によるアップライト

|7̄8̄ アップライト歯根近心移動症例

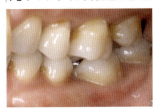

図2D-14①　図2D-14②

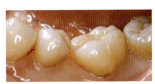 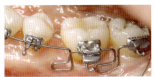 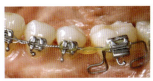

図2D-14③　図2D-14④　図2D-14⑤

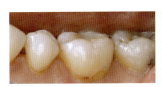 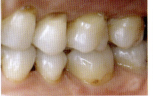 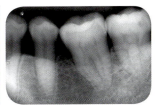

図2D-14⑥　図2D-14⑦　図2D-14⑧

図2D-14①〜②
|6̄欠損放置による|7̄8̄近心傾斜ならびに|6̄の挺出による咬合平面の不正が認められる

図2D-14③：術前

図2D-14④：術中
Lループアップライトセクション

図2D-14⑤：術中
パワーチェーンによる近心移動とLループによる歯軸の直立

図2D-14⑥：術後
図2D-14⑦〜⑧
|7̄8̄をアップライトして近心に移動させたことで，|6̄7̄として利用できるようになった．挺出していた|6̄も矯正によって圧下したため，咬合平面も改善し，一切の補綴治療なしに咬合の安定を得ることができた．
矯正治療を取り入れることによって，低侵襲で予知性の高い治療が実現した

121

治療のリスクと選択肢
下顎第二大臼歯の近心傾斜 & 対合歯の挺出：MTM（Upright）& 対合歯の挺出処置

B. 挺出した対合歯への対応も併せて行う

　傾斜移動によるアップライトでも歯体移動によるアップライトでも，両者で問題になるのが対合歯すなわち上顎第一大臼歯の挺出である．ほとんどの症例で下顎第一大臼歯の欠損放置によって，対合歯の挺出が起きて咬合平面に乱れが生じている．これが咬合性外傷の原因となっているため，下顎第二大臼歯のアップライトと同時に上顎第一大臼歯の挺出を改善して咬合平面を揃えなくてはならない．

　この咬合平面を修正するには，矯正治療によるレベリングと補綴治療の二つの方法が考えられるが，下顎のアップライトをする際の対合歯への対応は，矯正治療で行なうことが望ましい．なぜなら，挺出した大臼歯を矯正で圧下して咬合平面を改善することで補綴治療の介入範囲を少なくできるだけでなく，上顎にも矯正装置を装着することで，対合歯の動揺が生じて下顎第二大臼歯のアップライトをより効率良く行なうことができるようになるからだ．

　矯正治療の成否には咬合力も大きく関わっている．MTMでは，とかく動かす歯だけに装置を取り付けたくなるが，対合歯も含めて全体がフレキシブルになることで矯正の効率が上がることが良くある．下顎第二大臼歯のアップライトの際も例外ではなく，対合歯に矯正装置を装着することで，下顎第二大臼歯がアップライトしていく際の咬合による有害な外傷力を最小限に抑えることができるようになる（図2D-16, -17）．

想定すべきリスク❹
対合歯の挺出による咬合性外傷

→ リスク回避④
　図2D-15

「MTMアップライト（歯体移動）」におけるリスク回避❹
挺出した対合歯を矯正力で圧下する

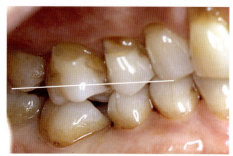

図2D-15①

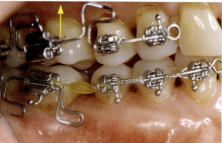

図2D-15②

図2D-15①
6̄欠損放置に伴う7̄8̄の近心傾斜と6̄の挺出

図2D-15②：矯正力による圧下
6̄をLループで圧下して咬合平面をフラットにする．
上顎にも矯正装置をつけることで7̄8̄のアップライトが楽にできるようになる．対合歯挺出のリスク回避のための最良の方法である

下顎第二大臼歯の近心傾斜 & 対合歯の挺出：MTM（Upright）& 対合歯の挺出処置

選択肢B（1）「対合歯の挺出処置（矯正治療による咬合平面の改善）」
矯正治療による咬合平面の改善

1）矯正的圧下による咬合平面の改善

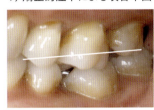
図2D-16①

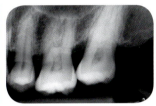
図2D-16②

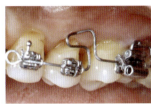
図2D-16③

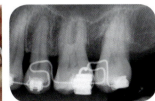
図2D-16④

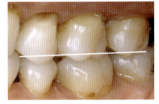
図2D-16⑤

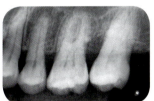
図2D-16⑥

図2D-16①②
6欠損による78の近心傾斜と6の挺出．咬合平面が大きく乱れている

図2D-16③④：Lループによる大臼歯の圧下

図2D-16⑤⑥：咬合平面の改善
下顎大臼歯のアップライトと上顎大臼歯の圧下によって咬合平面が改善した．対合歯にも装置をつけ，上顎の歯も動かすことによって，下顎のアップライトが容易になるという相乗効果をもたらす．また，補綴的な介入範囲を最小限にした低侵襲な治療が可能になる

選択肢B（2）「対合歯の挺出処置（補綴治療による咬合平面の改善）」
補綴治療による咬合平面の改善

2）補綴による咬合平面の改善

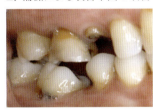
図2D-17①

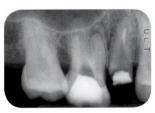
図2D-17②

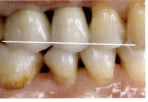
図2D-17③

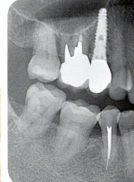
図2D-17④

図2D-17①：6欠損による87の近心傾斜と6の挺出
咬合平面が大きく乱れている

図2D-17②
挺出歯が失活歯であれば，歯の削合をためらう必要はない

図2D-17③：咬合平面の改善
下顎はアップライト，上顎は補綴治療によって咬合平面を改善した

図2D-17④：術後パノラマエックス線写真

治療のリスクと選択肢
下顎第二大臼歯の近心傾斜 & 対合歯の挺出：MTM（Upright）& 対合歯の挺出処置

禁忌：不適切なブリッジ治療

近心傾斜した第二大臼歯の歯軸を改善せずに行った無理なブリッジ治療の予後は悪い（図2D-18①〜④）．無理な補綴治療をすることで，状態が悪化して咬合崩壊を招くことになる．傾斜した第二大臼歯の補綴治療に際しては，そのようなリスクを十分に考えた上で行うようにしなくてはならない．

次の項では，不幸にして咬合崩壊を招いてしまった場合の治療の選択肢と対処法について考える．

7| 近心傾斜に対する不適切なブリッジ治療

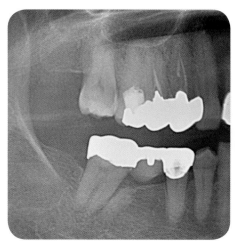
図2D-18①

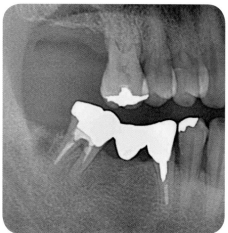
図2D-18②

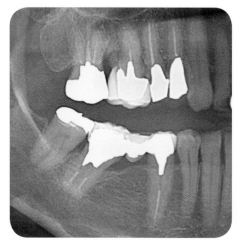
図2D-18③

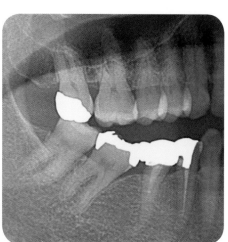
図2D-18④

図2D-18①
対合歯の挺出など咬合平面が改善されないままブリッジ治療が施されている．7|の近心部に著しい垂直的な骨吸収が認められる

図2D-18②
咬合平面が改善されないままブリッジ治療が施されている．ブリッジの支台歯には大きな骨吸収は認められないものの，失活歯のため予後は悪い．7|はすでに喪失しており，6|の著しい骨吸収が認められる．いずれも咬合性外傷が原因と思われる

図2D-18③
咬合平面は補綴治療によって改善されているが，いずれも失活歯となっている．う蝕が原因で抜髄されたかどうかは定かではないが，6|欠損放置によって後天的に生じた歯列不正が関与していることは間違いない

図2D-18④
6|欠損部のスペースが完全になくなるほど87|が近心に傾斜しており，そこに無理なブリッジ治療が施されている．果たしてこのブリッジ治療が本当に必要だったのか，甚だ疑問である

ESSENCE

Upright spring ベンディング手順

アップライトスプリングは，伝統的なMTMのための矯正装置ではあるが，非常に効果的にまた確実に近心傾斜した第二大臼歯の歯軸を直立することができる．しかしながら一方で，固定源となる小臼歯群と移動させたい大臼歯が一つの装置で繋がっていないため，ワイヤーのベンディング法を間違えると，大臼歯が思わぬ方向に移動してしまうという欠点も有している．ここでは正しいアップライトスプリングのベンディング法を解説する．

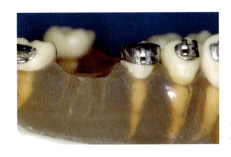

図1-1：Upright 1
まずは，固定源となる345にセクショナルアーチワイヤーを装着する

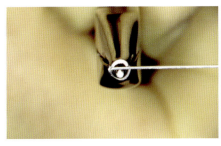 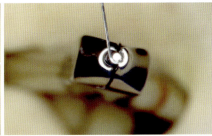 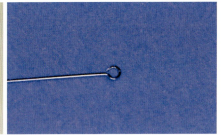

図1-2：Upright 2, 3, 4
.016×.016 CCワイヤーの端をループフォーミングプライヤーで把持して，エンドループをベンディングする

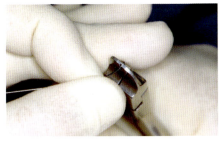 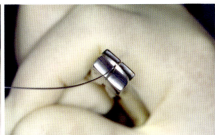 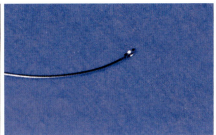

図1-3：Upright 5, 6, 7
アーチベンディングプライヤーでエンドループをしっかりと把持して，指でしごくようにしてアーチ（彎曲）をつける

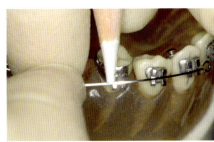 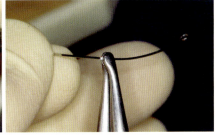 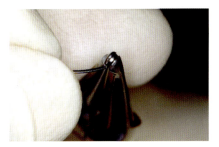

図1-4：Upright 8, 9
5の遠心部をマーカーで印記して，ホウのプライヤーなどで把持して，ワイヤーを下方に押し下げる（シンチバック）

図1-5：Upright 10
ホウのプライヤー等でエンドループを把持してやや内側に曲げる（口唇や頬粘膜に断端が当たらないようにするため）

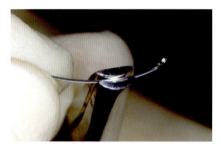

図1-6：Upright 11
ホローチョッププライヤーで歯列の彎曲に合わせてアーチを整える

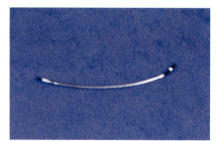

図1-7：Upright 12
完成した345部のアーチワイヤー

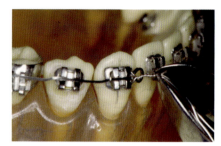

図1-8：Upright 13
セクショナルアーチワイヤーをリガチャーワイヤー等でブラケットに結紮する

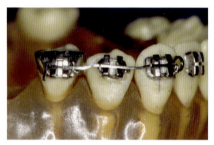

図1-9：Upright 14
これで345が固定源となる．ブラケットとワイヤーの高さが合わない時は，アーチベンディングプライヤーを使って微調整してから結紮する

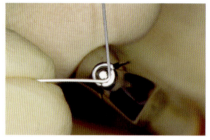

図1-10：Upright 15
アップライトスプリングのベンディング．.0175×.0175TMAワイヤーを使う．まずはアーチフォーミングプライヤーの丸部を使ってワイヤーを90°曲げてバーティカルステップを立ち上げる

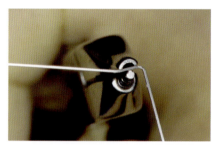

図1-11：Upright 16
アーチフォーミングプライヤーの受けの幅（約3mm）でベンディングのきっかけを作る

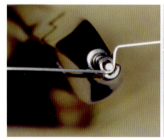
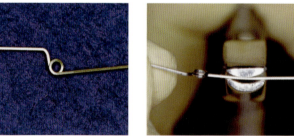

図1-12：Upright 17, 18
アーチフォーミングプライヤーの丸を使ってヘリカルループをつける

図1-13：Upright 19, 20
ホローチョッププライヤーでアーチに沿った彎曲をつける

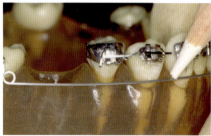
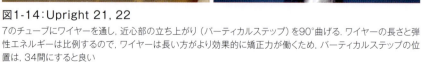

図1-14：Upright 21, 22
7のチューブにワイヤーを通し，近心部の立ち上がり（バーティカルステップ）を90°曲げる．ワイヤーの長さと弾性エネルギーは比例するので，ワイヤーは長い方がより効果的に矯正力が働くため，バーティカルステップの位置は，34間にすると良い

Upright spring ベンディング手順

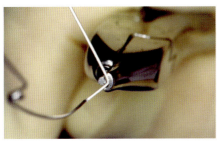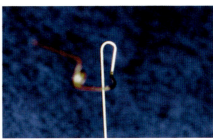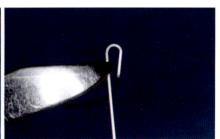

図1-15：Upright 23, 24, 25
バーティカルステップの断端（約3mmの高さ）にアーチフォーミングプライヤーの丸部を使ってフックを曲げてワイヤーをカットする

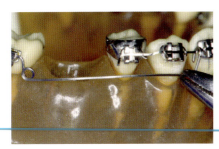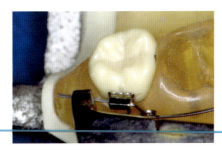

図1-16：Upright 26
ユーティリティープライヤーなどを使って試適調整をする

図1-17：Upright 27
7遠心部の余剰のワイヤーを2, 3mm残して、ディスタルエンドカッターでカットする

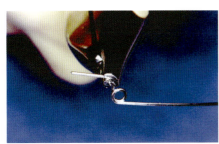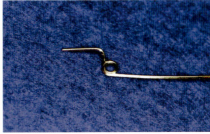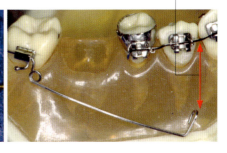

アクチベート量

図1-18：Upright 28, 29, 30
アップライトスプリングのアクチベート
7部にティップバックベンドを加えてワイヤーをアクチベートする。アクチベート量は、ワイヤーの断端（フック部）が口腔前庭に接する位を限度とする

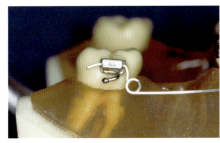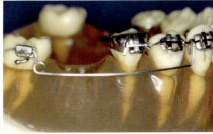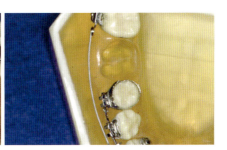

図1-19：Upright 31, 32, 33
アップライトスプリングの完成。完成したアップライトスプリングを7のチューブに通したら、ワイヤーが抜けないように遠心のワイヤー断端にシンチバックベンドを加える。アップライトスプリングアーチが、頬粘膜や歯肉に当たらないようにアーチに沿っていることが重要である。7の遠心への歯冠のアップライトとともに、アクチベート量が減ってくるので、一ヶ月に一回ティップバックベンドを強くするなどしてアクチベート量の見直しを行う

ESSENCE

L-loop ベンディング手順

LループはMTMにおける万能装置といっても過言ではない.ここでは正確なLループのベンディング法について解説する.

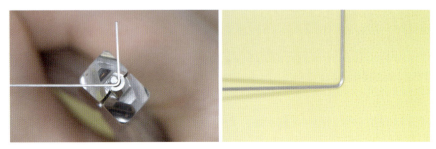

図1-1:L-loop 1, 2
ループフォーミングプライヤーの丸部を使用してバーティカルステップを立ち上げる..0175×.0175TMAワイヤーを使う

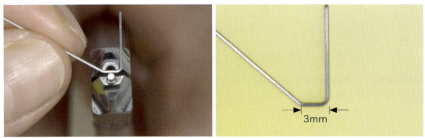

図1-2:L-loop 3, 4
ループフォーミングプライヤーの受け部の角を使って,高さ約3mmの位置にベンディングのきっかけを作る

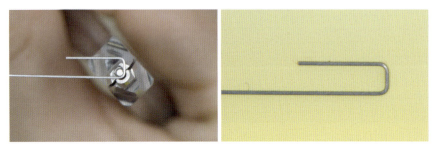

図1-3:L-loop 5, 6
丸部を使って基本線に平行になるまでベンディングを加える

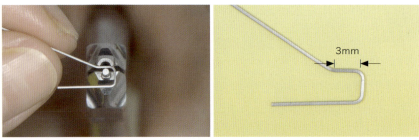

図1-4:L-loop 7, 8
受け部を使ってバーティカルステップの内側から3mmの位置に,ベンディングのきっかけを作る

L-loop ベンディング手順

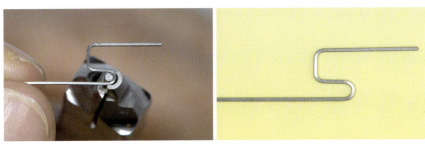

図1-5：L-loop 9, 10
丸部を使って基本線に平行になるまでベンディングを加えループを付与する

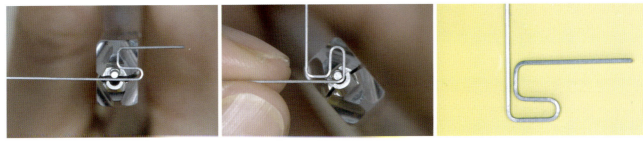

図1-6：L-loop 11, 12, 13
丸部の右端が，最初に立ち上げたバーティカルステップの内側に接する位置でワイヤーを把持し，丸部を使って，最初に立ち上げたバーティカルステップと平行になるようにベンディングする．二本のバーティカルステップが接することなく僅かな隙間で平行に立ち上がった状態になる

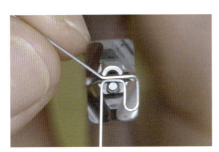

図1-7：L-loop 14
受け部を使って，基本線に一致するようベンディングのきっかけを作る

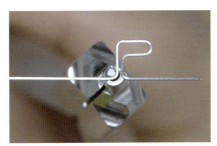

図1-8：L-loop 15
丸部を使って基本線に一致させる

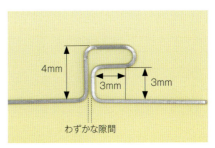

図1-9：L-loop 16
L-loopの完成

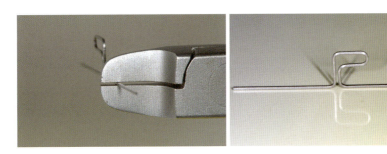

図1-10：L-loop 17, 18
アーチベンディングプライヤーを用いて，トルクの検査を行う．最初の基本線と最後にベンディングした基本線は，同一平面上になくてはならない．もしトルクが入っていたらここで修正を加える．
トルクが入らず一直線状にベンディングできれば，ガラス板のような平らな面にワイヤーが立つはずである

Decision-Tree 1
Stage 2

E 大臼歯遊離端欠損

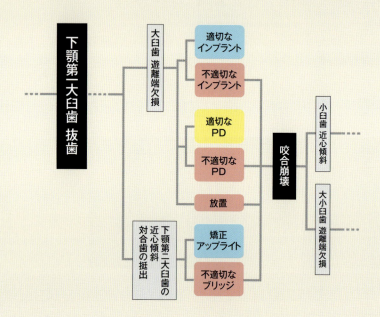

大臼歯遊離端欠損の治療の選択肢

　ブリッジ支台歯の予後不良などを経て，大臼歯部が遊離端欠損状態になってしまうと，急速に小臼歯や前歯への咬合負担が大きくなり，「Stage3」，すなわち上顎前歯フレアーアウトへの道へ突き進むことになる．よって大臼歯遊離端欠損を放置してはならない．

　大臼歯遊離端欠損補綴の治療の選択肢はインプラントとパーシャルデンチャーになる．ここでも治療の第一選択はインプラント補綴ということになるだろう．遊離端欠損におけるパーシャルデンチャーで最も問題になるのは義歯の動揺である．義歯の動きを許容するような設計は，鉤歯や義歯装置の破壊を招くことになるため，義歯の動きを最小にしようとするリジッドサポートの概念が，近年のパーシャルデンチャーの主流となっている．

　しかしながら，リジッドな設計で義歯の動きを止めようとしても，義歯顎堤粘膜の被圧変位量をゼロにすることはできない．そこに遊離端欠損におけるパーシャルデンチャーの難しさがある．一方，骨にインテグレーションするインプラント補綴であれば，義歯のように動きを心配する必要はないため，より緊密な咬合の安定を図ることが可能になる．しかしながらインプラント補綴における問題もある．そこで，大臼歯遊離端欠損におけるインプラントとパーシャルデンチャーの利点とリスクを整理して，最適な選択肢を考えてみたい．

Decision-Tree 1
Stage 2
E1
大臼歯遊離端欠損：インプラント治療

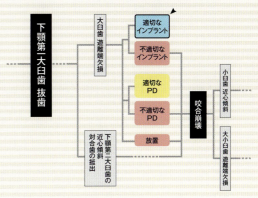

大臼歯遊離端欠損補綴，第一選択は「インプラント治療」

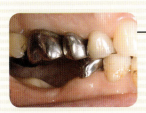
大臼歯遊離端欠損

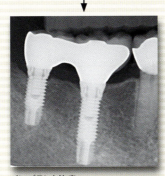
インプラント治療

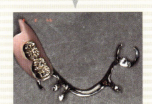
パーシャルデンチャー治療

想定すべきリスク

❶ 骨量不足（垂直的な骨吸収，水平的な骨吸収）
❷ 歯列不正
❸ 角化粘膜不足（BiotypeがThin）
❹ インプラント周囲炎
❺ 咬合
　1）オーバーロード
　2）アンテリアガイダンスの欠如
　3）パラファンクション
　4）顎位が不安定
　5）顎間距離の不足
　6）etc.
❻ 残存歯の歯周炎
❼ 審美性
❽ 顎関節症（顎運動・開口量）
❾ 術者の知識と技量不足
❿ etc.

リスク回避

❶ ショートインプラントの応用
　<図2E1-4, 5（P134）>
❷ 矯正
　<図2E1-6（P135）>
❸ 角化歯肉の獲得
　A.歯肉弁根尖側移動術，B.遊離歯肉移植術
　<図2E1-7〜9（P136, 137）>
❹ 無用な骨吸収の防止
　A.アバットメントの位置，角化歯肉の獲得
　<図2E1-10（P138）>
　B.インプラント周囲の十分な骨幅 etc.
　<図2E1-11, 12（P139）>
❺ 咬合力の分散
　精度の高い咬合接触点の獲得
　<図2E1-13（P141）>
　太いインプラントの応用
　<図2E1-14（P141）>

治療のリスクと選択肢
大臼歯遊離端欠損：インプラント治療

A. 大臼歯遊離端欠損：インプラント治療

　インプラントの成功はインプラント体が骨にインテグレーションをした時点を指しているものではない．適切なインプラント補綴がなされ，天然歯と同等な機能が備わって初めて成功したことになる．さらにその良好な機能が長期間維持されるようなものでなくてはならない．

　遊離端欠損におけるインプラント補綴の最大の利点は，確実な臼歯咬合支持を獲得し，残存歯にかかる咬合負担を分散できる点にある．そのためには，高い咬合精度が上部構造に求められる（図2E1-1）．さらに，インプラント補綴の成功には炎症のコントロールと対合歯や隣在歯の治療が不可欠だ．

　炎症がコントロールされていない口腔内では，インプラント周囲炎の発症リスクが高まるため，インプラントを埋入してはならない．また，残存歯の治療を先行して行い，残存歯の状態を十分に把握できて初めて，インプラント治療を行わなくてはならない（図2E1-2, -3）．

　下顎大臼歯遊離端欠損におけるインプラント治療を成功させるためには，この部位特有のリスクを理解し，それに対応できる十分な準備をしなくてはならない．

第一選択肢
適切なインプラント治療

76 遊離端欠損インプラント症例

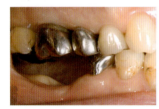
図2E1-1①

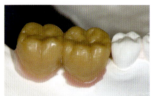
図2E1-1②

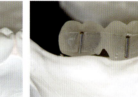
図2E1-1③

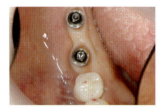
図2E1-1④

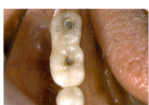
図2E1-1⑤

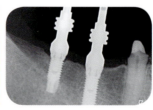
図2E1-1⑥

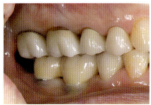
図2E1-1⑦

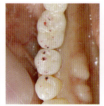
図2E1-1⑧

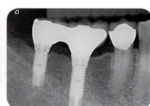
図2E1-1⑨

図2E1-1①：術前右側方面観

図2E1-1②：診断用ワックスアップ

図2E1-1③：サージカルステント
レントゲン検査のため5mmのワイヤーを組み込んでいる

図2E1-1④：アバットメント接続

図2E1-1⑤：プロビジョナルレストレーション

図2E1-1⑥：最終精密印象時
アバットメント・印象用コーピングの適合をレントゲンで確認する

図2E1-1⑦〜⑨：最終補綴物装着時
2本のインプラントを連結することで，インプラントに有害な曲げる力（P95：図2A-3③参照）を分散することができる．また，補綴物に高精度な咬合接触点を与えることが重要である．インプラントによって咬合支持を回復することで，咬合崩壊からつながる総義歯への道を遮断できることになる

治療のリスクと選択肢
大臼歯遊離端欠損：インプラント治療

REMARK
インプラント治療におけるリスク

表10：インプラント治療で想定すべきリスク

❶ 骨量不足
　（垂直的な骨吸収，水平的な骨吸収）
❷ 歯列不正
❸ 角化粘膜不足（BiotypeがThin）
❹ インプラント周囲炎

❺ 咬合
　1) オーバーロード
　2) アンテリアガイダンスの欠如
　3) パラファンクション
　4) 顎位が不安定
　5) 顎間距離の不足
　6) etc.

❻ 残存歯の歯周炎
❼ 審美性
❽ 顎関節症（顎運動・開口量）
❾ 術者の知識と技量不足
❿ etc.

想定すべきリスク❹
不適切なインプラント治療1（インプラント周囲炎）

不適切な上部構造と骨吸収の関連が疑われるインプラント補綴症例

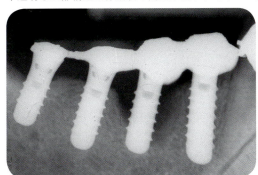
図2E1-2①

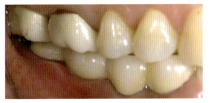
図2E1-2②

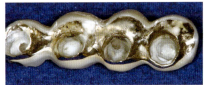
図2E1-2③

図2E1-2①～③
右下遊離端欠損部に4本のインプラント補綴がなされているものの，形態が不適切でバイオフィルムの温床となっている．5|インプラント周囲に骨吸収が認められ同部の痛みを訴えている．また対合関係も不適切で，インプラントの歯冠長は極端に短く，上部構造の脱離を繰り返している．不適切な形態のインプラント上部構造は，インプラント周囲炎を惹起し，咬合が不安定になる要因となってしまう

想定すべきリスク❺❻
不適切なインプラント治療2（咬合平面の不正，残存歯の歯周炎）

重度歯周炎の放置，咬合平面の不正がみられるインプラント補綴症例

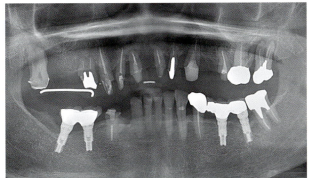
図2E1-3①

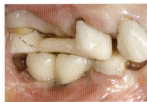
図2E1-3②

図2E1-3①～②
インプラント補綴だけが最終補綴物となっているが，その他残存歯の治療が全くなされていない．重度の歯周炎は放置され，対合歯のテンポラリークラウンはマージンが不適合なだけでなく，形態も不適切である．咬合平面は不正で，咬合は不安定な状態である．インプラント体が骨にインテグレーションしたからといってインプラント治療が成功したとは言えない．適切なインプラント補綴がなされ，咬合機能が正しく回復されて初めてインプラント治療が成功したと言える．まずは，残存歯の治療を先行して行い，最終的な治療計画が確定してからインプラントを埋入するようにしなくてはならない

治療のリスクと選択肢
大臼歯遊離端欠損：インプラント治療

リスク回避❶
垂直的な骨量不足：ショートインプラントの応用

インプラントにおける歯冠：歯根の比率について

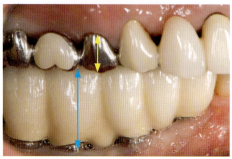

図2E1-4①

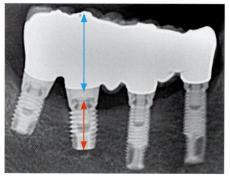

図2E1-4②

図2E1-4①②
垂直的な骨吸収が著しいと，歯冠：インプラント比率が著しく悪くなる．しかしながら，天然歯の歯冠：歯根比率の関係とちがって，そのために骨吸収が進行することはない（**論文1**）．またショートインプラントでも十分に機能する（**論文2**）．さらに，単独歯インプラントでは，直径の太いインプラントは細い径のインプラントより予後が良い（**論文3**）ことを鑑みると，垂直的な骨吸収が著しい遊離端欠損症例では，下歯槽管から安全な距離を保った上で，2～4本のできるだけ径の太いインプラントを埋入して連結することで，長期的に良好な予後を見込むことができるようになる

<論文1>
歯冠：インプラント比率と骨吸収には相関性がない
1. Blanes RJ. COIR: 2009[22]
2. Urdaneta RA, et al. JOMI: 2010[23]

<論文2>
短いインプラントでも十分に機能する
3. Romeo E, et al. J Proth.: 2006[24]
4. Malo P, et al. CIDR: 2007[25]
5. Anitua E, et al. J Perio.: 2010[26]

<論文3>
単独歯欠損において，直径の太いインプラントは細い径のインプラントより予後がよい
6. Quek CE, et al. JOMI.: 2006[16]
7. Kim YK, et al. JPRD: 2010[15]

67 遊離端欠損部インプラント補綴症例（ショートインプラント応用）

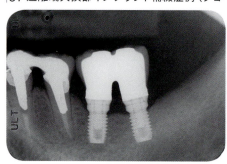

図2E1-5①

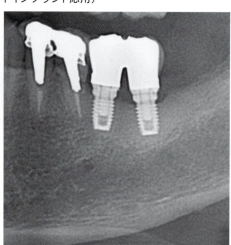

図2E1-5②

図2E1-5①：術後
1993.02.09

図2E1-5②：術後22年
2015.02.24（約22年後）

下歯槽管との関係で，直径3.75mm，長さ7mmのショートインプラントを2本埋入した．術後22年が経過しても何ら問題を起こしていない．
下顎遊離端欠損症例では，垂直的な骨吸収のために長いインプラントを埋入できないことがよくある．その際はショートインプラントを複数本埋入することで対応する．インプラント埋入に際しては，手術による神経麻痺や異常出血を起こさないために，下歯槽管から少なくとも垂直的に3～5mmは離してインプラントを埋入すべきだ

II 治療のリスクと選択肢
大臼歯遊離端欠損：インプラント治療

リスク回避❷
残存歯の歯列不正：矯正治療

　インプラント治療においては，歯周炎やう蝕などインプラント周囲の残存歯の環境を改善しておくことが極めて重要であることはいうまでもないが，歯列不正もまた例外ではない．インプラント周囲の歯列不正はバイオフィルムコントロールを困難にし，咬合を不安定にする誘因となるため，矯正治療によって改善する必要がある．

矯正治療による歯列不正改善後，インプラント補綴を行った症例

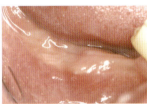
図2E1-6①

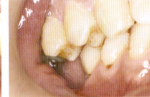
図2E1-6②

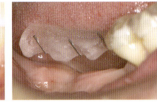
図2E1-6③

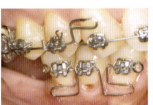
図2E1-6⑤

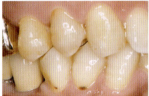
図2E1-6⑥

図2E1-6④

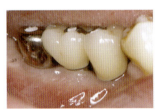
図2E1-6⑦

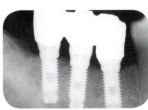
図2E1-6⑧

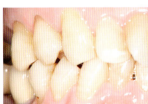

図2E1-6⑨

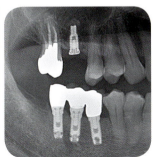
図2E1-6⑩

図2E1-6①：術前 右下遊離端欠損
7̲6̲遊離端欠損の状態

図2E1-6②：術前 右側小臼歯交差咬合
小臼歯がシザースバイトになっている．大臼歯のインプラント補綴を成功させるには，小臼歯部の歯列不正の改善が不可欠である

図2E1-6③：右下診断用ステント
所定のインプラント検査を行う

図2E1-6④：右側矯正治療
矯正ワイヤーと顎間ゴムによってシザースバイト（歯列不正）を改善する

図2E1-6⑤：右側矯正治療終了時
Lループを使って咬合を緊密にして矯正治療を終了した．動的治療期間約1年

図2E1-6⑥：術後右側方面観

図2E1-6⑦：術後右下インプラント補綴（1997.12.8），図2E1-6⑧：術後右下デンタルエックス線写真

図2E1-6⑨：術後17年6ケ月 右側方面観，図2E1-6⑩：術後17年6ケ月 右側パノラマエックス線写真
　矯正治療によって小臼歯部の歯列不正を改善した上で，下顎遊離端欠損部に適切なインプラント補綴を施した．
　術後7年が経過し，対合歯の6｜が歯根破折によって抜歯となったため同部にインプラントを埋入した．咬合は長期にわたり安定し，右下遊離端欠損部のインプラント補綴は何ら問題を起こしていない．矯正治療によってリスク回避が可能になった

治療のリスクと選択肢
大臼歯遊離端欠損：インプラント治療

> リスク回避❸A

角化歯肉の獲得A：歯肉弁根尖側移動術（Apically positioned flap）

歯肉弁根尖側移動術

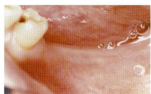
図2E1-7①

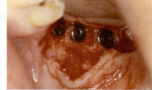
図2E1-7②

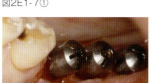
図2E1-7③

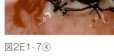
図2E1-7④

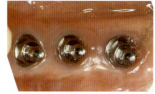
図2E1-7⑤

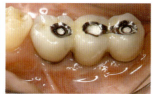
図2E1-7⑥

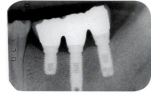
図2E1-7⑦

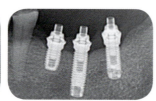
図2E1-7⑧

図2E1-7①：二次手術時左下臼歯部
下顎遊離端欠損においては，多くの症例で角化歯肉の不足が認められる

図2E1-7②
顎堤の角化歯肉の中央部に切開を入れて，部分層弁で骨膜を残して粘膜を剥離する

図2E1-7③④
角化歯肉を根尖側に移動させヒーリングアバットメント頬側の骨膜と縫合する

図2E1-7⑤：アバットメント接続，図2E1-7⑥：最終補綴物
頬側に約1mm程度の角化歯肉の層を獲得した．わずかでもインプラント上部構造の周囲に角化歯肉があることで，バイオフィルムコントロールがしやすい環境が得られ，ひいてはインプラント周囲炎に対する抵抗性を獲得することにつながる

図2E1-7⑦：上部構造装着後1ヶ月のデンタルエックス線写真（1997年2月）
図2E1-7⑧：上部構造装着後17年9ヶ月のデンタルエックス線写真（2014年10月）
クリーニングのために上部構造を外している．長期間に及び良好な予後を保っている

REMARK

歯肉弁根尖側移動術の手術手順

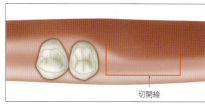

図2E1-8① Step1：切開
角化歯肉の幅のほぼ中央に切開線を入れる．多くは頬側の角化歯肉が不足しているため，切開線は顎堤の舌側寄りになる

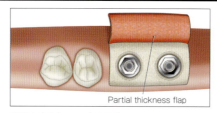

図2E1-8② Step2：部分層弁
部分層弁で粘膜を剥離して，ヒーリングアバットメントを装着する

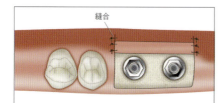

図2E1-8③ Step3：骨膜縫合
角化歯肉を根尖側に移動して，ヒーリングアバットメントの頬側の位置で骨膜に縫合する

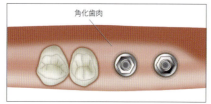

図2E1-8④ Step4：治癒
角化歯肉の頬舌的な幅が増加して，上部構造の頬側に角化歯肉を獲得することができる

リスク回避❸B
角化歯肉の獲得B：遊離歯肉移植術（Free gingival graft）

遊離歯肉移植術

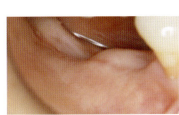
図2E1-9①

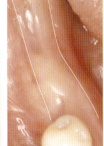
図2E1-9②

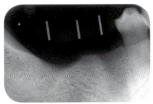
図2E1-9③

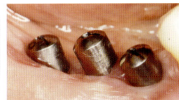
図2E1-9④

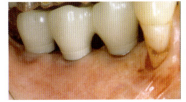
図2E1-9⑤

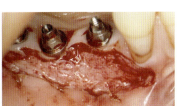
図2E1-9⑥

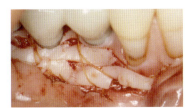
図2E1-9⑦

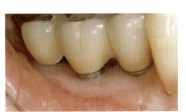
図2E1-9⑧

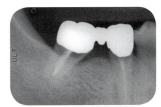
図2E1-9⑨

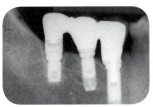
図2E1-9⑩

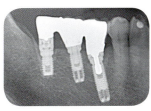
図2E1-9⑪

図2E1-9①：術前右下遊離端欠損

図2E1-9②
頬側の骨吸収によって角化歯肉の幅が狭い

図2E1-9③：術前デンタルエックス線写真

図2E1-9④：二次手術後ヒーリングアバットメント
頬側にはほとんど角化歯肉がない状態である

図2E1-9⑤：プロビジョナルレストレーション
角化歯肉（付着歯肉）の獲得のため、遊離歯肉移植を行う

図2E1-9⑥：部分層弁による粘膜剥離

図2E1-9⑦：遊離歯肉移植
口蓋からスプリット状に角化歯肉を採取して移植した

図2E1-9⑧：術後
3～4mm程度の角化歯肉を獲得できた。遊離歯肉移植による方法は、歯肉弁根尖側移動術による方法に比べて、二次手術後に再度手術が必要になるものの、より多くの角化歯肉を獲得することができる

図2E1-9⑨：術後デンタルエックス線写真（1994.12.02）
傾斜した下顎第二大臼歯にブリッジが施されているが二次う蝕のため抜歯が必要である。図2D-16（P123）で説明したように、このようなブリッジの予後は悪い

図2E1-9⑩：術後約10年 デンタルエックス線写真（2004.12.27）、図2E1-9⑪：術後約20年 デンタルエックス線写真（2015.04.16）
術後長期にわたって非常に安定した状態を保っている。遊離端欠損におけるインプラント補綴が、咬合機能を回復する手段として、非常に有効であることがわかる。
良好な長期予後は、咬合や炎症のコントロールに配慮した、適切なインプラント補綴によってもたらされる

治療のリスクと選択肢
大臼歯遊離端欠損：インプラント治療

> リスク回避❹A

水平的な骨量不足：無用な骨吸収の防止，インプラント周囲炎の予防（アバットメントの位置，角化歯肉の獲得，インプラント周囲の十分な骨幅），etc

インプラント補綴の最大のリスクとなるインプラント周囲炎を予防するためには，無用な骨吸収を引き起こさない配慮が必要である．

アバットメントを繰り返し脱着することでインプラント周囲の骨吸収が惹起されることが報告されている（**論文4**）．遊離端欠損症例におけるインプラント補綴では，上部構造の脱着が比較的頻繁に行われるため，アバットメントを介して上部構造を装着することが望ましい．またアバットメントを装着することで，上部構造の接合部を粘膜の厚みに応じて歯肉縁下の浅い位置もしくは縁上に設置することが可能になるため，歯肉辺縁部のバイオフィルムコントロールの観点からも有利になる．

また，インプラント周囲には角化歯肉（付着歯肉）が欲しい．角化歯肉は炎症のコントロールに重要な役割を果たしているが，天然歯の付着歯肉が必ずしも必要でないのと同様に，角化歯肉の不足がインプラント周囲炎と直接的にかかわっているわけではない．しかしながら，粘膜の薄い部位においては骨吸収が持続的に起こるとの報告もあるため（**論文5**），天然歯の場合よりも角化歯肉の存在は必要となる．

アバットメントと歯肉縁下との位置関係

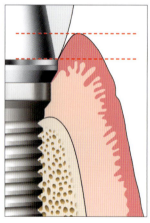
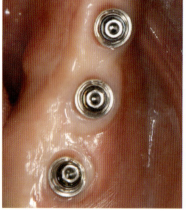

図2E1-10① 　　　図2E1-10②

図2E1-10①
アバットメントによって上部構造の接合部を歯肉縁下数mm～歯肉縁上に設置することで，バイオフィルムコントロールが容易になるだけでなく，インプラント粘膜は安定し，粘膜防御層を侵すことによって生じる無用な骨吸収を予防することができる

図2E1-10②
アバットメントを介することで，周囲粘膜の炎症はコントロールされている

＜論文4＞
The mucosal barrier following abutment dis/reconnection. An experimental study in dogs.
Abrahamsson I, Berglundh T, Lindhe J.: J Clin Perio. 1997[27]

アバットメント繰り返し脱着の周囲組織に及ぼす影響
成犬5頭　月1回アバットメント脱着を5回繰り返し
アバットメント繰り返し脱着は粘膜による防御層を侵し，その結果として結合組織はより根尖側に移動していた．それに付随して生じた周囲骨の吸収は，粘膜とインプラント間の防御層である生物学的幅径を適切に確立するために生じた組織の反応であると考察される．

＜論文5＞
Dimension of the peri-implant mucosa: Biological width revisited　Berglundh T, Lindhe J.: J Clin Preio. 1996[28]

骨縁上粘膜の厚みが不十分である部位における粘膜とインプラントの付着の距離に関する検討
成犬5頭
粘膜の厚みが薄い部位（2mm以下）においては，骨吸収が持続的におきる．
すなわちインプラント周囲粘膜には，ある程度最低限の厚みが必要であり，安定した軟組織の付着が確立できるように骨吸収が生じる．

治療のリスクと選択肢
大臼歯遊離端欠損：インプラント治療

リスク回避❹B
埋入本数：インプラント周囲の十分な骨幅の確保とインプラント周囲炎の予防

　遊離端欠損におけるオーバーロードの対策として，インプラントに有害な曲げモーメントを制御する目的で，3本のインプラントをオフセット配列することが推奨されていたが，その後の研究ではオーバーロードを減らすことにはつながらないことがわかった（論文6, 7）．このようなオフセット配列は，埋入したインプラント周囲に十分な骨幅を確保できずに，骨吸収によってインプラントが露出し，インプラント周囲炎を発症する誘因となる可能性がある（図2E1-11①②）．

　インプラントのショルダー部には1.3mm～1.4mmの骨吸収が生じるため（論文8），インプラント周囲には2mmの骨幅が欲しいことを考えれば（論文9, 図2E1-11③④），下顎の遊離端欠損症例では，頰舌的な顎堤の骨幅を優先してインプラントの埋入本数を決定したい（図2E1-12）．

オフセット配列のリスクを回避するインプラント周囲の骨幅

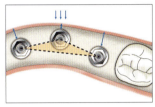
図2E1-11①

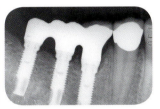
図2E1-11②

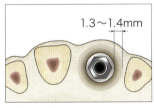
図2E1-11③

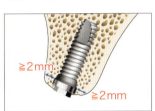
図2E1-11④

図2E1-11①：遊離端欠損のオフセット排列

図2E1-11②：オフセット排列による3本埋入
十分な骨幅が必要である．曲げモーメントは制御されない

図2E1-11③：インプラントショルダー周囲の骨吸収

図2E1-11④：インプラント周囲に必要な骨幅

<論文6> オフセット配列が曲げモーメントを分散させる Rangert BR, et al. JOMI: 1997[29]	<論文7> オフセット配列は咬合のストレスを減らすことにつながらない Itoh H, et al. JPRD: 2004[30]
<論文8> インプラントショルダー周囲に1.3mm～1.4mmの骨吸収が生じる Tarnow DP at al. J Peridontal 2000[18]	<論文9> インプラント周囲には2mmの骨幅が必要 Spray JR et al. Ann Peridontal 2000[19] Grunder U et al. Int J. P.R.D 2005[20]

⑦⑥⑤ インプラントブリッジ症例（骨幅とインプラント埋入本数）

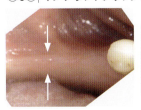
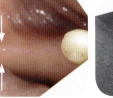
図2E1-12①

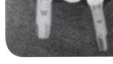
図2E1-12②

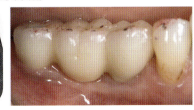
図2E1-12③

図2E1-12①
第一大臼歯部付近の骨幅が最も狭い

図2E1-12②
顎堤幅の狭い第一大臼歯部には無理にインプラントを埋入しない．第二小臼歯部はインプラント周囲の骨幅を確保するため，径の細いインプラント（NP）を埋入した

図2E1-12③
将来のインプラント周囲炎を予防するため，インプラント数，インプラントの直径より，インプラント周囲の骨壁の幅を確保することを第一優先にする

139

治療のリスクと選択肢
大臼歯遊離端欠損：インプラント治療

リスク回避❺

咬合力の分散：
精度の高い咬合接触点の獲得，太いインプラントの応用

　遊離端欠損インプラント補綴のもう一つの大きなリスクとして咬合（オーバーロード）があげられる．オーバーロードはインプラント周囲炎のリスクよりはるかに大きいという報告も古くからある（論文10, 11）．それは歯周炎と咬合性外傷の関係と似ていて，インプラント周囲炎に対する対策は咬合をないがしろにしては成功しない．

　また，歯根膜のないインプラントの緩圧能力は天然歯の1/20程度しかなく（論文12），カニクイザルの研究ではインプラントは天然歯の60％の咬頭干渉にしか耐えられないことが明らかになっている（論文13）．これらのことを総合的に鑑みると，咬合力負担が大きい遊離端欠損部でのインプラント補綴においては，天然歯における補綴治療に比べて，より一層咬合力の分散と咬合精度に配慮した治療が必要なことがわかる．

<論文10>
咬合と感染の比率は90％と10％で，感染は1年以内の早い時期に発現するのに対し，咬合による障害の45％は1年以内，残りは1年後に発生した．
Rosenberg ES et al. Microbial differences in 2 clinically distinct types of failures of osseointegrated implants. Clin Oral Implants Res. 1991;2:135-144[9]

<論文11>
骨結合の消失（骨の吸収）は感染よりも咬合の負担荷重（外傷）に起因している
Isidor F. Loss of osseointegration caused by occlusal load of oral implants. Clin oral implants Res 1996; 7: 143-152[10]

<論文12>
インプラントの感圧能力は天然歯の1/20である
Muhibradi L et al　JOMI 1989[31]

<論文13>
インプラントは天然歯の60％の咬頭干渉にしか耐えられない．
Miyata T et al　JOMI 1998[32]

　天然歯は強く噛むと30μm程度沈下するため，インプラントの咬合接触点を天然歯よりも30μm程度低く与えるという「Implant protected occlusion」という考え方がある（論文14, 15）．しかしながら，遊離端欠損部で咬合を30μm程度低くすべきではない．遊離端欠損におけるインプラント補綴の最大の目的は，臼歯の咬合支持を回復して，残存歯にかかる咬合負担を分散することにある．よって臼歯インプラントに求められる咬合精度は，天然歯と同等もしくはそれ以上のものでなくてはならない．咬合接触点の精度は補綴治療の要である．咬頭嵌合位での咬合接触点をインプラント上部構造に正確に付与することによって，はじめてインプラントの咬合に対するエビデンスを正当に評価できることになる．しかしながら，高い咬合精度を与えても経時的に顎位は変化する．その経時的変化は天然歯ではわずかで，生体の適応範囲で生じていれば大きな問題に発展しないが，インプラントではその変位がダイナミックに生じてしまうことが報告されている[34]．よってインプラント補綴においては，力のコントロールが天然歯よりも重要なウエイトを占めることになる．

咬合精度と遊離端欠損インプラント補綴の咬合様式：咬合精度

<論文14>
天然歯は強く噛むと 30μmイントルージョンする
Rilse,Ericsson　J Oral Rehabil: 1983[33]

<論文15>
インプラントの咬合接触点を天然歯より30μm程度低く与える
Misch CE,et al. Compendium: 1994[17]

大臼歯遊離端欠損：インプラント治療

インプラント補綴における咬合接触点の回復

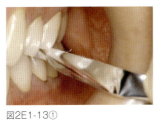
図2E1-13①

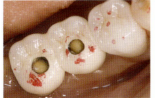
図2E1-13②

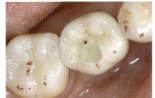
図2E1-13③

図2E1-13①
Implant protected occlusionの言う30μmはシムストック3枚程度の厚みを指す．咬合支持の回復を目的に行われる遊離端欠損インプラント補綴において，30μmはあまりにも大きな数字である

図2E1-13②
遊離端欠損インプラント補綴では，天然歯と同等もしくはそれ以上の咬合接触点の精度が求められる

図2E1-13③
中間欠損であっても，天然歯と同等に咬合接触点を与えるべきである．Implant protected occlusionの理論で，正確に30μm低くすることのほうが難しい

　インプラント上部構造に発生するオーバーロードの中で最も有害な力は曲げモーメント（Bending）である（論文16，図2E1-14①）．遊離端欠損インプラント補綴においては，カンチレバーは曲げモーメントを発生するため，できるだけ避けるようにする（図2E1-14②）．また遊離端欠損部への単歯インプラントも曲げモーメントを発生しやすいため，注意が必要である（図2E1-14③④）．単歯インプラントでは骨幅が十分であれば直径の太いインプラントを選択すべきである（論文17）．

曲げる力（bending）がインプラント体に及ぼす影響

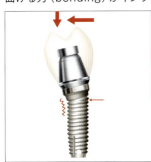
図2E1-14①

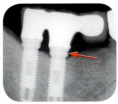
図2E1-14②

図2E1-14①：曲げる力（bending）

図2E1-14②：近心カンチレバー
カンチレバー部の曲げモーメントによってアバットメントスクリューが破折した

|6 7 遊離端欠損における単歯インプラント症例

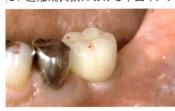
図2E1-14③

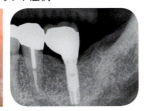
図2E1-14④

図2E1-14③：|6 7 遊離端欠損単歯インプラント
大臼歯の単歯インプラントは曲げモーメントを発生しやすい．単歯インプラントでは，可能であればできるだけ太いインプラントを埋入する

図2E1-14④：同デンタルエックス線写真

咬合精度と遊離端欠損インプラント補綴の咬合様式：曲げる力（Bending）への対応

＜論文16＞
インプラントにとって最も有害な力は曲げモーメント（Bending）である．
Freitas-Junior AC, et al. J Perio.: 2011[35]
Dittmer S,et al. J Perio.: 2011[36]

＜論文17＞
単独欠損症例では，直径の太いインプラント（WP）の失敗率が最も低く，直径の細いインプラント（NP）の失敗率が最も高い．
Quek CE,et al. JOMI: 2006[16]
Kim YK,et al. JPRD:2010[15]

治療のリスクと選択肢
大臼歯遊離端欠損：インプラント治療

REMARK
セメント固定 VS スクリュー固定

強い咬合力がかかる大臼歯部においては，何らかのトラブルが発生した時に備えて，簡単に上部構造を簡単に外すことができる「スクリュー固定」を採用すべきである．

表11：セメント固定とスクリュー固定の利点・欠点

	セメント固定	スクリュー固定
利点	1. 審美性に優れる 2. アバットメント・上部構造間の細菌繁殖が抑えられる 3. 理想的な咬合接触が得られる	1. 上部構造の着脱が可能 （リトリバリティ） 2. クリアランスの少ない症例でも十分な維持力を発揮
欠点	1. 仮着セメントを用いると維持力のコントロールが困難 2. セメントの浮き上がり 3. マージンが深いと余剰セメントの除去が困難	1. スクリューの緩み 2. アクセスホールの弊害（咬合接触点の弊害） 3. 技工操作が困難 4. アバットメント・上部構造間の細菌繁殖の危険性

アクセスホールの閉鎖方法

アクセスホールはいざという時に簡単に開放できるように閉鎖したい．また審美的に閉鎖することも重要になる．ここでは着脱が簡単でしかも審美的なアクセスホールの閉鎖法を紹介する．

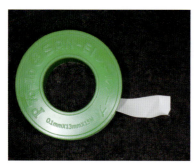

図1-1：シーリングテープ

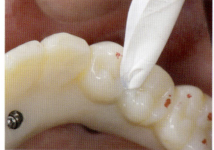

図1-2：シーリングテープをアクセスホールに詰める
プロビジョナルではシーリングテープ上にストッピングを乗せてアクセスホールを閉鎖している．最終補綴物ではシーリングテープ上にCRにてアクセスホールを閉鎖している

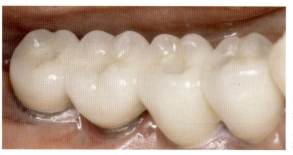

図1-3：シーリングテープとCR充填によって閉鎖された最終補綴物アクセスホール
メインテナンス時や何か問題があった時は，アクセスホールを開放して上部構造を取り外すことができる

ESSENCE

インプラント診断用ステントの作り方

インプラントの埋入位置は，咬合機能や審美性を考えて，補綴主導型で決定しなくてはならない．そのためには咬合器にマウントされたスタディーモデルを使って，咬合診断をしながら理想的なインプラント上部構造の歯冠外形を診断用ワクシングで求め，それを診断用ステントに反映させたうえで，インプラントの埋入位置の決定に必要な各種エックス線撮影をする．この診断用ステントは，インプラントの埋入位置が決まったら，改造して手術用ステントとして使用することになる．

Step1：咬合器にマウント

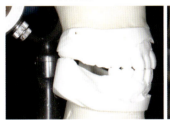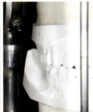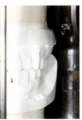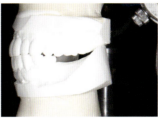

図1-1
スタディーモデルをフェイスボウトランスファーして咬合器にマウントする

Step2：診断用ワクシング

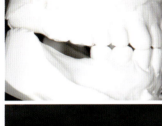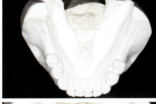
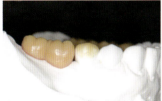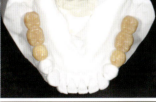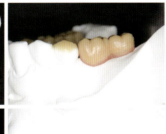
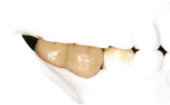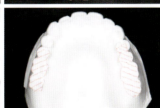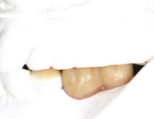

図2-1
咬合診断をしながらワックスアップを行う．この症例では，咬合平面改善のために，対合歯や隣在歯の治療が必要なことがわかる

Step3：コアの作製

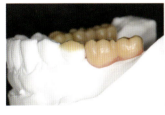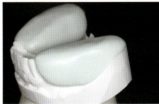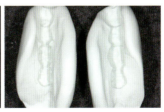

図3-1
パテにて診断用ワクシングのコアを作製する

Step4：レジンの流し込み

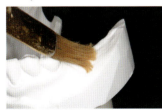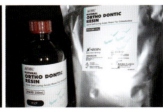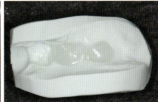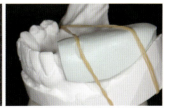

図4-1
透明即時重合レジン（オーソドンティックレジン）をコア内部に流し込み模型に戻し重合する

インプラント診断用ステントの作り方

Step5：連結固定

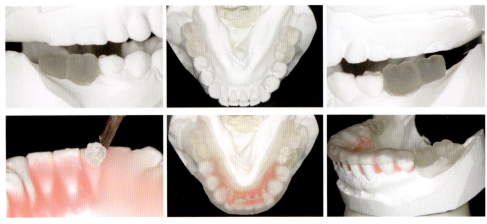

図5-1
模型のアンダーカット部をパラフィンワックスでブロックアウトして，透明即時重合レジンを筆積みで咬合面に築盛して連結固定する

Step6：マーカー埋入

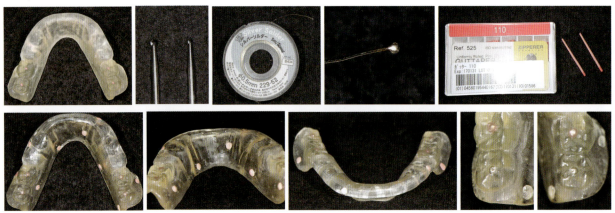

図6-1
インプラント埋入部分（咬合面）にラウンドバーで穴を開けて，シルバーソルダーで作った直径1.5mm程度の鉄球を入れてパラフィンワックスで蓋をする．頬側，舌側のレジン床部にラウンドバーで穴を開けてガッタパーチャーを軟化して埋入し，レジンで蓋をする

Step7：完成

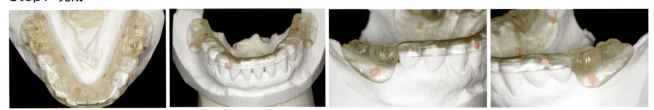

図7-1
完成したステントを口腔内に装着して，各種レントゲンを撮影する．ガッタパーチャーはラジオグラフィックガイド用のマーカーである

Step8：手術用ステントに改造

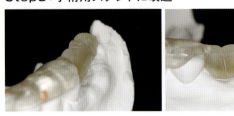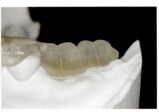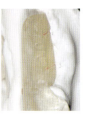

図8-1
一次手術に際しては，診断用ステントを手術用ステントに改造して使用する．改造は頬舌的な埋入位置でステントを半分にカットし，ドリルの方向が分かるように埋入方向にスリットを入れて行う

ESSENCE

クローズトレー法による印象とプロビジョナルレストレーション作製手順

クローズトレー法による印象とプロビジョナルレストレーション作製手順

インプラント補綴においてプロビジョナルレストレーションの作製は不可欠だ．最終上部構造を作製する前に，咬合，審美，清掃性，インプラント周囲組織の状態など，様々な観点からチェックを行って，問題があれば修正をして，最終的な上部構造の形態を作り上げていく．インプラント上部構造にはインプラント直径と咬合面の大きさのギャップから生じるインプラント特有のカントゥアーが生じるため，清掃性に関するチェックは，このプロビジョナルレストレーションを使って入念に行わなくてはならない．また，遊離端欠損症例ではインプラントで機能させた後に，顎位が大きく変化することがある．プロビジョナルで顎位の補正をしたうえで最終的な咬合採得をする必要がある．

プロビジョナル作製のための印象採得は，比較的簡便なクローズトレー法で行う．

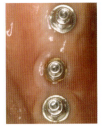
図1-1：アバットメント

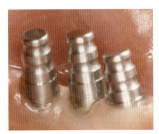
図1-2：クローズトレー用インプレッションコーピング接続

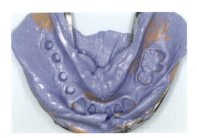
図1-3：ラバー精密印象

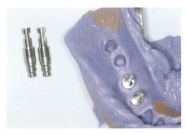
図1-4：ラボアナログを印象にセット

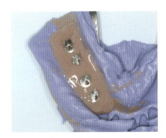
図1-5：ガム材を印象に流し込む

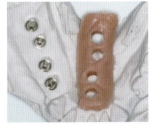
図1-6：作業用模型

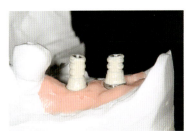
図1-7：テンポラリーシリンダー
テンポラリーシリンダーをアバットメントレプリカ上にスクリューで止めて，対合歯とのクリアランスを見て適当な長さにカットしたのちオペークを塗布する

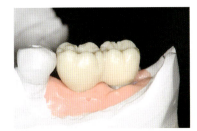
図1-8：ワックスアップ

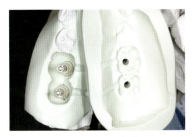
図1-9：シリコンパテによるコアー
ワックスアップのコアーをシリコンパテにて採得したのち流ロウする

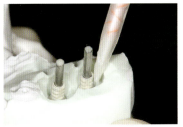
図1-10：レジンの流し込み
プロビジョナル用の常温重合レジンを流し込む

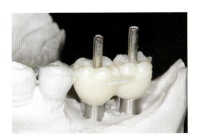
図1-11：重合したレジンの取り出し
バリをとり，ガムを戻して細かな修正をする．必要に応じてガムをトリミングして，サブジンジバルカウントゥアーを調整することもある

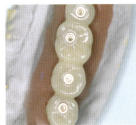
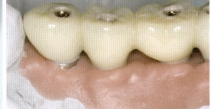
図1-12, 13：プロビジョナルレストレーション完成

ESSENCE

オープントレー法による超精密印象手順

オープントレー法による超精密印象手順

最終上部構造の作製に関しては，あらゆる誤差を最小に抑えて，超精密な上部構造を作製しなくてはならない．特にアバットメントとの接合精度や咬合接触点の精度は重要で，印象や技工操作のわずかな誤差も許されないため，最終補綴物の作製に際してはオープントレー法で行うことを推奨する．

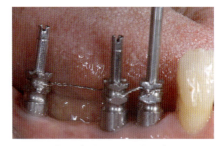

図1-1：オープントレー用インプレッションコーピング
コーピングをリガチャーワイヤーで連結してパターンレジンの足場を作る

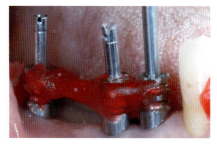

図1-2：インプレッションコーピングの連結

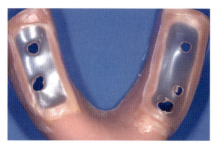

図1-3：各個トレー
印象部のトレー上部に窓開けをしてシートワックスで蓋をする

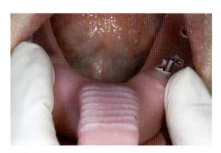

図1-4：各個トレー試適
インプレッションコーピングのピンが抜け出ていることを確認する．抜け出ない時は長いピンに交換する

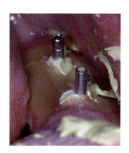

図1-5：ラバー精密印象時口腔内
印象材が硬化したらピンのネジを緩めてピンを外して印象材を口腔内に取り出す

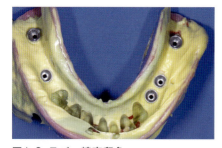

図1-6：ラバー精密印象
ラボアナログを接続して，作業用模型を作製する

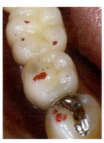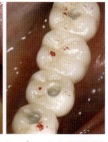

図1-7：最終補綴物（インプラント上部構造）装着時口腔内
オープントレー法ではクローズトレー法に比べて，より一層精度の高い印象になる

Decision-Tree 1
Stage 2

E2

大臼歯遊離端欠損：
パーシャルデンチャー治療

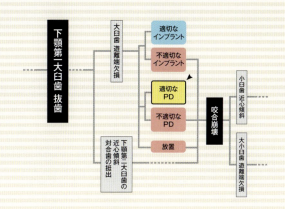

大臼歯遊離端欠損，第二選択は「パーシャルデンチャー治療」

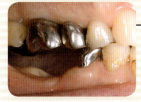
大臼歯遊離端欠損

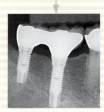
インプラント治療

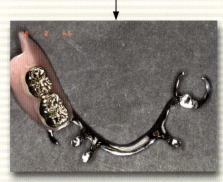
パーシャルデンチャー治療

| 想定すべきリスク❶ | → | リスク回避❶ |

レジン床によるたわみ　　金属フレームによる金属床義歯
　　　　　　　　　　　　＜図2E2-2 (P150)＞

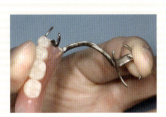
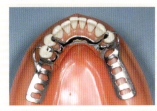

| 想定すべきリスク❷ | → | リスク回避❷ |

義歯の沈下
　　　　（1）アルタードキャストテクニック
　　　　　　＜図2E2-3 (P150)＞ ＜ESSENCE「アルタードキャストテクニックの手順」(P158)＞
　　　　（2）適切なレストの配置
　　　　　　＜図2E2-7, 8 (P153)＞
　　　　（3）間接維持装置
　　　　　　＜図2E2-11 (P155)＞

治療のリスクと選択肢
大臼歯遊離端欠損：パーシャルデンチャー治療

B. 大臼歯遊離端欠損：パーシャルデンチャー

　下顎大臼歯遊離端欠損補綴の第一選択肢がインプラントであるとはいえ，手術が必要で，医療費も高額になるインプラント治療のハードルは高い．よって，多くの患者はパーシャルデンチャーを選択することになるが，着脱の煩わしさや義歯装着時の痛みや違和感を嫌って，欠損を放置してしまう患者も少なくない．咬合崩壊へとつながる遊離端欠損を放置しないためにも，適切なパーシャルデンチャーを装着して咬合支持を回復しておく必要がある（図2E2-1, -3, -12～-14）．

　適切なパーシャルデンチャーとは，痛くなくよく噛める義歯をいう．そして義歯装着によって鉤歯に有害な力が及ばないことが適切なパーシャルデンチャーの要件となる．

　義歯の痛みの多くは，義歯床と顎堤粘膜の適合精度が悪いことに加えて，義歯の動揺によって生じている．動揺の少ない義歯は，痛みが少なくよく噛めて装着感も良いため，患者に受け入れられやすい．

　そこで，痛くなくてよく噛める「適切なパーシャルデンチャー」の要件とは何か考えてみたい．

パーシャルデンチャー設計の要件

　パーシャルデンチャーの設計で特に注意しなくてはならいことは，鉤歯にかかる側方力を最小限にすることと，クラスプやバーまたは床などが残存歯のバイオフィルムコントロールの妨げにならないようにすることである．

　パーシャルデンチャー設計の三要素として，「支持」・「把持」・「維持」があげられるが，義歯の安定を「維持」に頼りすぎてはならない．維持力だけで義歯の動きを止めようとすると鉤歯に負担がかかりすぎて外傷力として働いてしまう．適切な義歯の設計には「支持」と「把持」が重要で，鉤歯に力が集中しないように咬合力を分散することが鍵になる（REMARK「パーシャルデンチャー設計の三要素」「パーシャルデンチャー設計の要件」，図2E2-4, -7～-10）．

　また，機能時に変形しない頑健な構造体であることも重要だ．保険治療で作製されるレジン床義歯と金属床義歯の決定的な違いは，フレーム構造である．維持装置や連結装置が個別に作製され，床によって固定された状態になるレジン床義歯はたわみや変形が起きやすい．そのたわみや変形が，鉤歯に過剰な負荷をかけてしまうことになる．一方，金属床義歯のフレーム構造は，維持装置や連結装置が一体化しているため，頑健で鉤歯にとって有害なたわみや変形を最小限にすることができるだけでなく，義歯の設計にもバリエーションを持たせることが可能であるため，患者の状態に合わせた違和感の少ないパーシャルデンチャーを作製することができる（図2E2-2）．

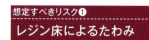

想定すべきリスク❶
レジン床によるたわみ

→ リスク回避①
図2E2-2（P150）

金属床義歯の作製手順

ESSENCE「金属床義歯の作製手順」(P156)に金属床義歯の作製手順を示した。下顎の遊離端欠損では，咬合力による義歯の沈下が起こりやすい。義歯の沈下量が大きいと，鉤歯に外傷力が加わり悪影響を及ぼすため，床内面と顎堤粘膜の適合精度を高めて，鉤歯の歯根膜の被圧変位量と欠損部顎堤粘膜の被圧変位量を調和させることが，義歯作製時の極めて重要な要件になる。

しかしながら，この鉤歯と顎堤粘膜の被圧変位量には大きな差があるため，これを一回の印象採得で調和させることは難しく，フレーム適合の確認後に，圧を加えながら遊離端顎堤粘膜部の印象採得を再度行う「アルタードキャストテクニック」がどうしても必要になる（ESSENCE「アルタードキャストテクニックの手順」〔P158〕）。

想定すべきリスク❷
義歯の沈下

→ リスク回避②
(1) 図2E2-3 (P150)
   ESSENCE (P168)
(2) 図2E2-7, 8 (P153)
(3) 図2E2-11 (P155)

表12：遊離端欠損義歯のリスクとリスク回避

リスク	リスク回避
義歯の沈下 鉤歯の歯根膜の被圧変位量と欠損部の顎堤粘膜の被圧変位量の差が大きいため，鉤歯に大きな負荷がかかる	**アルタードキャストテクニック** 圧を加えながら欠損顎堤部の印象採得を再度行うことで，歯牙「硬組織」と顎堤粘膜「軟組織」の相反する組織を調和させるて鉤歯にかかる力を分散する

第二選択肢
パーシャルデンチャー治療

レジン床義歯　右下遊離端欠損レジン床義歯症例

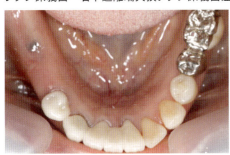
図2E2-1①

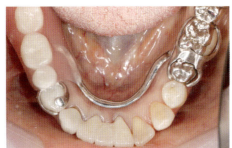
図2E2-1②

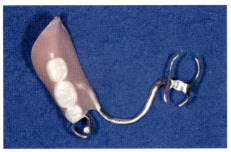
図2E2-1③

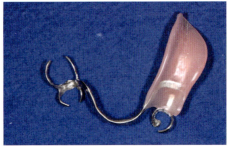
図2E2-1④

図2E2-1①：右下遊離端欠損，図2E2-1②：レジン床義歯装着時

図2E2-1③：レジン床義歯咬合面観，図2E2-1④：レジン床義歯内面観
レジン床義歯は材質や構造の問題から，たわみや変形が生じやすいという大きな欠点がある。その欠点を補うためにもパーシャルデンチャー設計の基本原則を踏襲することが重要である。本症例では，遊離端欠損側である 5| のレストを近心位に設けて，鉤歯にかかる力をできるだけ歯軸方向に向かうように工夫している。また非欠損側にエンブレジャークラスプ（鋳造双歯鉤）を鋳造のリンガルバーとともに用いることで，義歯の回転力を抑制する把持効果が生まれる。双歯鉤は強力な維持力も発揮するが，あまり強い維持力を与えると，義歯のたわみと同時に鉤歯に過度な負荷がかかるため，把持効果のみを期待した間接維持装置として使用することが望ましい

治療のリスクと選択肢
大臼歯遊離端欠損：パーシャルデンチャー治療

リスク回避❶
レジン床によるたわみの防止：金属フレームによる金属床義歯

表13：レジン床義歯のリスクとリスク回避

リスク	リスク回避
レジン床義歯の最大の欠点はたわみや変形が生じることである．指の力でたわみを加えることができる程度の強度では，咬合力によって義歯に変形が生じて，鉤歯に外傷的な力が加わるリスクが大きくなってしまう	**金属フレームによる金属床義歯にする** 剛性の高い金属フレームによって維持装置・大連結子・小連結子・間接維持装置などを一体化することで，義歯のたわみや変形といったリスクを減らすことができる

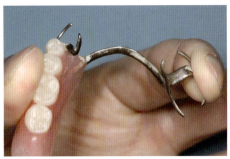
図2E2-2①

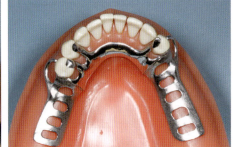
図2E2-2②

図2E2-2①：レジン床義歯のたわみ
図2E2-2②：金属床義歯のフレーム

リスク回避❷（1）
沈下の防止（1）：アルタードキャストテクニック（→ESSENCE「アルタードキャストテクニックの手順」P158）

金属床義歯　76 遊離端欠損金属床症例

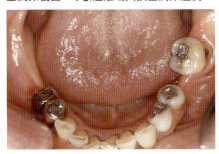
図2E2-3①

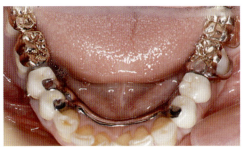
図2E2-3②

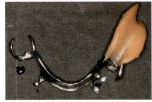
図2E2-3③

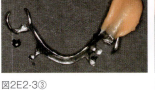
図2E2-3④

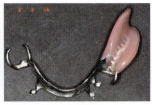
図2E2-3⑤

図2E2-3①：術前下顎咬合面観（Kennedy Ⅱ級症例）

図2E2-3②：術後下顎咬合面観

図2E2-3③：アルタードキャストテクニックによる顎堤粘膜部の精密印象
Kennedy Ⅰ，Ⅱ級では，機能時に遊離端部で生じる義歯の沈下量を最小限に抑える工夫が重要になるため，顎堤粘膜と床内面の適合精度が義歯の良否に大きく関わっている

図2E2-3④：金属床義歯咬合面観，図2E2-3⑤：金属床義歯内面観
たわみや変形量の少ないリジッドな設計．維持力によらない支持や把持力を重視した設計．機能時に義歯の回転が起こらない設計．咬合力の分散を考慮した設計．顎堤粘膜部と床内面の適合精度などが適切なパーシャルデンチャーの要件となる

大臼歯遊離端欠損：パーシャルデンチャー治療

REMARK
パーシャルデンチャー設計の三要素

①支持　②把持　③維持

義歯の安定は，維持力に頼らず，支持・把持効果をうまく使って，鉤歯にかかる側方力を軽減し，咬合力を分散することで得るようにする．

REMARK
パーシャルデンチャーの基本設計

遊離端欠損症例では，欠損側の支持作用と非欠損側の把持作用が重要になる．

支持作用

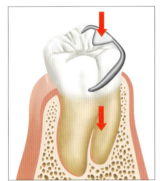 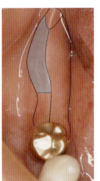

図2E2-4①　　　　　図2E2-4②

図2E2-4①：鉤歯の支持作用
クラスプによる支持は，レストが担い，咬合力を歯軸に伝える．遊離端欠損症例ではレストを近心に設けることで，より咬合力を歯軸に伝えやすくなる

図2E2-4②：顎堤粘膜の支持作用
下顎遊離端欠損では，顎堤粘膜の支持は主に頬側棚が担っているため，臼後三角と頬側棚を含んだ床形態が極めて重要になる

把持作用

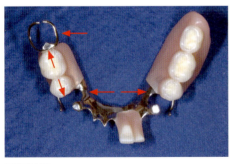 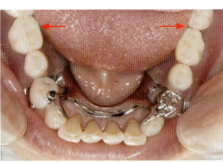

図2E2-5①　　　　　図2E2-5②

図2E2-5①：鉤歯の把持作用
鉤歯に対する把持効果は，変形しない部分（クラスプのアンダーカット上部・ガイドプレーン・床連結子など）で生じ，把持効果と着脱時に生まれる拮抗作用によって，鉤歯にかかる側方力が軽減される

図2E2-5②：顎堤粘膜の把持作用
床の形態によって顎堤粘膜部にも把持効果が生じる．下顎遊離端症例では，舌と頬粘膜に挟み込まれることによって，把持効果が生まれるが，そのためにはデンチャースペースの印象を正確に採らなくてはならない

151

治療のリスクと選択肢
大臼歯遊離端欠損：パーシャルデンチャー治療

REMARK
バーチャルデンチャー設計の要件

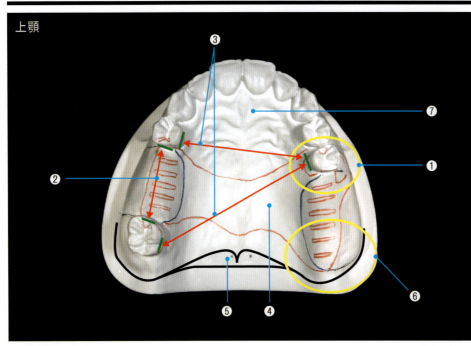

図2E2-6①

上顎
①Kratochvil TypeⅠバー
　（リジッドな設計）
②ガイドプレーンによる把持効果
③舌側ガイドプレーンによる着脱時の拮抗作用
④強固なパラタルストラップによる把持・維持効果
⑤多数歯欠損でパラタルプレートを使うときは、ポストダム付与して後縁封鎖
⑥遊離端欠損では結節部の印象が重要
⑦前歯残存症例では口蓋皺襞は開放する

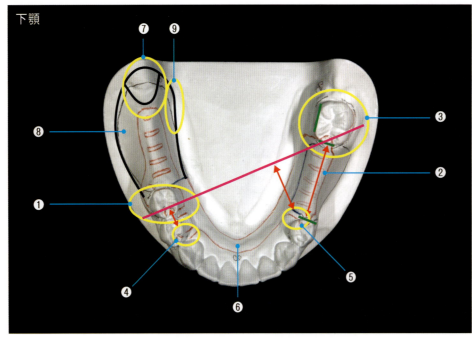

図2E2-6②

下顎
①Kratochvil TypeⅠバー
　またはKrol TypeⅠバー
②ガイドプレーンによる把持効果
③舌側ガイドプレーンによる着脱時の拮抗作用
④間接維持装置で回転防止
⑤非遊離端欠損部では間接維持装置は回転軸より離して設置
⑥口腔底部の印象は十分な機能運動をさせる
⑦遊離端欠損では臼後三角の印象が重要
⑧頬側棚による支持作用
⑨顎舌骨筋窩部分の把持・維持効果

図2E2-6①～②

渡辺隆史，若手歯科医師のための臨床の技50 バーシャルデンチャー，デンタルダイヤモンド社，2008，東京　P6,7より引用

適切なパーシャルデンチャーの設計要件

1. レストをしっかりと付与して、咬合力を歯軸方向に伝達する
2. クラスプ、ガイドプレーン、小連結子などによる把持効果・拮抗作用によって、義歯による側方力を軽減する
3. 大・小連結子の設計を強固にして、義歯のたわみや変形を最小にする
4. 顎堤粘膜部の被圧縮量をできるだけ少なくする

治療のリスクと選択肢

大臼歯遊離端欠損：パーシャルデンチャー治療

リスク回避❷（2）

沈下の防止（2）：適切なレストの配置

> 表14：パーシャルデンチャーの基本設計：レストの機能
>
> 1. パーシャルデンチャーの沈下防止
> 2. 残存歯への咬合力の分散
> 3. 鉤歯にかかる咬合力を歯軸方向に分散し側方力を軽減する
> 4. セントリックストップの回復
> 5. 鉤歯の挺出防止

下顎遊離端欠損　近心レストクラスプ

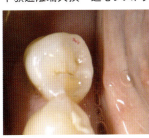
図2E2-7①

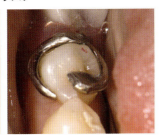
図2E2-7②

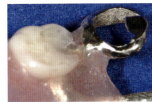
図2E2-7③

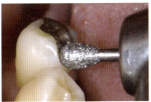
図2E2-7④

図2E2-7①～④
レストは，支持機能を担っていて極めて適切な義歯の設計で重要な役割を果たしている．レストによって義歯の沈下が抑制され，残存歯への咬合力が分散される．
下顎遊離端欠損症例では，欠損側のレストの位置は近心位に設置する．レストの形態はスプーン状で，大きなラウンド状のバーを使って，小臼歯の近心部の小窩を利用して形成する

REMARK
近心レストと遠心レスト

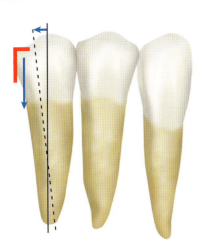
図2E2-8①

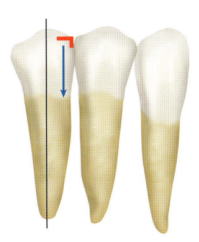
図2E2-8②

図2E2-8①：遠心レスト
遠心レストによって回転力が生じる

図2E2-8②：近心レスト
レストを近心に設置することで・隣在歯によって傾斜が抑制され回転力が生じない

治療のリスクと選択肢
大臼歯遊離端欠損：パーシャルデンチャー治療

> REMARK
KratochvilとKrolのRPIクラスプ

「近心レスト（R:mesial rest）」（①）「ガイドプレーン（P:proximal plate）」（②）「Iバー（I:I bar）」（③）を組み合わせたRPIクラスプは，クラスプの代表格ともいえる．

義歯の動きをできるだけ規制した機能（リジッドサポート）を求めたKratochvilによる考えと，義歯の沈下に対する緩圧作用を求めたKrolによる考えに大別できる．

これらは，ガイドプレーンとレストの形態ならびにIバーの設置位置に対する設計において大きな違いがある．

KratochvilのRPIクラスプ

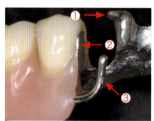
図2E2-9①

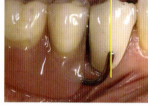
図2E2-9②

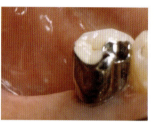
図2E2-9③

図2E2-9①～③：KratochvilのRPIクラスプ
義歯の動きを制限したリジッドタイプである．原法では，ガイドプレーンは歯肉縁まで延ばして全体を歯面に密着させるが，臨床ではやや少なめに形成している．近心レストと小連結子はガイドプレーンに平行になるように，ミリングされたクラウンに密着して作製し，十分な把持・拮抗作用が働くようにする．Iバーは頰側最大豊隆部に一致させる

KrolのRPIクラスプ

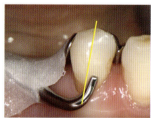
図2E2-10①

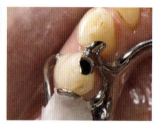
図2E2-10②

図2E2-10①～②：KrolのRPIクラスプ
義歯の動きを許容した緩圧タイプであるガイドプレーンは咬合面1/3以内とし，上端部1mmのみ接触させる．
レストは回転を許容できるよう，スプーン状にする．
Iバーは，近心寄りに設置し，義歯の回転が生じた際に歯面から離脱するようにする．
必ずしも鉤歯の補綴治療（クラウン）を必要としないため，汎用性の高い多用されるクラスプであるが，リジッドタイプではないため，顎堤粘膜面の適合精度をより厳密に高めて，咬合による義歯の安定を図らなくてはならない

KratochvilとKrolのRPIクラスプの比較

KratochvilのRPIクラスプ	KrolのRPIクラスプ
動きの少ないリジッドタイプ（側方力の減少）	動きを許容した緩圧タイプ（咬合力を分散）
近心レスト（小連結子と一体化したリジッドタイプ）	近心レスト（回転を許容するスプーン状）
ガイドプレーン：隣接面全体を使った密着タイプ	ガイドプレーン：咬合面側1/3内で上端部1mmのみ接触
Iバー：歯冠中央に設置	Iバー：歯冠中央より近心側に設置
調整：ガイドプレーンのリリーフ処置が必要	調整：容易
唾液の自浄性：少ない	唾液の自浄性：多い
鉤歯の補綴治療（クラウン）を必要とする	必ずしも補綴治療を必要としない（天然歯の状態で鉤歯として利用できる）

KratochvilタイプのRPIクラスプは，鉤歯の補綴治療が必要になる．より補綴的な介入範囲の少ない低侵襲な治療を求める，マルチディシプリナリーアプローチにおけるパーシャルデンチャーの治療においては，KrolタイプのRPIクラスプを多用することになる．

治療のリスクと選択肢

大臼歯遊離端欠損：パーシャルデンチャー治療

リスク回避❷（3）
沈下の防止（3）：間接維持装置

パーシャルデンチャーの基本設計：間接維持装置による回転防止

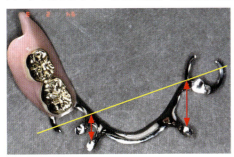

図2E2-11①

図2E2-11①：間接維持装置
間接維持装置は義歯の回転を抑制する重要な役割を果たす．
遊離端欠損では，義歯の回転中心より近心位に間接維持装置を設置することで，義歯の回転を抑制する．
非欠損側では回転軸よりできるだけ離れた位置に設置するとより効果的である

禁忌：不適切なパーシャルデンチャー

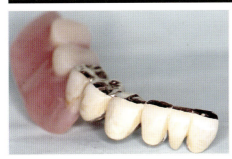

図2E2-12①

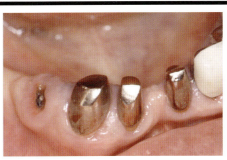

図2E2-12②

図2E2-12①：コーヌスタイプの片側義歯，図2E2-12②：歯根破折を起こしたコーヌス内冠
下顎遊離端欠損部にコーヌスタイプの片側義歯が施されていたが，鉤歯が破折して来院した．片側義歯では，把持効果がほとんど期待できず，鉤歯にとって有害な大きな回転力が生じてしまう．コーヌスのように維持力を高めれば一見義歯は安定したように感じるが，鉤歯に加わる過剰な負荷は，咬合崩壊を助長する結果を招くことになる

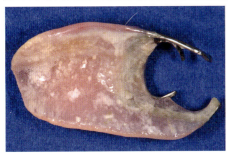

図2E2-13①

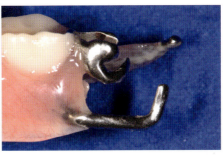

図2E2-13②

図2E2-13①：不適合な片側義歯，図2E2-13②：片側義歯のIバークラスプ
片側義歯にIバークラスプを用いて，義歯の安定を図ろうとしているようだが，極めて不適合な状態になっている．片側義歯で義歯特有の違和感を解消できたとしても，鉤歯に極めて有害な力がかかるため，不適切な治療の選択肢である

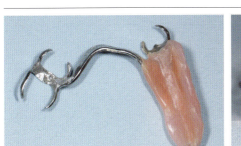

図2E2-14①

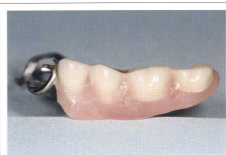

図2E2-14②

図2E2-14①：床の外形が不十分なレジン床義歯，図2E2-14②：不適切な咬合平面
クラスプやバーは適切に設置されているも，床の外形が不十分なため，床による支持作用が期待できない．床には咬合力を床全体で受け止め，咬合圧を分散させると同時に，鉤歯にかかる負担を軽減するための「支持作用」を備えていることが求められる．
また，不適切な咬合平面は，義歯の動揺の原因となる．義歯の安定の要件として咬合が深く関わっている．咬合平面を整えることは補綴治療の基本の一つである

ESSENCE

金属床義歯の作製手順

遊離端欠損症例における金属床義歯の作製に関しては、強固なフレームによるリジッドサポートの概念に基づいた設計と、遊離端粘膜面の印象採得が鍵になる。ここではその作製手順の概要を説明する。

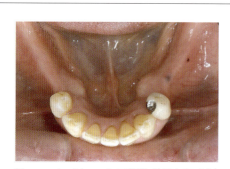

Kennedy Class I 下顎遊離端欠損症例

Step1 概形印象

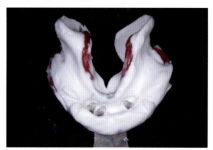

図1-1
各個トレー作製のために既製トレーによる外形印象を行う。臼後三角（PAD）、頰側棚、顎舌骨筋線、頰小帯、舌小帯などのランドマークを含んだ印象が必要である。下顎遊離端欠損症例では時に臼後三角の印象が重要になる

Step2 各個トレー試適

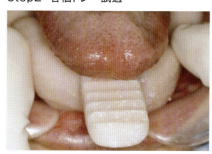

図1-2
概形印象から作製した各個トレーを口腔内に試適する。十分な機能運動をさせて、小帯や頰粘膜などトレーに干渉している部分を見つけて調整する。特に舌の動きは大袈裟に行い、舌運動を妨げる部位は大きく削合しておく

Step3 筋圧形成

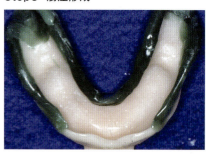

図1-3
頰粘膜ならびに舌の機能運動は、総義歯よりも大きく動かして行う。小帯を十分に避けた形態とするが、義歯後縁部（PAD付近）は総義歯に準じた筋圧形成を行うようにする

Step4 精密ラバー印象

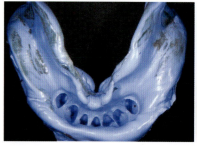
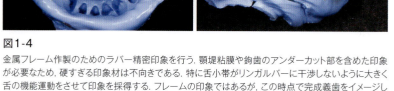

図1-4
金属フレーム作製のためのラバー精密印象を行う。顎堤粘膜や鉤歯のアンダーカット部を含めた印象が必要なため、硬すぎる印象材は不向きである。特に舌小帯がリンガルバーに干渉しないように大きく舌の機能運動をさせて印象を採得する。フレームの印象ではあるが、この時点で完成義歯をイメージして、欠損顎堤部の印象も正確に印象採得する

金属床義歯の作製手順

金属床義歯の前処理

1. う蝕や歯周炎など残存歯の治療
2. スタディーモデルによる診断と基本設計の決定
3. 咬合平面の改善
4. レストシートとガイドプレーンの付与
5. 各個トレーの作製

下顎各個トレーの作製ポイント

1. 臼後三角を必ず含む
2. 小帯は大きく避けて作製する．特に頬小帯は近遠心的にも大きく広げ，舌小帯は舌を思いっきり持ち上げても全く干渉しないようにする
3. 印象材のスペースを確保するため，鉤歯以外の歯牙や欠損顎堤の歯槽頂部にストッパーを設ける

Step5 フレーム試適

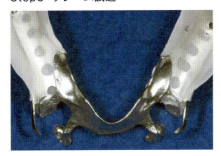

図1-5
金属床のフレームを口腔内に試適して適合性を確かめる．特にガイドプレーン部が正確に適合するよう調整する．欠損顎堤部はアルタードキャストテクニックにて再度精密印象を行うため，アルタードトレーを遊離端部につけている

Step6 アルタードキャスト

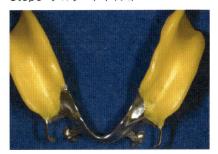

図1-6
アルタードキャストテクニックはフレームの印象採得後，欠損部顎堤粘膜面を流動性の高い印象材で，機能圧を加えながら再度精密印象する方法で，一般的に下顎の遊離端欠損症例で行われる

Step7 金属床義歯装着

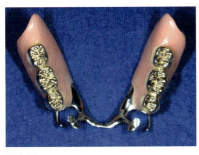

図1-7
人工歯は咬合精度を高めるために，メタルオクルーザルにしている．維持装置はKrolタイプのRPIクラスプを使用し，顎堤粘膜の沈下に対応している

Step8 床内面の適合精度の確認と調整

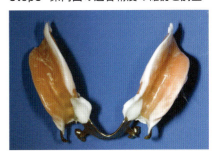

図1-8
最後にフィットチェッカーにて床内面の適合精度を確認する．アルタードキャストによって精度の高い適合を得ることができる．ほとんど無調整で装着できる

ESSENCE

アルタードキャストテクニックの手順

アルタードキャストテクニックは，パーシャルデンチャーの質を高めるうえでどうしても必要なテクニックである．ぜひとも会得したい．ここでは，流動性の高い，ワックス系の印象材を使った方法を解説する．

下顎遊離端欠損症例（Kennedy Ⅰ，Ⅱ級）では，咬合力による義歯の沈下が最もおこりやすいため，その沈下量を考慮に入れながら，いかに欠損顎堤粘膜と義歯床を精密に適合させるかが，義歯の良否を決定する鍵となる．しかしながら，鉤歯の歯根膜の被圧変位量と欠損部の顎堤粘膜の被圧変位量を調和させることは，通常の一回法の印象採得では難しく，フレームの適合を確認した後に，機能圧を加えながら欠損顎堤部の印象採得を再度行うアルタードキャストテクニックが必要になる．すなわち，歯牙「硬組織」と顎堤粘膜「軟組織」の相反する組織を調和させなくてはならないという難題を解決するための手法がアルタードキャストテクニックということになる．

Step1：アルタードトレーの作製

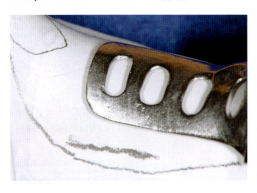

図1-1：外形線の記入
臼後三角を含み，頬側では頬棚の最深部より2～3mm程度アンダーで，舌側では顎舌骨筋線下部3mm程度に外形線を記入する

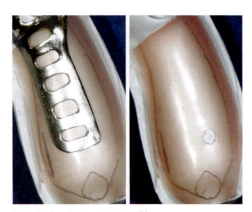

図1-2：シートワックスの圧接
シートワックス#26を離端欠損部に圧接し，外形線より1～2mm長くカットするフレームを適合させ，ストッパー部をくり抜く

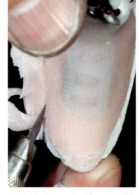

図1-3：トレーレジンの圧接
シートワックス上に分離材を十分に塗布したのちに，フレームを戻し，その上からトレーレジンを圧接し，固くなる前に余剰部分をカットする

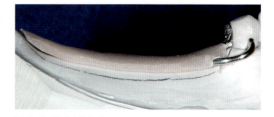

図1-4：仕上げ完成
アルタードキャストテクニックはフレームの印象採得後，欠損部顎堤粘膜面を流動性の高い印象材で，機能圧を加えながら再度精密印象する方法で硬化後，辺縁を研磨して完成．シートワックス一枚分のスペースができていることを確認する．一般的に下顎の遊離端欠損症例で行われる

Step2：ワックスによる印象採得

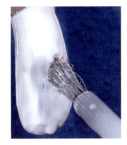

図2-1：アルタードトレーの試適
トレーを口腔内に試適したのち，ディスクロージングワックスやフィットチェッカーを使用して，スペースや外形線の確認を行う

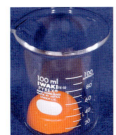
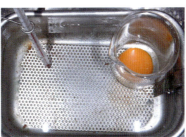

図2-2：Korecta Wax TypeⅣの溶解
ワックスをビーカーに入れて，湯煎で溶解する

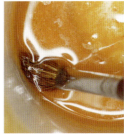

図2-3：アルタードトレーへの盛りつけ
溶解したワックスを刷毛でトレーに一塗りして，すぐさま口腔内に適合させる．このとき余剰に盛りつけてはならない

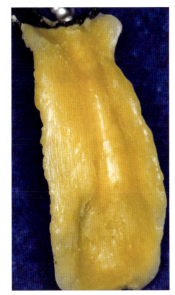

図2-4：印象採得
一塗り刷毛で塗った印象材を口腔内に戻しては内面を確認し，印象内面に光沢が出るまでこれを繰り返す．光沢が出た瞬間が，顎堤粘膜に印象材が接触した瞬間であるので，そこからワックスを足した分だけ，顎堤粘膜に圧が加わった印象採得をしていることになる

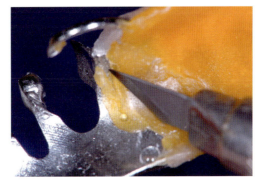

図2-5：余剰部のカット
圧を加えて印象採得を続けていくと，余剰ワックスがはみ出てくるので，余剰部をカットしておく．特に近心部は注意深くトリミングする

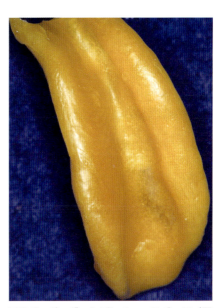

図2-6：ボーダーとデンチャースペース（研磨面）の印象
ボーダー部並びにデンチャースペース部にもワックスを盛り足して，機能運動を行わせて印象採得を完成する．ワックス系の印象材は熱に弱いため，冷水につけて保存する

Step3：模型の改造

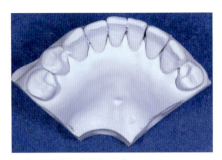

図3-1：模型のトリミング
フレームを作製した石膏模型の遊離端欠損部をトリミングして、アンダーカットを付与する

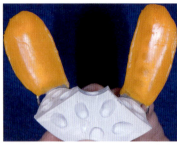
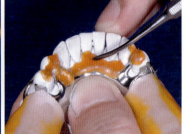

図3-2：アルタード印象の固定
アルタードキャストしたフレームを石膏模型に戻す．この際，印象面を指で触らないよう注意する．フレームが確実に模型にフィットしていることを確認して，位置が動かないように指で固定しながら，スティッキーワックス等で固定する

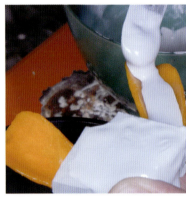
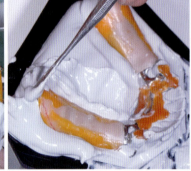

図3-3：石膏の注入
練和した超硬石膏をアンダーカット部と印象内面に気泡を入れないように注意深く流し込む．ゴム枠を利用してボクシングの要領でボーダー部分をできるだけ深めに沈み込ませて硬化を待つ

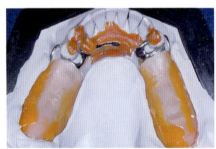
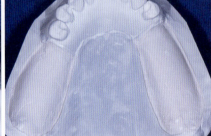

図3-4：アルタードキャスト模型の完成
遊離端欠損部の印象が，任意の圧を加えた状態の印象面に置き換わった．この模型からロウ堤を作製して，再度咬合採得をした上で最終義歯の作製に入る

アルタードキャストテクニックの手順

アルタードキャストテクニック：
咬合機能圧を想定した欠損部への圧のかけ方

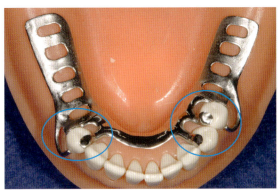

図4-1：Step1
印象用ワックスをアルタードトレーに塗布したら，いきなり欠損部に圧をかけずに，フレームが浮き上がらないように，適合を確認しながら，レスト上に垂直的に圧をかけるようにする

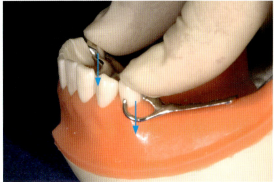

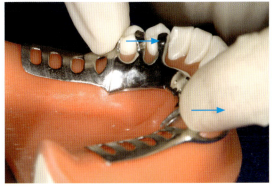

図4-2：Step2
顎堤粘膜全体に印象用ワックスが行き渡ったら（ワックス内面に均一な光沢ができる），印象内面をトーチでごく軽く炙りわずかに軟化させたのちに口腔内に試適して，ガイドプレーンが鉤歯に密着するように，遠心から近心に向かってフレームを歯牙に強く押しつける

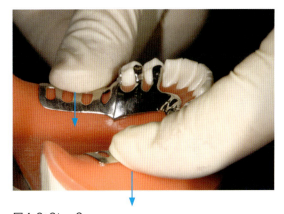

図4-3：Step3
最後に，再度印象内面をトーチでごく軽く炙りわずかに軟化させたのちに口腔内に試適し，咬合力による義歯の沈下量を想定して，欠損部に垂直的な圧をかける

Decision-Tree 1
~下顎第一大臼歯 う蝕から上顎前歯フレアーアウトに至るまで~

Stage 3

「小臼歯近心傾斜 & 遊離端欠損」から
「低位咬合 & 下顎前歯挺出 & 上顎前歯フレアーアウト」に至るまでの
治療のリスクと選択肢

●

大臼歯の遊離端欠損に対して適切な対応ができないと,
歯周炎の進行と相まって病態はいよいよ複雑な様相を呈してくる.
小臼歯も歯周組織が健全であればよく耐えて咬合支持の役割をある程度は果たすことができるが,
歯周炎の進行とともに動揺が始まり,徐々に近心に傾斜して咬合が低位になっていく(**図3-1①**).
ジグリングフォースによる二次性の咬合性外傷によって,
垂直的な骨吸収を生じて抜歯に至るケースもある(**図3-1②**).

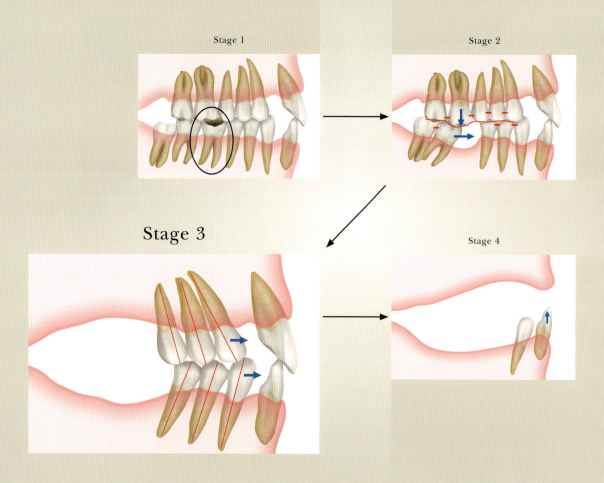

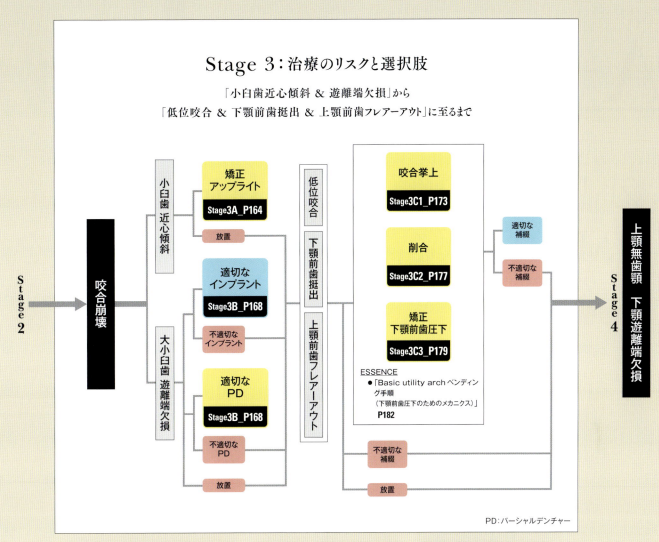

Stage 3：治療のリスクと選択肢
「小臼歯近心傾斜 & 遊離端欠損」から
「低位咬合 & 下顎前歯挺出 & 上顎前歯フレアーアウト」に至るまで

PD：パーシャルデンチャー

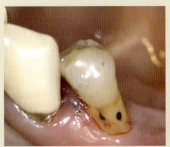

図3-1①：小臼歯，犬歯の近心傾斜
咬合圧によって小臼歯と犬歯が近心に傾斜している

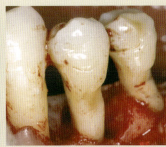

図3-1②：小臼歯の垂直性骨吸収
ジグリングフォースが原因で歯槽骨の垂直性骨吸収が起きている

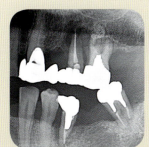

図3-1③：小臼歯のクラックと歯根破折
強い負荷のかかる小臼歯の失活歯は，クラックや歯根破折を引き起こしやすい．失活歯周囲の垂直的な骨吸収は歯周炎だけが原因ではない

　小臼歯も歯周組織が健全であればよく耐えて咬合支持の役割をある程度は果たすことができるが，歯周炎の進行とともに近心に傾斜して咬合が徐々に低位になっていく（図3-1①）．小臼歯にはジグリングフォースが生じているため，二次性の咬合性外傷によって垂直的な骨吸収を生じて抜歯に至るケースもある（図3-1②）．小臼歯が失活歯である場合は，過剰な咬合圧に耐えかねてクラックや歯根破折を引き起こして，一気に抜歯への道をたどることも珍しくない（図3-1③）．

　いずれにせよ，大臼歯に続く小臼歯群の不具合によって遊離端欠損部の範囲が拡大するにつれて，前歯部へ外傷力が加わり，上顎前歯のフレアーアウトという現象を生じるようになる．この現象は，たとえ小臼歯や大臼歯が残存していても，咬合支持がきちんと獲得できていなければ同様に生じることになる．

　この小臼歯群の咬合崩壊から上顎前歯のフレアーアウトに至るStage3では，どのような治療を行えば良いのであろうか？

Decision-Tree 1
Stage 3
A 小臼歯近心傾斜：MTM（Upright）

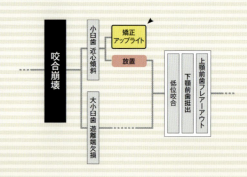

小臼歯近心傾斜への対応，「MTMによる歯軸の改善（Upright）」を

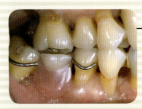

小臼歯近心傾斜

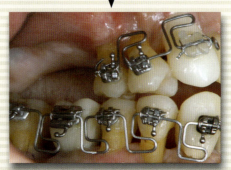

MTMによる歯軸の改善（Upright）

想定すべきリスク❶	→	リスク回避❶
安定した固定源の確保	→	大臼歯部へのインプラント補綴
脆弱な固定源（大臼歯近心傾斜）	→	固定源の加強

<図3A-3（P166）>

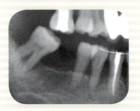
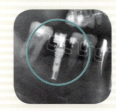
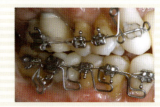

治療のリスクと選択肢
小臼歯近心傾斜：MTM（Upright）

小臼歯近心傾斜への対応

　大臼歯の咬合崩壊の次に起こるのは小臼歯と犬歯の近心傾斜である．この変化はわずかであるため見落としがちだ．小臼歯が近心傾斜することで咬合が低位になり，下顎前歯の突き上げによって上顎前歯に水平的な負荷がかかるようになる．この下顎前歯の突き上げこそが上顎前歯フレアーアウトの最大の原因となる．小臼歯の近心傾斜が起こらなくても，小臼歯部の動揺によっても同様な現象が生じるので，前歯に影響が出る前に処置しておかなくてはならない（図3A-1）．

　近心傾斜した小臼歯に対する最善の対策は，矯正治療による歯軸の改善，すなわち遠心へのアップライトということになるが，すでに固定源となる大臼歯を喪失していることが多いため，矯正治療を行うためには固定源としてのインプラント補綴が必要になる（図3A-2，-3）．

想定すべきリスク❶
安定した固定源の確保
脆弱な固定源（大臼歯近心傾斜）

→ リスク回避①
図3A-3（P166）

REMARK
小臼歯と犬歯の近心傾斜と改善法

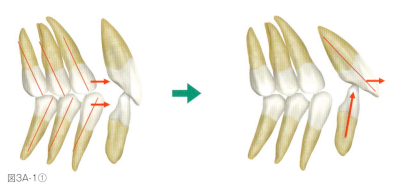

図3A-1①

図3A-1①：小臼歯と犬歯の近心傾斜
小臼歯・犬歯が近心傾斜することで咬合が低位になり，下顎前歯の突き上げによって上顎前歯に水平的な負荷がかかり，フレアーアウトが生じる

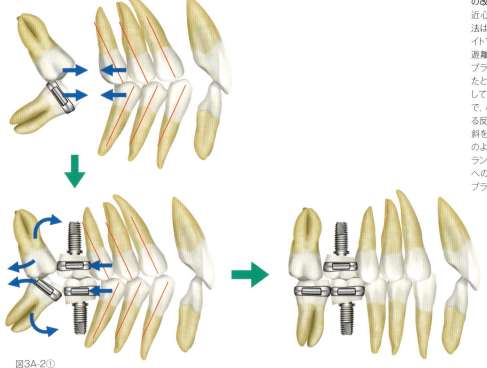

図3A-2①

図3A-2①：小臼歯と犬歯の近心傾斜の改善法
近心傾斜した小臼歯の唯一の改善方法は矯正治療による遠心へのアップライトである．
遊離端欠損では，固定源としてのインプラント補綴が必要になる．
たとえ，図のように第二大臼歯が残存している場合でも固定源としては脆弱で，小臼歯の歯軸を直立させようとする反作用で，かえって大臼歯の近心傾斜を悪化させる結果となってしまう．このような場合，第一大臼歯部にインプラント補綴を行うことで，小臼歯の遠心へのアップライトと第二大臼歯のアップライトを同時に行うことが可能になる

治療のリスクと選択肢
小臼歯近心傾斜：MTM (Upright)

選択肢
MTMによる歯軸の改善（Upright） & **リスク回避❶** 大臼歯部へのインプラント補綴

インプラント補綴後，矯正治療にて小臼歯近心傾斜を改善した症例
● 矯正治療前（インプラント治療）

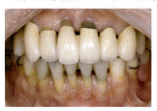
図3A-3①

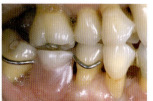
図3A-3②

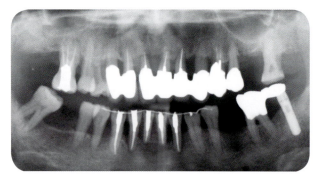
図3A-3③

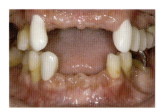
図3A-3④

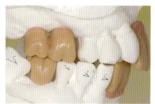
図3A-3⑤

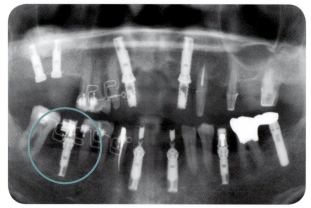
図3A-3⑥

図3A-3①：初診時正面観，図3A-3②：初診時右側方面観
図3A-3③：初診時パノラマエックス線写真

上顎4前歯は失活歯で連結冠が施されていた．下顎前歯も失活歯で切縁部は削合されワイヤーとレジンで連結された状態であった．おそらく上顎前歯フレアーアウトを補綴治療で改善した結果であると推察された．全顎的に歯周炎が進行し，特に上下前歯部の骨吸収は根尖付近にまで達していた．左側臼歯部では|5 7 と 6|が欠損し，|7部にはインプラントが埋入されていたが，残念なことに無理な補綴治療が施されており，|6と連結固定されていた．|6の根分岐部には透過像が認められることから，|6の動揺と|7のインプラントで改善しようとしたと推察される．|7は咬合平面を改善したためと思われるが，削合されたままの状態になっていた．
右側臼歯部においては，6|の欠損に伴い 7|の近心傾斜が認められた．また，上下の小臼歯群の近心傾斜が認められた．
このように，上顎前歯のフレアーアウト発生時には，臼歯咬合崩壊を伴う歯周炎の進行が顕著に認められ，非常に複雑な様相を呈している．治療にあたっては，小臼歯の近心傾斜を改善するか否かが治療計画の大きなポイントになるが，改善するにあたっては大臼歯部へのインプラント補綴が必須となる

図3A-3④：初期治療終了後正面観
上下前歯部ならびに 6|は抜歯となった

図3A-3⑤：初期治療終了後診断用ワックスアップ
右側上下小臼歯ならびに犬歯と 7|の近心傾斜が認められる．欠損部へのインプラント治療とインプントを固定源にした矯正治療を計画した

図3A-3⑥：インプラント埋入後のパノラマエックス線写真
固定源の加強のために 6|部，7 6|部（骨量不足のためサイナスリフトを併用），上下前歯部，|5部に合計8本のインプラントを埋入した．|6 7の天然歯と連結されたインプラント補綴は，再治療を行わず経過観察することとした

小臼歯近心傾斜：MTM（Upright）

●矯正治療開始から終了まで

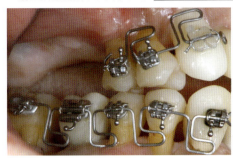

図3A-3⑦　　　　　　　　図3A-3⑧

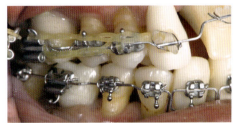 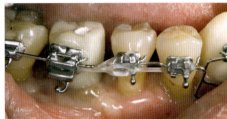

図3A-3⑨　　　　　　　　図3A-3⑩

図3A-3⑦：矯正治療開始時右側方面観
6|インプラントのインテグレーション獲得後プロビジョナルレストレーションを装着して、インプラントを固定源にした矯正治療を開始した．
矯正治療は、イニシャルワイヤー装着後、Lループ付きのセクショナルワイヤー（.0175×.0175 TMAワイヤー）にて小臼歯ならびに大臼歯にアップライトを開始した

図3A-3⑧：術中右側方面観
上顎も 76|インプラントを固定源とした矯正装置を装着し，小臼歯ならびに犬歯の遠心へのアップライトを開始した

図3A-3⑨⑩
上下前歯インプラント部までセクショナルワイヤーを延長して，近遠心のインプラントで挟み込むようにして，パワーチェーンを使って小臼歯ならびに犬歯の遠心へのアップライトを行った．543|のアップライトによって 32|間に空隙が生じている．インプラントの埋入位置は矯正治療による歯牙移動を想定して決定される．この時点で 7|のアップライトは完了している

●最終補綴物の装着

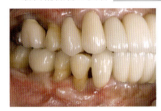

図3A-3⑪

図3A-3⑪：最終補綴物装着後右側方面観
付着歯肉が欠損していた 4|部には遊離歯肉移植を行っている．
矯正治療で歯軸を直立したことで，咬合力が長軸方向に向かうように改善された．
歯周炎によって水平的な骨吸収が認められたため、多少の動揺はあるが，天然歯の連結はあえて行っていない

●術後5年

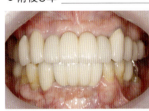 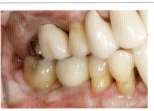

図3A-3⑫　　　　　　　　図3A-3⑬

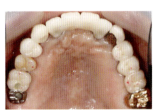 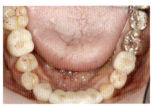

図3A-3⑭　　　　　　　　図3A-3⑮

図3A-3⑫：補綴治療終了後約5年正面観

図3A-3⑬：補綴治療終了後約5年右側方面観

図3A-3⑭：補綴治療終了後約5年上顎咬合面観

図3A-3⑮：補綴治療終了後約5年下顎咬合面観

図3A-3⑯：補綴治療終了後約5年パノラマエックス線写真
術後5年が経過したが安定した状態を保っている

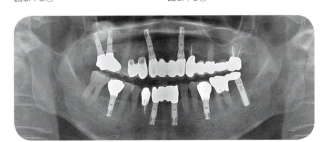

図3A-3⑯

犬歯・小臼歯群の後天的な近心傾斜を改善するか否かが治療計画の鍵になる

Decision-Tree 1
Stage 3

B

大臼歯・小臼歯遊離端欠損：
インプラント治療，パーシャルデンチャー治療

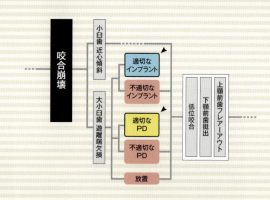

大臼歯・小臼歯遊離端欠損への対応，「インプラント治療」または「パーシャルデンチャー治療」を

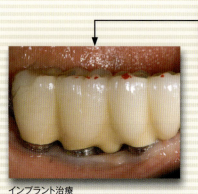
インプラント治療

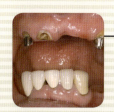
大臼歯・小臼歯遊離端欠損

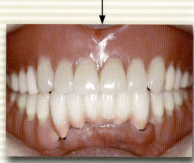
パーシャルデンチャー治療

想定すべきリスク❶

骨量不足による
インプラントの予後

↓

リスク回避❶

GBRを避ける ＆
ショートインプラントの応用
<図3B-1 (P169)>

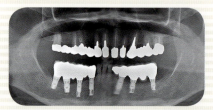

参考：「ショートインプラントの応用」(P134)

想定すべきリスク❷

パーシャルデンチャーの
不適合による顎堤吸収の進行

↓

リスク回避❷

リジッドタイプの金属床義歯
<図3B-2 (P170)>

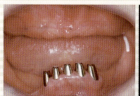 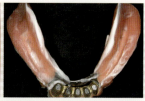

参考：ESSENCE「金属床義歯の作製手順」(P156)
参考：ESSENCE「アルタードキャストテクニックの手順」(P158)

大臼歯・小臼歯遊離端欠損への対応

　小臼歯群の過剰な咬合負担が長く続くと，ついには小臼歯も抜歯となって遊離端欠損の範囲が拡大する．この時，下顎第一大臼歯欠損から始まる長年にわたる咬合崩壊の影響から，欠損顎堤部の顕著な垂直的骨吸収が認められることが多い．ここに不適合な遊離端義歯が装着されていると，さらに骨吸収に拍車をかけることになる．

　この顕著な骨吸収を伴った大小臼歯部の遊離端欠損への適切な対応は，ショートインプラントを使ったインプラント補綴か，リジッドタイプのパーシャルデンチャーということになるだろう．

　下顎臼歯部の垂直的な骨吸収が進行すると，下歯槽神経との関係で通常の長さのインプラント（10mm以上）が埋入できなくなる．骨増多術（GBR）を併用して骨量を増やす方法もあるが，臼歯部の垂直的なGBRは極めて予知性が低いため避けたほうが賢明だ．よってインプラント補綴で対応する場合は，ショートインプラントを利用することになるが，長期的な予後を考えると，できるだけ本数を増やして，可能であれば太めのインプラント（直径5mm以上）を選択したい（図3B-1）．

　もう一つの方法であるパーシャルデンチャーで対応する場合は，義歯の形態と床内面の適合精度に細心の注意を払わなくてはならない．下顎前歯のみが残存しているような症例では，とりわけ床の形態が重要になる．小臼歯が喪失すると，鉤歯には大きな維持力を期待できない．義歯の動揺を抑えようと維持力を高めることで，鉤歯に負荷がかかりすぎ義歯が人工的な抜歯装置のようになってしまうからだ．このステージでの遊離端義歯は，床全体で咬合力を受け止めて義歯を安定させる必要があるため，総義歯に準じた義歯床形態と，頑健でたわみの生じないリジッドタイプの構造が必要になる[37]（図3B-2）．

想定すべきリスク❶
骨量不足によるインプラントの予後

→ リスク回避① 図3B-1（P169）

想定すべきリスク❷
パーシャルデンチャーの不適合による顎堤吸収の進行

→ リスク回避② 図3B-2（P170）

選択肢
インプラント治療 **リスク回避❶** ショートインプラントの応用

大臼歯遊離端欠損ショートインプラント補綴症例

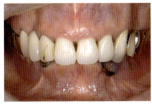
図3B-1①

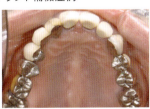
図3B-1②

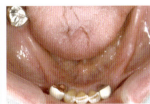
図3B-1③

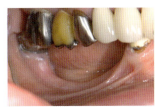
図3B-1④

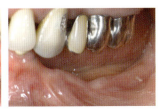
図3B-1⑤

図3B-1①：初診時正面観，図3B-1②：初診時上顎咬合面観，図3B-1③：初診時下顎咬合面観

図3B-1④：初診時右側方面観，図3B-1⑤：初診時左側方面観

下顎遊離端欠損部に著しい骨吸収が認められる．患者は下顎義歯の不具合を訴えて来院した．大きな問題は下顎にのみ生じていて，不適合な義歯が骨吸収を助長したものと推察される．前歯部は過蓋咬合で下顎前歯部が歯槽骨ごと挺出しているように見える．上顎臼歯部の咬合平面は不正で全体的に挺出している状態である

治療のリスクと選択肢
大臼歯・小臼歯遊離端欠損：インプラント治療，パーシャルデンチャー治療

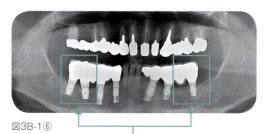

図3B-1⑥

リスク回避① ショートインプラントの応用

図3B-1⑥：術後パノラマエックス線写真
図3B-1⑦：術後正面観，図3B-1⑧：術後上顎咬合面観，図3B-1⑨：術後下顎咬合面観
図3B-1⑩：術後下顎右側方面観，図3B-1⑪：術後下顎左側方面観

下顎遊離端欠損部にインプラント補綴を行った．垂直的な骨吸収が顕著なため，大臼歯部はショートインプラントで対応した．咬合平面を改善したため，下顎インプラント補綴の歯冠長が長くなっている．インプラント補綴によって，確実な臼歯のバーティカルストップを得ることができた．それによって前歯部の咬合負担を軽減して，フレアーアウトや歯根破折などの上顎前歯に及ぶ影響を未然に防ぐことができた

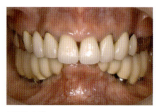
図3B-1⑦

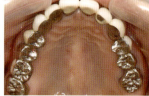
図3B-1⑧

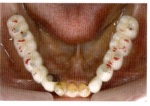
図3B-1⑨

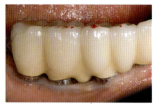
図3B-1⑩

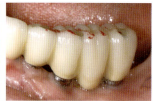
図3B-1⑪

選択肢 パーシャルデンチャー **&** **リスク回避②** リジッドタイプの金属床義歯

大臼歯遊離端欠損パーシャルデンチャー治療

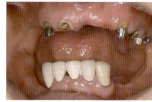
図3B-2①

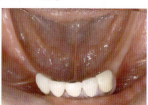
図3B-2②

図3B-2①：術前正面観，図3B-2②：術前下顎咬合面観
下顎遊離端欠損部に著しい骨吸収が認められる．上顎残存歯はすべて抜歯が必要で，下顎前歯の歯質も劣化している状態であった．患者はパーシャルデンチャーによる治療を希望した．義歯の安定にはできるだけ動きの少ないリジッドな義歯を選択する必要がある

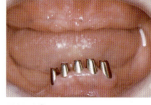
図3B-2③

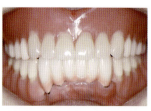
図3B-2④

図3B-2③：術後正面観
下顎の義歯は，残存歯が全て失活歯であったため，磁性アタッチメントを利用したテレスコープタイプの金属床義歯を採用した．義歯の維持となる前歯部に高径の低いテレスコープを使用することで，義歯の水平的な動きに対して，義歯がごくわずか離脱することで，支台歯（下顎前歯）にかかる負担を軽減することが可能になる[38]．

図3B-2④：術後正面観（義歯装着時）

図3B-2⑤：下顎金属床義歯咬合面観，図3B-2⑥：下顎金属床義歯内面適合状態（フィットチェッカー使用）

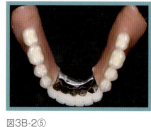
図3B-2⑤

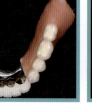
図3B-2⑥

このような症例では，義歯の安定は鉤歯に頼らずに咬合で安定を図る必要がある．すなわち義歯の形態と咬合は総義歯に準じて与えるようにする．また，遊離端欠損部床内面の適合状態も極めて重要になる．本症例はアルタードキャストテクニックで図3B-2⑥のような適合精度を確保したが，経時的には顎堤粘膜の変化に応じてリベースが必要になると思われる

Decision-Tree 1
Stage 3
C 低位咬合，下顎前歯の挺出と上顎前歯のフレアーアウトへの対応

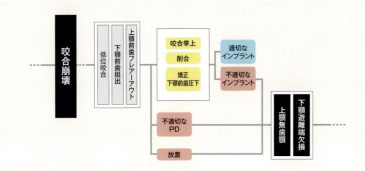

臼歯の咬合支持が失われた状態が長く続くと，前歯に過剰な負担がかかり続け，下顎前歯の突き上げによって上顎前歯の前方傾斜，すなわちフレアーアウトが起きてしまうことがある．この時，上顎前歯のフレアーアウトに伴って，下顎前歯も挺出していることがあるので注意が必要だ．

下顎前歯が挺出するとスピーの彎曲が強くなり咬合平面に問題が生じる．上顎前歯部のフレアーアウト現象に伴って生じた下顎前歯の挺出や小臼歯の近心傾斜，大臼歯の近心傾斜などが複合的に絡み合ってスピーの彎曲が強くなるわけだが，これが咬合再構成をする上で治療を難しくする最大の要因になってしまう．

上顎前歯フレアーアウト症例においては，不正な咬合平面の改善方法を検討することが，治療計画立案にあたっての最も重要な要件であることは間違いない（図3C-1）．

咬合平面の改善方法を決定するには，スピーの彎曲と顆路角との関係を理解しておかなくてはならない（図3C-2①②）．

スピーの彎曲と顎関節部の顆路角と前歯部の切歯路角は密接な関係にあって，顆路角よりスピーの彎曲が大きいと咬頭干渉の原因になるが，スピーの彎曲が強い状態でも，前歯の被蓋関係が正常で上顎前歯の傾斜（切歯路角）が顆路角よりも大きければ，前歯離開咬合が得られて臼歯に生じる咬頭干渉はある程度回避することができる（図3C-2③）．しかしながら，上顎前歯のフレアーアウト現象が進行して前方傾斜がひどくなると，下顎運動時に臼歯が強く干渉することになるため，臼歯の咬合崩壊が一気に加速することになる（図3C-2④）．そのため上顎前歯フレアーアウト症例においては咬合平面の改善が咬合再構成治療において最優先されるわけだ．

咬合平面の改善にあたっては，まずは下顎前歯切縁の位置を決めなくてはならない．

下顎前歯切縁は咬合平面の起点なっているだけでなく，適切なアンテリアガイダンスを構築するために重要な役割を果たしている．アンテリアガイダンスは，上顎前歯部口蓋側と下顎前歯切縁によって構成され，前歯部における下顎運動の起点ともなっているため，下顎前歯の挺出や歯列不正があると，上顎前歯の位置や形態の改善が必要となり，そのために無理な補綴治療を強いられることになる．この無理な上顎前歯補綴治療の予後が悪いことは前述した．よって上顎前歯フレアーアウトの治療においては，まずは下顎前歯切縁の位置と形態を適切な状態にしたうえで，前方傾斜してしまった歯軸を矯正治療で改善する必要がある．

下顎前歯切縁の位置の改善方法には，3つの治療の選択肢が考えられる．

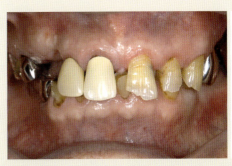

図3C-1①

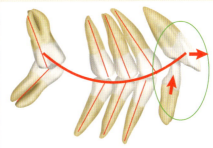

図3C-1②

図3C-1①：上顎前歯のフレアーアウト，図3C-1②：下顎前歯の挺出と強いスピーの彎曲

臼歯の咬合支持が失われた状態が長く続くと，下顎前歯の突き上げによって，いよいよ上顎前歯の前方傾斜すなわちフレアーアウトが起きる．
この時，上顎前歯のフレアーアウトに伴って下顎前歯の挺出が認められる．
前歯は過蓋咬合となり，臼歯では咬合平面が乱れて，スピーの彎曲が強くなってしまう

治療のリスクと選択肢
大臼歯・小臼歯遊離端欠損：インプラント治療，パーシャルデンチャー治療

REMARK
スピーの彎曲と顆路角・切歯路角の関係

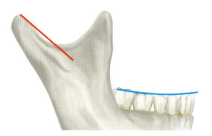

図3C-2①：緩やかなスピーの彎曲

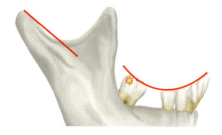

図3C-2②：強いスピーの彎曲
顆路角より大きなスピーの彎曲は咬頭干渉の原因になる

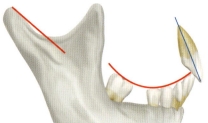

矢状前方顆路傾斜度 ＜ 矢状前方切歯路傾斜度

図3C-2③：正常な前歯の被蓋関係（アンテリアガイダンス）
前歯の被蓋関係が正常で，顆路角よりも切歯路角の方が大きければ，多少スピーの彎曲が強くても咬頭干渉は生じない

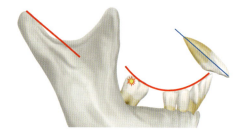

図3C-2④：前歯のフレアーアウト
上顎前歯が前方にフレアーすることで切歯路角（アンテリアガイダンス）が緩くなり，咬頭干渉が生じるようになる

スピーの彎曲は，下顎切歯切端と犬歯尖頭と臼歯部歯列の頰側咬頭頂を結び，これを矢状面に投影したときに現れる円弧で，顆路角よりスピーの彎曲の方が大きいと咬頭干渉の原因になる

強いスピーの彎曲 → リスク回避 → Stage3-C1：咬合挙上（P173）
Stage3-C2：補綴治療「削合」（P177）
Stage3-C3：矯正治療（P179）

Decision-Tree 1
Stage 3
C1
低位咬合 & 下顎前歯の挺出 &
上顎前歯フレアーアウト：
咬合挙上

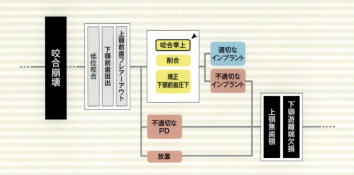

低位咬合，下顎前歯の挺出と上顎前歯のフレアーアウトへの対応（1），「咬合挙上による咬合平面の改善」

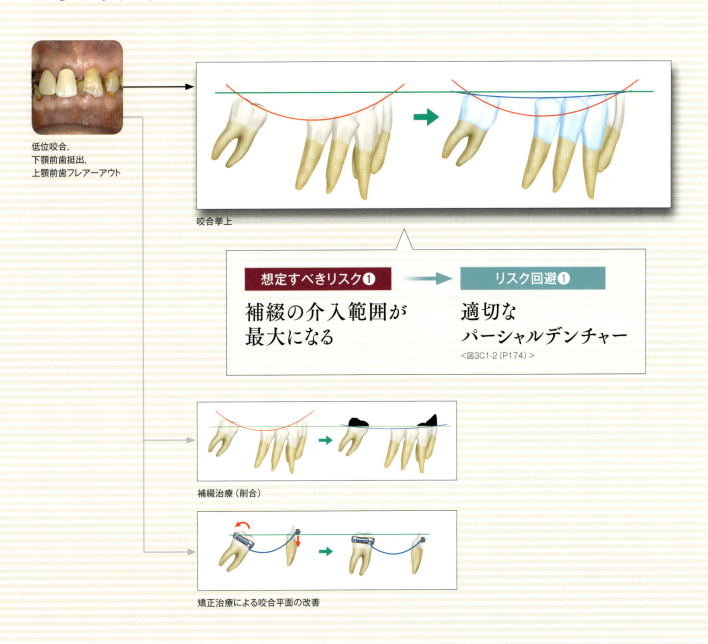

低位咬合，
下顎前歯挺出，
上顎前歯フレアーアウト

咬合挙上

想定すべきリスク❶ → リスク回避❶
補綴の介入範囲が最大になる　適切なパーシャルデンチャー
<図3C1-2（P174）>

補綴治療（削合）

矯正治療による咬合平面の改善

治療のリスクと選択肢

低位咬合 & 下顎前歯の挺出 & 上顎前歯フレアーアウト：咬合挙上

咬合挙上による咬合平面の改善

挺出した下顎前歯を起点にして咬合を挙上することでスピーの彎曲をフラットにすることができる（図3C1-1）．ただし，咬合挙上に伴って補綴的な治療の介入範囲が最大となる．補綴介入の範囲が大きくなるということは，それだけ治療リスクが高くなるということになるので，咬合挙上を選択する際は慎重なアプローチを心がけなくてはならない．しかしながら，パーシャルデンチャーをうまく使うことで，補綴的な介入を回避できる場合もあるので，状況に合わせて積極的にこの方法を選択したい（図3C1-2）．

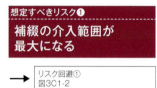

想定すべきリスク❶
補綴の介入範囲が最大になる

→ リスク回避❶
　図3C1-2

REMARK
咬合挙上

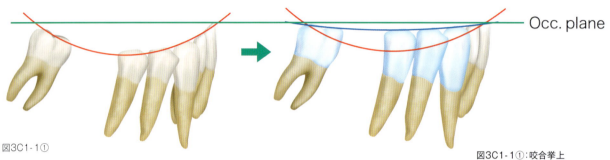

図3C1-1①

図3C1-1①：咬合挙上
挺出した下顎前歯を起点にして咬合を挙上することでスピーの彎曲をフラットにすることができるが，そのためには全ての残存歯の補綴治療が必要になることがある．また，この方法では傾斜した歯軸は改善できない

対応(1)　　　　　**リスク回避❶**
咬合挙上　＆　適切なパーシャルデンチャー

図3C1-2①：咬合挙上による咬合平面改善症例

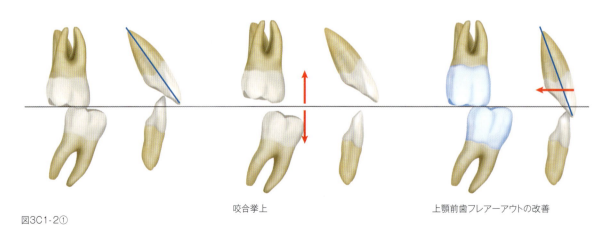

図3C1-2①　　　　　　　咬合挙上　　　　　　　上顎前歯フレアーアウトの改善

低位咬合 & 下顎前歯の挺出 & 上顎前歯フレアーアウト：咬合挙上

パーシャルデンチャーを応用した咬合挙上による咬合平面改善症例

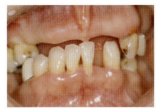
図3C1-2②

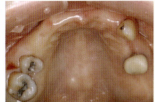
図3C1-2③

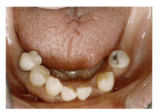
図3C1-2④

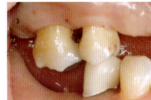
図3C1-2⑤

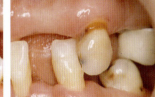
図3C1-2⑥

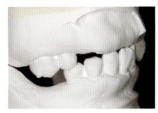
図3C1-2⑦

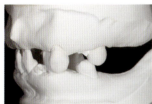
図3C1-2⑧

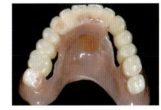
図3C1-2⑨

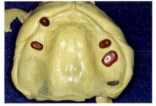
図3C1-2⑩

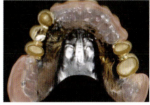
図3C1-2⑪

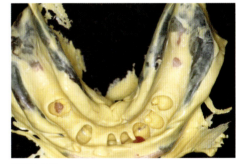
図3C1-2⑫

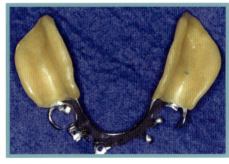
図3C1-2⑬

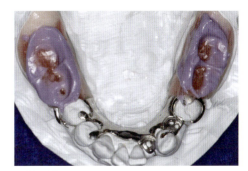
図3C1-2⑭

図3C1-2②：術前正面観
図3C1-2③：術前上顎咬合面観
図3C1-2④：術前下顎咬合面観
図3C1-2⑤：術前右側方面観
図3C1-2⑥：術前左側方面観
図3C1-2⑦：術前スタディーモデル右側方面観
図3C1-2⑧：術前スタディーモデル左側方面観

図3C1-2②～⑧：58歳 女性 初診 2004年7月
上顎前歯はすでに欠損状態になっている．下顎前歯の挺出が顕著で上顎顎堤とのクリアランスは全くない．|5 の近心傾斜と 6|の挺出が認められる．咬合支持は左側第二小臼歯のみで，すれ違い咬合一歩手前の状態である．上顎前歯の欠損は，フレアーアウトが原因であることは容易に想像がつく

図3C1-2⑨：上顎プロビジョナルコーヌスデンチャー咬合面観
上顎のプロビジョナルコーヌスデンチャーを使って，咬合挙上量，アンテリアガイダンス，顎位，審美性など様々な検証と修正を加えて最終印象に備える

図3C1-2⑩：上顎コーヌスクローネ精密ラバー印象
上顎は金属床と粘膜面の印象を同時に行う

図3C1-2⑪：上顎コーヌスクローネ義歯口蓋面観
プロビジョナルコーヌスデンチャーの形態をコピーする形で作製する

図3C1-2⑫：下顎金属床義歯フレーム精密ラバー印象
下顎はまずフレームの精密印象を行う

図3C1-2⑬：下顎金属床義歯遊離端欠損部アルタードキャスト
遊離端欠損の粘膜面の印象をアルタードキャストテクニックで行う

図3C1-2⑭：下顎金属床義歯咬合採得
アルタードキャストされた模型上でロウ堤を作製して咬合採得する

治療のリスクと選択肢
低位咬合 & 下顎前歯の挺出 & 上顎前歯フレアーアウト：咬合挙上

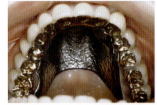
図3C1-2⑮

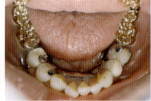
図3C1-2⑯

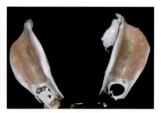
図3C1-2⑰

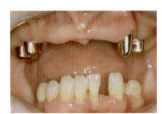
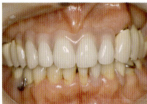
図3C1-2⑱⑲

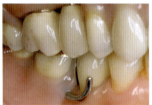
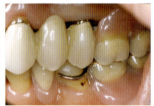
図3C1-2⑳㉑

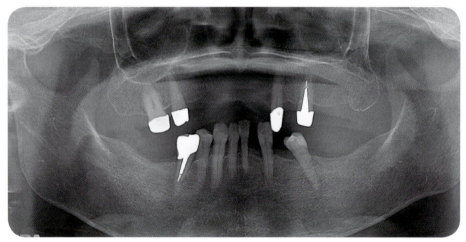
図3C1-2㉒

図3C1-2⑮：術後上顎咬合面観

図3C1-2⑯：術後下顎咬合面観

図3C1-2⑰：術後下顎金属床義歯適合状態（フィットチェッカー使用）

図3C1-2⑱⑲：術後正面観
下顎前歯を削合して咬合平面を改善しようとすると抜髄処置が必要になるため，咬合挙上による方法を選択した．咬合を上顎のコーヌスクローネ義歯によって挙上したことによって，下顎前歯の補綴治療を行わずに前歯の被蓋関係を改善できた

図3C1-2⑳㉑：術後左右側方面観
5は補綴せずに近心傾斜したままの状態で鉤歯として使用している．このように近心傾斜している鉤歯にIバーを使用することはできない

図3C1-2㉒：術後9年6ヶ月 パノラマエックス線写真
歯周炎はよくコントロールされ，骨吸収は進行していない．咬合挙上は補綴治療の介入範囲が最も大きくなるリスクの高い治療方法である．咬合平面の改善を上顎の残存4歯を利用したコーヌスクローネ義歯による咬合挙上で行うことによって，下顎前歯や近心傾斜した小臼歯の無理な補綴治療を回避することができた．その結果，長期にわたって安定した状態を保っている

Decision-Tree 1
Stage 3
C2
低位咬合 & 下顎前歯の挺出 & 上顎前歯フレアーアウト：補綴治療（削合）

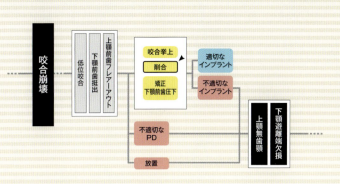

低位咬合，下顎前歯の挺出と上顎前歯のフレアーアウトへの対応（2），「補綴治療（削合）による咬合平面の改善」

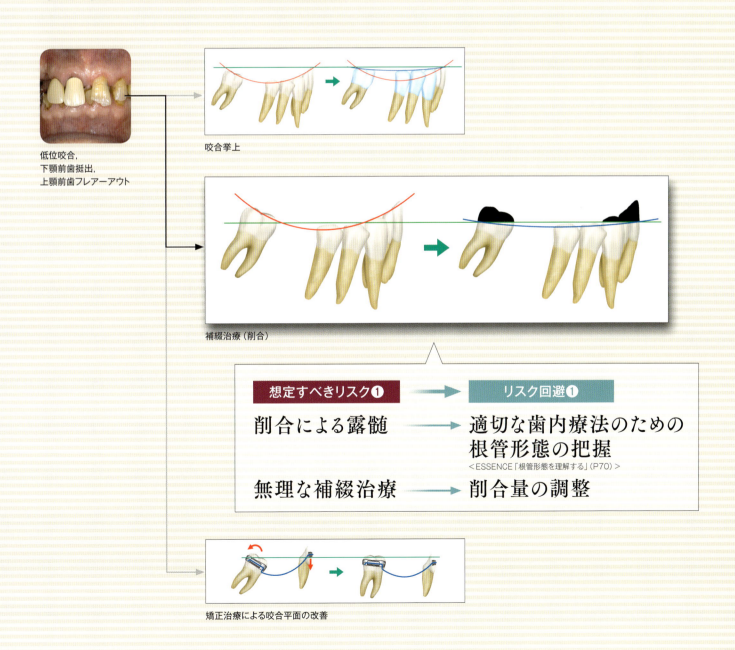

低位咬合，
下顎前歯挺出，
上顎前歯フレアーアウト

咬合挙上

補綴治療（削合）

想定すべきリスク❶ → リスク回避❶

削合による露髄 → 適切な歯内療法のための根管形態の把握
＜ESSENCE「根管形態を理解する」（P70）＞

無理な補綴治療 → 削合量の調整

矯正治療による咬合平面の改善

治療のリスクと選択肢
低位咬合 & 下顎前歯の挺出 & 上顎前歯フレアーアウト：補綴治療（削合）

削合による咬合平面の改善

挺出した部分を削合して補綴することによっても下顎前歯切縁の位置を改善することができるが（図3C2-1），削除量が大きいと抜髄が必要になる．また，無理な補綴治療がかえって状態を悪化させてしまいかねないので注意が必要である．しかしながら，すでに補綴治療が行われている歯や失活歯では，この方法を積極的に選択しても良い（図3C2-2）．

想定すべきリスク❶
削合による露髄
無理な補綴治療

→ リスク回避①
ESSENCE「根管形態を理解する」
（P70）

REMARK
削合

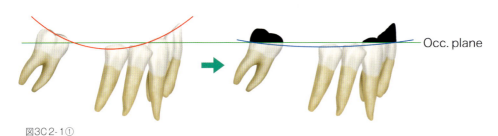

図3C2-1①

図3C2-1①：削合
挺出した部分を削合して補綴することで咬合平面をフラットに改善することができるが，この方法でも歯軸の改善はできないため，無理な補綴治療がかえって状態を悪化させてしまいかねないので注意が必要である．しかしながら，削合量が少なく，形態修正のみで対応できる場合には有効な方法である

対応（2）
削合による咬合平面の改善

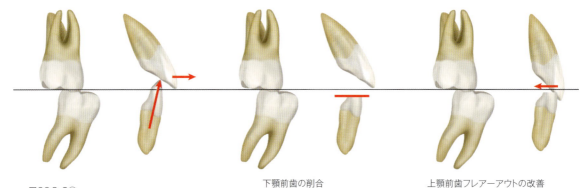

図3C2-2①　　　　　　下顎前歯の削合　　　　上顎前歯フレアーアウトの改善

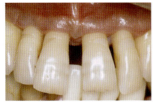 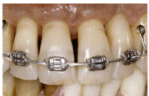 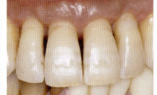

図3C2-2②〜④

図3C2-2②〜④：下顎前歯の削合によるフレアーアウト改善症例
挺出した下顎前歯を削合して補綴することでスペースが生じ，上顎前歯の歯軸を改善することが可能になる．本症例は下顎前歯が失活歯であったため，削合により下顎切縁の位置を調整後，クロージングループを使って上顎前歯を舌側にコントラクションしてフレアーアウトを改善した

リスク回避❶
適切な歯内療法のための根管形態の把握
→ESSENCE「根管形態を理解する」（P70）

Decision-Tree 1
Stage 3

C3
低位咬合 & 下顎前歯の挺出 &
上顎前歯フレアーアウト：矯正治療

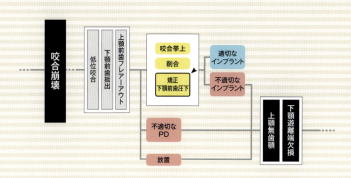

低位咬合，下顎前歯の挺出と上顎前歯のフレアーアウトへの対応（3），「矯正治療による咬合平面の改善」

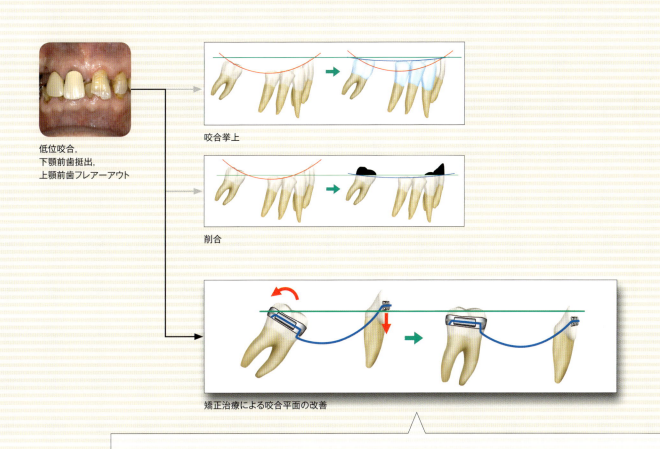

低位咬合，
下顎前歯挺出，
上顎前歯フレアーアウト

咬合挙上

削合

矯正治療による咬合平面の改善

想定すべきリスク❶	→	リスク回避❶
脆弱な固定源 （大臼歯の近心傾斜）		固定源の加強 <図3C3-2 (P180) > <ESSENCE「Basic utility archベンディング手順」(P182)， 図5-4,5-5 (P185)，図6-1 (P186) >
想定すべきリスク❷	→	リスク回避❷
安定した固定源の確保		大臼歯部へのインプラント応用 <図3C3-3 (P181) >

治療のリスクと選択肢
低位咬合 & 下顎前歯の挺出 & 上顎前歯フレアーアウト：矯正治療

矯正治療による咬合平面の改善

　矯正治療によって下顎前歯を圧下できれば，補綴治療に頼らなくてもスピーの彎曲をフラットにして咬合平面を改善することができる（図3C3-1①）．また，矯正治療による下顎前歯の圧下と同時に近心傾斜した下顎大臼歯をアップライトすることもできるため一石二鳥の優れた方法であるが，大臼歯が欠損している場合は固定源としてインプラント補綴が必要になる（図3C3-2①，4②〜⑦）．

想定すべきリスク❶
脆弱な固定源（大臼歯の近心傾斜）

→ リスク回避①
図3C3-2 (P180)
ESSENCE「Basic utility arch ベンディング手順」(P182)
図5-4.5-5 (P185)
図6-1 (P186)

想定すべきリスク❷
安定した固定源の確保

→ リスク回避②
図3C3-3 (P181)

REMARK
下顎前歯の圧下

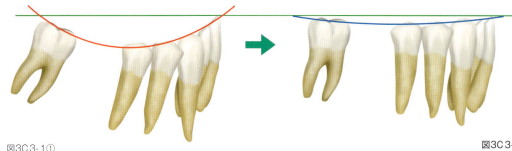

図3C3-1①

図3C3-1①：矯正治療による下顎前歯の圧下
矯正治療によって下顎前歯を圧下できれば，補綴治療に頼らなくてもスピーの彎曲をフラットにして咬合平面を改善することができる．また，矯正治療による下顎前歯の圧下と同時に近心傾斜した下顎大臼歯をアップライトすることもできるため一石二鳥の優れた方法であるが，大臼歯が欠損している場合は固定源としてインプラント補綴が必要になる

対応（3）
矯正治療による咬合平面の改善：ベーシックユーティリティーアーチ

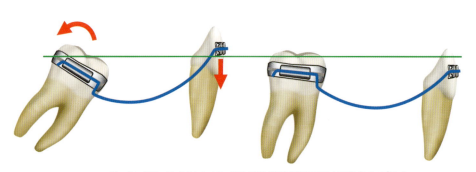

図3C3-2①　ベーシックユーティリティーアーチによる下顎前歯の圧下と大臼歯のアップライト

図3C3-2①：下顎前歯の圧下による咬合平面改善症例1
下顎前歯の圧下は，ベーシックユーティリティーアーチを使って行う．このステージでは，下顎前歯の挺出と同時に大臼歯の近心傾斜も起きている．下顎前歯を圧下させるためのベーシックユーティリティーアーチは，圧下力の反作用として，固定源となる大臼歯の歯軸を遠心にアップライトさせるモーメントが働く．
これを利用すれば，下顎前歯と圧下と大臼歯の遠心へのアップライトによって咬合平面はフラットになる

低位咬合 & 下顎前歯の挺出 & 上顎前歯フレアーアウト：矯正治療

下顎前歯の圧下による咬合平面改善症例1

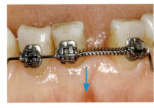
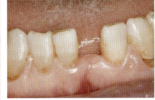
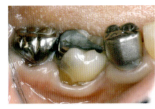
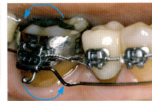

図3C3-2②〜⑤

図3C3-2②〜⑤
本症例では，下顎前歯の挺出と下顎大臼歯の近心傾斜が同時に認められた．ベーシックユーティリティーアーチの作用と反作用を利用して挺出した下顎前歯の圧下と近心傾斜した下顎大臼歯のアップライトを同時に行った

リスク回避❷
大臼歯部へのインプラント応用

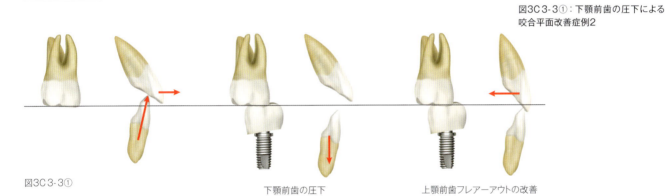

図3C3-3①：下顎前歯の圧下による咬合平面改善症例2

図3C3-3①　　　下顎前歯の圧下　　　上顎前歯フレアーアウトの改善

下顎前歯の圧下による咬合平面改善症例2

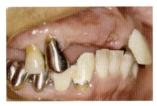
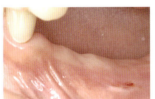

図3C3-4②　　　図3C3-4③

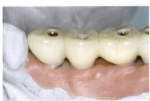
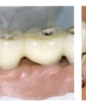
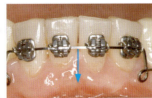

図3C3-4④　　　図3C3-4⑤

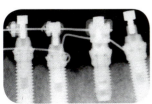

図3C3-4⑥　　　図3C3-4⑦

図3C3-4②：術前右側方面観，図3C3-4③：術前左側方面観
臼歯咬合崩壊によって右側上顎前歯がフレアーアウトして抜歯となった．左下臼歯欠損と下顎前歯の顕著な挺出が認められる

図3C3-4④：左下プロビジョナルレストレーション
臼歯欠損部にインプラントを埋入してプロビジョナルレストレーションを装着した

図3C3-4⑤：ユーティリティーアーチによる下顎前歯の圧下，図3C3-4⑥：矯正中左下デンタルエックス線写真
ユーティリティーアーチを使ってインプラントを固定源にした矯正治療を行った

図3C3-4⑦：術後正面観
下顎前歯を圧下したことで咬合平面はフラットになり適切な補綴治療が可能になった（矯正治療によって得られた上顎前部のスペースに注目．下顎前歯の削合や補綴治療は行っていない）
このように，臼歯欠損症例では，矯正的な圧下を行うためにはインプラント補綴が必要になる

ESSENCE

Basic utility arch
ベンディング手順
下顎前歯圧下のためのメカニクス

Basic utility archは，大臼歯部を固定源にした，下顎前歯を効率的に圧下させるための矯正装置である．Basic utility arch ベンディング手順を解説する．

1. 各部の名称

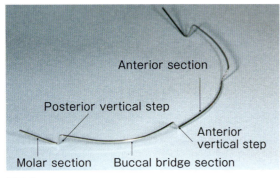

図0-1　　　　　　　　　　　　　図0-2

2. ワイヤーの種類

① .016×.016コバルトクロムワイヤー（CC）
② .0175×.0175ベータチタンワイヤー（TMA）

3. 手順（Step 1～Step 9）

Step 1：アンテリアセクション（Anterior section）のベンディング

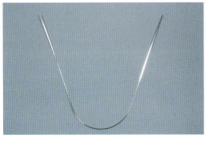

図1-1
アーチフォームを作る

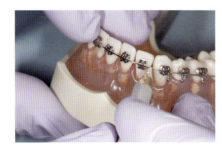

図1-2
アーチワイヤーを試適して正中線を合わせ，下顎2|3間コンタクトポイント部をマークする

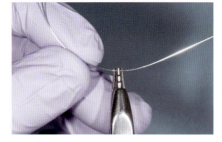

図1-3
ループフォーミングプライヤーの受け部を使って，マークしたところからアンテリアバーティカルステップのベンディングを始める

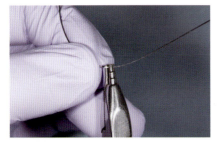

図1-4
アンテリアバーティカルステップを3mmの幅で，外角が約75°になるように立ち上げる

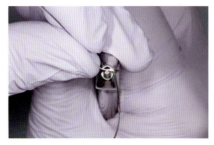

図1-5
さらに3mmの幅で，基本線（2|2）に平行になるようにバッカルブリッジセクションをベンディングする

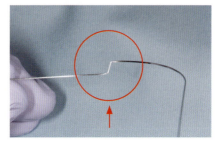

図1-6
アンテリアバーティカルステップ

Basic utility arch ベンディング手順

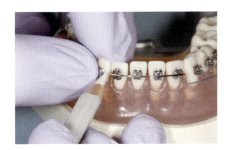

図1-7
反対側も同様にベンディングする

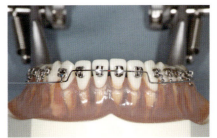

図1-8
アンテリアセクションのベンディング完了

Step2：ポステリアブリッジセクション（Posterior bridge section）のベンディング

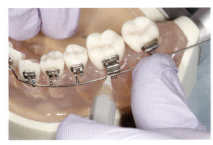

図2-1
アーチフォームの正中部を合わせて、6のバッカルチューブ近心部をマークする

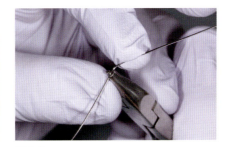

図2-2
ループフォーミングプライヤーの受け部を使って、マークしたところからポステリアバーティカルステップのベンディングを始める

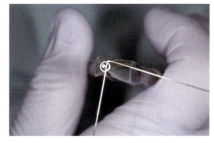

図2-3
ポステリアバーティカルステップを90°の角度で立ち上げる

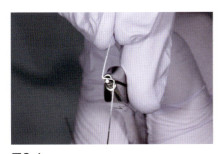

図2-4
さらにモーラーセクションを基本線 2+2 に一致するようにベンディングする

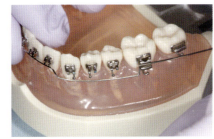

図2-5
バッカルブリッジセクションのベンディング完了
ポステリアバーティカルステップはバッカルチューブの近心部と接するように、ぴったりの位置で立ち上げると良い

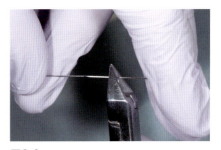

図2-6
モーラーセクションの余剰なワイヤーをピンカッターを使ってカットする

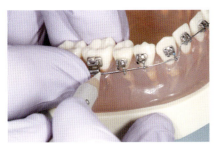

図2-7
反対側も同様にベンディングする

Step3：トルクの修正と基本線の一致

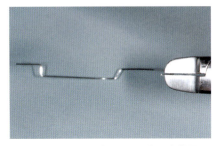

図3-1：モーラーセクションのトルク修正
アーチベンディングプライヤーでモーラーセクションにトルクが入っていないことを確かめる．トルクが入っている時は平面になるように修正する

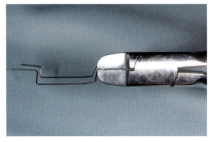

図3-2：アンテリアセクションのトルク修正
同様にアンテリアセクションのトルクを修正する

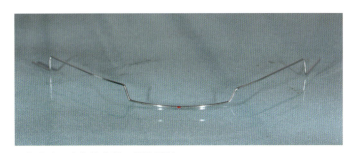

図3-3：トルクと基本線の最終調整
トルクが完全になくなり，アンテリアセクションとポステリアセクションが同一平面上になるように調整する（ガラス板のような完全な平面上にベンディングしたワイヤーを置いて確かめる）

Step4：アーチフォームの修正

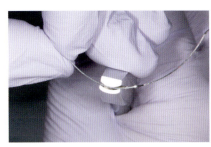 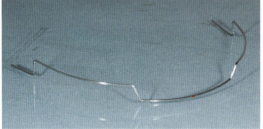

図4-1
ホローチョッププライヤーを使って，バッカルブリッジセクションに彎曲をつける（左右対称のアーチ状になるようにする）

Basic utility arch ベンディング手順

Step5：スマイルベンド（Smile bend）の付与

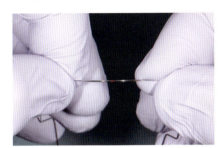

図5-1
左右のアンテリアバーティカルステップを親指と人差し指でつまむ

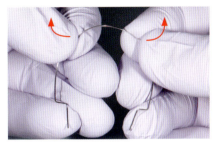

図5-2
左右のモーラセクション部を薬指か小指で押さえてアンテリアバーティカルステップ部を内側にひねるように反転する

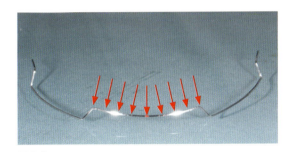

図5-3
スマイルベンドによって，アンテリアセクションが下方（根尖側）に向かって彎曲し，同時にリンガルクラウントルク（ラビアルルートトルク）が付いた．
またモーラーセクションには，バッカルルートトルクが付与された

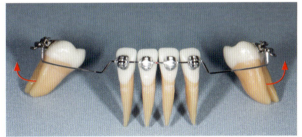

図5-4：前歯部スマイルベンド＆大臼歯部バッカルルートトルク
前歯部に均等な力が加わる（Smile bend）
大臼歯根尖部を皮質骨にあてて固定源を強化する（Cortical bone anchorage）

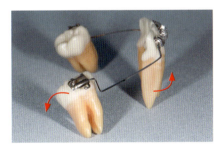

図5-5：前歯部ラビアルルートトルク＆大臼歯部ティップバック
皮質骨を避けて前歯が効果的に圧下される（ラビアルルートトルク）．
前歯の圧下力となる大臼歯を遠心傾斜させる（ティップバック）

Step6：バッカルエキスパンジョン（Baccal expansion）

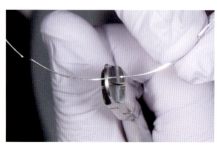
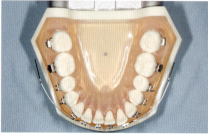

図6-1
アンテリアセクションの端をアーチベンディングプライヤー等でしっかりと把持して，バッカルブリッジセクションを側方に拡大する．この時トルクが入りやすいので注意する．
側方拡大量は頬舌的な歯冠幅径の1/2程度（片側約5mm）を目安にする．
バッカルエキスパンジョンによって大臼歯の固定が強化される

Step7：ティップバック（Tip back）

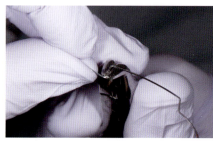
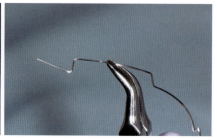

図7-1
ポステリアバーティカルステップをユーティリティープライヤー等でしっかりと把持して，モーラーセクションを約30〜40°になるよう根尖側にベンディングする．
このティップバックベンドによって，前歯圧下のための矯正力が働くことになる．
また，同時に大臼歯を遠心傾斜させる力が働く（図5-5, 9-4, 9-5参照）

Step8：シンチバック

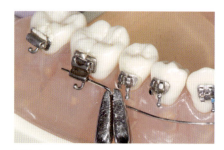
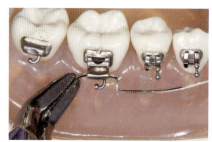
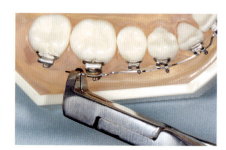

図8-1
バッカルチューブの根尖側のスロットルにモーラーセクションを通す

図8-2
ユーティリティープライヤーを使って，バッカルチューブの遠心端を起点にしてモーラーセクションを根尖側にベンディングする（シンチバック）．これでワイヤーが抜けなくなる

図8-3
モーラーセクションの余剰の断端を，ディスタルエンドカッターにてカットする

Step9：ベーシックユーティリティーアーチの完成

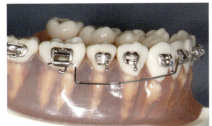
図9-1

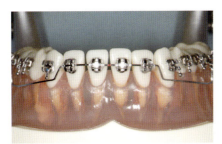
図9-2

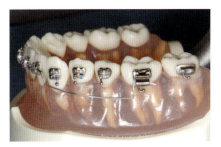
図9-3

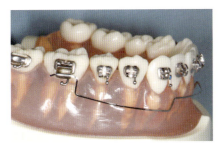
図9-4：下顎前歯の圧下量（側方面観）

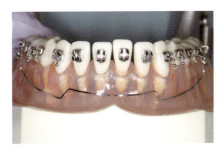
図9-5：下顎前歯の圧下量（正面観）

Decision-Tree 1
~下顎第一大臼歯 う蝕から上顎前歯フレアーアウトに至るまで~

Stage 4

「上顎無歯顎 & 下顎遊離端欠損」から
「上顎前歯部骨吸収・フラビーガム & 下顎臼歯骨吸収」に至るまでの
治療のリスクと選択肢

●

上顎前歯のフレアーアウトが生じた後は，
いよいよ無歯顎となる最終ステージに突入することになる．
Stage3で生じた上顎前歯のフレアーアウトに対して，何の対策もとらずに放置してしまうと，
ついには上顎前歯がホープレスとなって抜歯が必要な状態になる．
この状態は，たとえ対策を講じていても，その処置内容が不適切であれば，同様の結果を招くことになる．
この不適切な補綴治療による結果は悲惨だ（図4-1）．

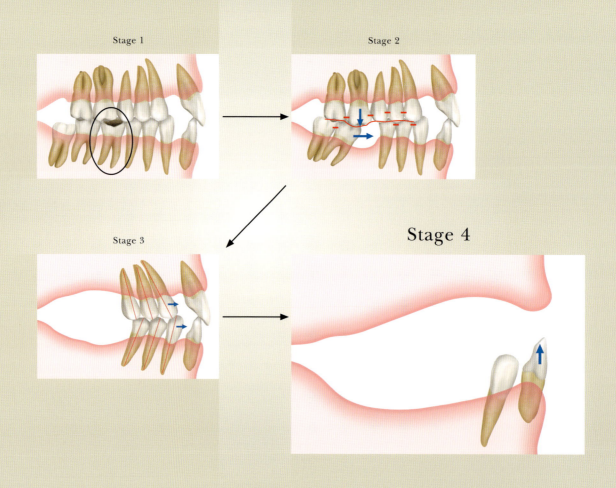

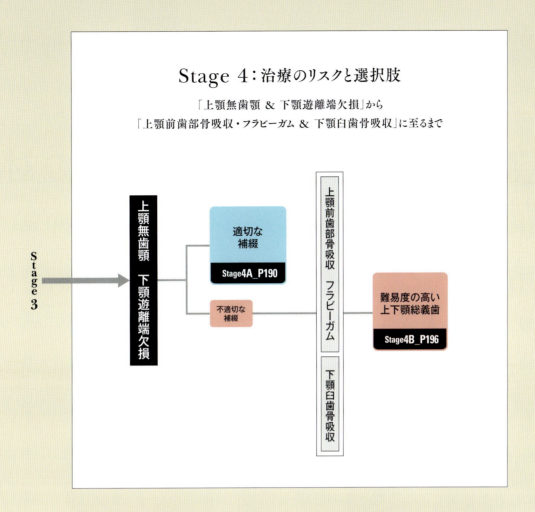

Stage 4：治療のリスクと選択肢

「上顎無歯顎 & 下顎遊離端欠損」から
「上顎前歯部骨吸収・フラビーガム & 下顎臼歯骨吸収」に至るまで

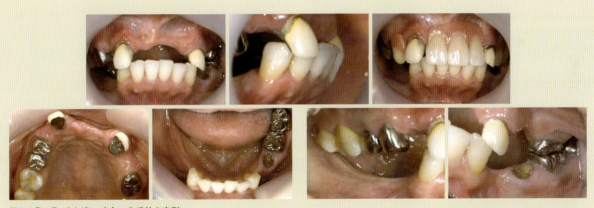

図4-1①〜⑦：すれ違い咬合一歩手前の症例
上顎前歯には連結冠が施されていたが経過不良で抜歯となったそうである．上下欠損部にはレジン床義歯が装着されていたが，下顎の義歯は違和感のためにほとんど使用していない状態であった．
下顎前歯の突き上げによって，上顎前歯顎堤の著しい骨吸収が認められる．臼歯部は左側においてかろうじて咬合支持があるが，治療痕のあるいずれの歯の状態も悪い．どのような補綴治療が患者利益に最も通じるのか頭を悩ます難症例である．患者はできるだけ歯を残すことと，義歯の違和感から解放されることを強く望んでいるが，無理な補綴治療の末路は，リカバリーの困難な状況を作り出してしまう．この症例においても治療計画の鍵は，下顎前歯の位置の決定が握っている

　上顎が無歯顎になる直前の状態では，下顎では前歯が，上顎では臼歯が残存しているという，すれ違い咬合の様相を呈している状況に遭遇することが多い（図4-1）．この状態の治療は困難を極める難症例となることが多く，むしろ上顎が無歯顎の状態であったほうが治療の難易度は低くなる．

189

Decision-Tree 1
Stage 4
A

上顎無歯顎 & 下顎遊離端欠損：
パーシャルデンチャー治療・インプラント治療

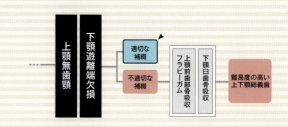

上顎無歯顎，下顎遊離端欠損への対応，「下顎遊離端部への精度の高い補綴治療（パーシャルデンチャーまたはインプラント）」を

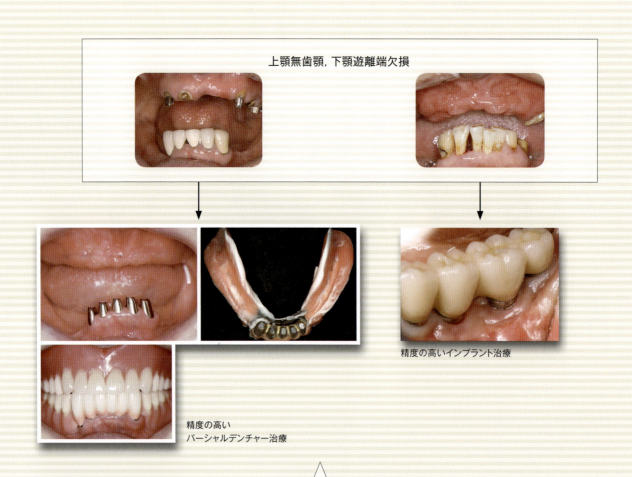

上顎無歯顎，下顎遊離端欠損

精度の高いインプラント治療

精度の高い
パーシャルデンチャー治療

想定すべきリスク❶	リスク回避❶
下顎前歯の処遇と予後	（1）「深い洞察力」と「予後のリスク想定」 <図4A-3（P193）> （2）より精度の高い補綴治療 <図4A-4（P194）>

治療のリスクと選択肢 | II
上顎無歯顎 & 下顎遊離端欠損：パーシャルデンチャー治療・インプラント治療

上顎無歯顎，下顎遊離端欠損症例の問題点と対策

　上顎が無歯顎，下顎が遊離端欠損の状態では，下顎遊離端欠損部に適切なパーシャルデンチャーやインプラント補綴を装着して咬合を安定させることで，上顎のフルデンチャーの動揺もなくなり，上顎総義歯特有の違和感が軽減されることになる．しかしながら，このステージでの下顎遊離端欠損補綴は，Stage2の時に比べてはるかに難易度が高く，より質の高い治療が求められることになる（図3B-2，図4A-3）．

　このステージでは，咬合崩壊や歯周病で上顎が無歯顎状態になっても，下顎前歯は最後まで残存していることが多い．この時の下顎前歯は，前述したように位置異常を起こしていることが多いため，術者にはこれを適切に診断できる洞察力が必要になる（図4A-3①〜②）．

　この下顎前歯の位置決定は，上顎の治療にインプラント補綴を選択した時は，プロビジョナルレストレーションを活用するなどして，よりシビアに行わなくてはならない（図4A-4）．

　下顎遊離端欠損部に適切な補綴治療ができずに咬合が不安定な状況が続くと，いよいよ上下無歯顎の終末を迎えることになる（図4A-1）．

想定すべきリスク❶
下顎前歯の処遇と予後

→ リスク回避①
（1）図4A-3（P193）
（2）図4A-4（P194）

選択肢
下顎遊離端部への精度の高い補綴治療

適切なパーシャルデンチャー

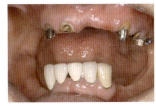
図3B-2①

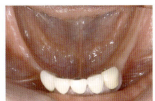
図3B-2②

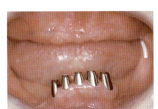
図3B-2③

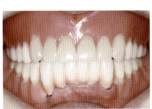
図3B-2④

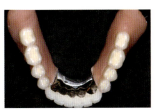
図3B-2⑤

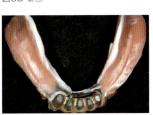
図3B-2⑥

図3B-2①：術前正面観，図3B-2②：術前下顎咬合面観
下顎遊離端欠損部に著しい骨吸収が認められる．上顎残存歯はすべて抜歯が必要で，下顎前歯の歯質も劣化している状態であった．患者はパーシャルデンチャーによる治療を希望した．義歯の安定にはできるだけ動きの少ないリジッドな義歯を選択する必要がある

図3B-2③：術後正面観

図3B-2④：術後正面観（義歯装着時）
下顎の義歯は，残存歯が全て失活歯であったため，磁性アタッチメントを利用したテレスコープタイプの金属床義歯を採用した．義歯の維持となる前歯部に高径の低いテレスコープを使用することで，義歯の水平的な動きに対して過剰な負担がかかるリスクを回避することが可能になる

図3B-2⑤：下顎金属床義歯咬合面観，図3B-2⑥：下顎金属床義歯内面適合状態
このような症例では，義歯の安定は鉤歯に頼らずに咬合で安定を図る必要がある．すなわち義歯の形態と咬合は総義歯に準じて与えるようにする．また，遊離端欠損部床内面の適合状態も極めて重要になる．本症例はアルタードキャストテクニックで図3B-2⑥のような適合精度を確保したが，経時的には顎堤粘膜の変化に対してリベースが必要になると思われる

（P170：図3B-2より再掲載）

治療のリスクと選択肢
上顎無歯顎 & 下顎遊離端欠損：パーシャルデンチャー治療・インプラント治療

> **想定すべきリスク❶**
> # 下顎前歯の処遇を困難にする不適切な補綴治療

上顎無歯顎・下顎遊離端部不適切なパーシャルデンチャー

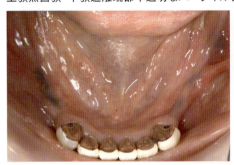
図4A-1①

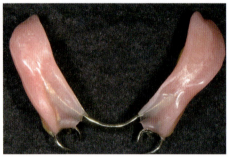
図4A-1②

図4A-1①：下顎咬合面観，図4A-1②：不適合な下顎義歯
下顎左右遊離端欠損部に顕著な骨吸収が認められ，ほとんど顎堤がない状態である．義歯床の形態が小さく安定していない．
不安定な義歯を使い続けることで，ますます下顎遊離端欠損部の顎堤吸収が進行する．下顎前歯による上顎フルデンチャーの突き上げによって，上顎義歯では前歯部に顕著な顎堤吸収が認められるようになる．そうして下顎も無歯顎に移行すると，難易度の高い上下フルデンチャーに直面することになる

REMARK
上顎無歯顎・下顎遊離端欠損症例：治療計画立案のための選択肢

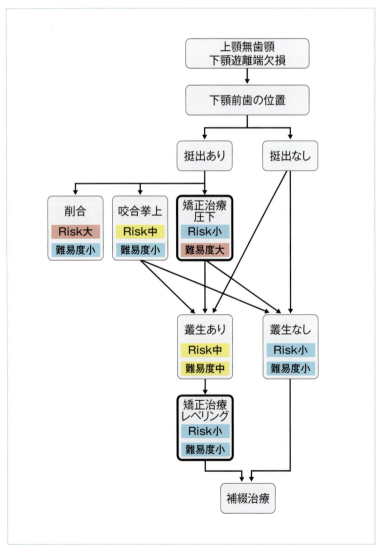
図4A-2①

図4A-2①：咬合平面は下顎前歯切縁を起点としているため，下顎前歯の位置決定は咬合再構成治療の鍵となる．下顎前歯は歯列不正を伴っていることが多い．
矯正治療を治療計画に組み入れることによってリスクの少ない予知性の高い治療が実現する

II 治療のリスクと選択肢

上顎無歯顎 & 下顎遊離端欠損：パーシャルデンチャー治療・インプラント治療

リスク回避❶（1）

「深い洞察力」と「予後のリスク想定」

上顎フルデンチャー・下顎遊離端部インプラント症例

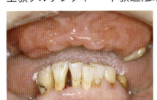

図4A-3①

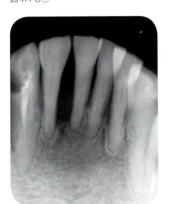

図4A-3②

図4A-3①：術前正面観，図4A-3②：術前下顎前歯デンタルエックス線写真
上顎は|3 の根を残してほぼ無歯顎状態で前歯部の骨吸収が著しい．下顎は，下顎前歯が歯槽骨ごと挺出していて，臼歯部では垂直的な顎堤吸収を認める．これらから，この状態に至ったヒストリーが容易に想像出来る．

さらに残存している下顎前歯を詳細に観察すると，下顎前歯にはわずかな叢生が認められ歯周炎により骨吸収が根尖1/3付近まで及んでいる．バイオフィルムコントロールの観点からだけ考えれば，歯周病の進行は，叢生部の|12 部あたりに顕著に現れてもよさそうだが，骨吸収は |21 間で著しく進行している．|21 の切端は他の前歯に比べて微妙に挺出量が大きいため，おそらく前方運動時に上顎前歯との外傷性咬合が見られたと推察できる．

本症例の治療計画で真っ先に考えなくてはならないのは下顎前歯の処置である．下顎前歯を残すのか？ それとも計画的に抜歯すべきなのか？ 特に重度の歯周炎に罹患している |21 の処置は重要になる．|21 を計画的に抜歯した場合の欠損補綴はより複雑になり頭を悩ませる．ブリッジ補綴を選択するにしても残存切歯には歯列不正が残っているし，欠損部の骨吸収が著しくインプラント補綴はリスクが大きすぎる．残存歯全てを抜歯して総義歯で対応する手もあるが，患者は歯の保存を強く望んでいる．

このままの状態で治療を進めるのであれば，最低でもわずかに挺出した |21 の切縁を削合調整したうえで，咬合を挙上してスピーの彎曲をフラットにする必要がある（P173：Stage3C1「咬合挙上」）．挺出した下顎前歯を矯正的に圧下して改善できれば理想的な治療計画になるが，そのためには臼歯インプラント補綴が必須となり，治療期間も長くなる（P179：Stage3C3「下顎前歯の圧下」）．下顎前歯を大きく削合して咬合平面を揃えることは抜髄も必要になり侵襲が大きすぎるため論外だろう（P177：Stage3C2「削合」）．

このように，咬合の再構成を行う上では，下顎前歯の位置関係を決める手順が治療計画の鍵となる．

本症例では，患者の年齢と希望を考慮に入れて，下顎前歯の位置は現在のままとし，MTMを臨床応用して，叢生と|21 のわずかな挺出を矯正治療で改善した上で，その位置を起点とした咬合平面と緩やかなスピーの彎曲を設定して咬合を再構成することとした．なお，下顎臼歯遊離端欠損部にはインプラント補綴を上顎無歯顎欠損に対しては総義歯治療を選択した

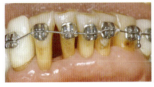

図4A-3④

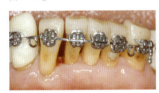

図4A-3⑤

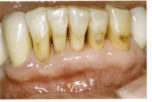

図4A-3⑥

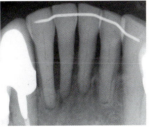

図4A-3⑦

図4A-3④～⑤：下顎前歯矯正術中正面観
矯正治療によるレベリング．|321 間をディスキングしてスペースを作った．全顎矯正と同じようにブラケットと矯正ワイヤーを用いれば，ごく簡単な矯正治療で歯列不正を改善することができる

図4A-3⑥：下顎前歯矯正後正面観

図4A-3⑦：術後下顎前歯デンタルエックス線写真
矯正治療によるレベリングで歯列不正が改善した．下顎前歯の叢生を改善することで，メインテナンスが容易になり，偏心運動時の干渉も取り除くことができる

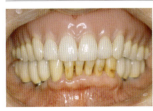

図4A-3⑧

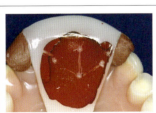

図4A-3⑨

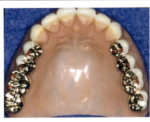

図4A-3⑩

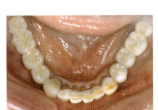

図4A-3⑪

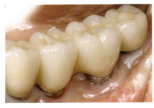

図4A-3⑫

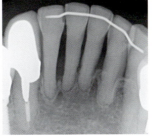

図4A-3⑬

図4A-3⑧：術後正面観
上顎は総義歯，下顎遊離端欠損部はインプラント補綴で治療した

図4A-3⑨：ルシアのジグによるチェックバイト記録

図4A-3⑩：上顎総義歯咬合面観
咬合面をメタルサーフェイスにすることで咬合精度を高めている

図4A-3⑪：術後下顎咬合面観

図4A-3⑫：術後左下頬側面観

図4A-3⑬：術後10年下顎前歯デンタルエックス線写真
下顎前歯は根尖近くまで骨吸収が進んでいたにもかかわらず，長期的に良好な経過をたどっている．些細なことのようではあるが，下顎前歯に行った矯正治療が炎症と力のコントロールにとって重要な役割を果たしていることがわかる

治療のリスクと選択肢

上顎無歯顎 & 下顎遊離端欠損：パーシャルデンチャー治療・インプラント治療

リスク回避❶（2）
より精度の高い補綴治療

上顎インプラント・下顎遊離端部インプラント症例

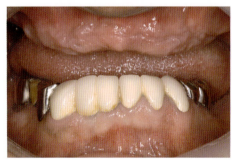
図4A-4①

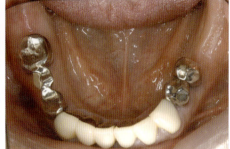
図4A-4②

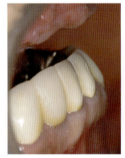
図4A-4③

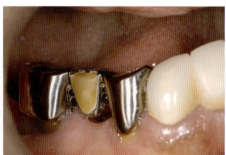
図4A-4④

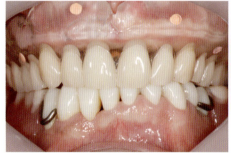
図4A-4⑤

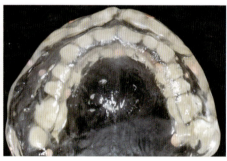
図4A-4⑥

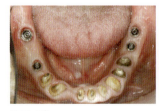
図4A-4⑦

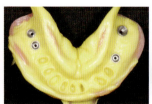
図4A-4⑧

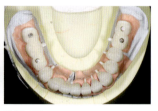
図4A-4⑨

図4A-4①：術前正面観，図4A-4②：術前下顎咬合面観

図4A-4③：術前前歯側方面観，図4A-4④：術前右側方面観
上顎は無歯顎で総義歯が装着されていたが，義歯の違和感を訴えて，インプラント治療を希望して来院した．下顎前歯の歯頸線は不揃いで，123は歯槽骨ごと挺出しているようにも見えることから一定期間前歯部において下顎の突き上げが起きていたことが推察される．また，下顎前歯の歯冠が極端に舌側に傾斜している状態で，上下天然歯の時の歯列は問診により反対咬合ではなかったことからⅡ級2類の状態であったことが推察され，より一層上顎前歯部に過剰な負担がかかっていたことが容易に想像出来る．右側臼歯のブリッジは咬合平面が不正で，臼歯に相当の干渉があったことがうかがえる．これらのことから，この症例も臼歯咬合崩壊から上顎前歯のフレーアウトもしくは歯根破折などを経て無歯顎になった可能性が高いであろう．治療計画立案にあたっては，下顎前歯の位置と咬合平面の改善方法の決定がまず必要になる

図4A-4⑤：初期治療終了時正面観，図4A-4⑥：上顎治療用義歯内面観
初期治療において，下顎遊離端部にはレジン床義歯，上顎には顎堤に対する配列位置を確認するため透明レジンを使った総義歯を装着した（上顎義歯をインプラント検査のためのラジオグラフィックガイドとして使用するためにマーカーを埋入している）．下顎前歯の位置決定のために，歯冠軸を歯根軸と一致させたプロビジョナルを作製して通法に従って咬合平面を決定した．下顎の歯列に合わせて上顎の人工歯を配列すると，顎堤に対してアンバランスで歯列弓がとても狭いことがわかる．また，審美性を考えると，歯間乳頭部の歯肉量が足りないため，インプラントによるボーンアンカードブリッジよりもオーバーデンチャーの方がより満足度が高いであろうことが推察できる．
以上のことから，最終的な治療計画としては．下顎は遊離端欠損部にインプラント補綴を行い．上顎はインプラントバーアタッチメントを使ったオーバーデンチャーを作製することとした

図4A-4⑦：下顎印象時咬合面観
図4A-4⑧：下顎精密ラバー印象
図4A-4⑨：下顎補綴物ビスケットベイク時
321ブリッジ，4&12345は単冠，765インプラントブリッジ，67インプラント連結補綴

上顎無歯顎 & 下顎遊離端欠損：パーシャルデンチャー治療・インプラント治療

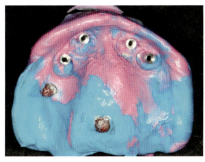
図4A-4⑩

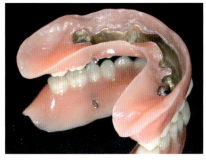
図4A-4⑫

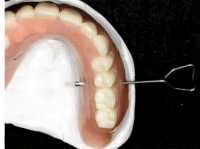
図4A-4⑬

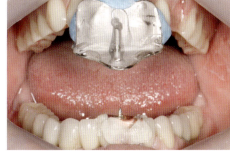
図4A-4⑭

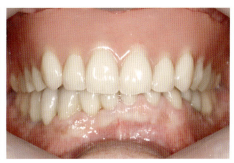
図4A-4⑮

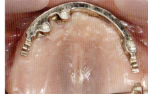
図4A-4⑯

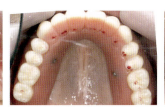
図4A-4⑰

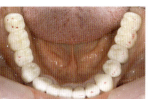
図4A-4⑱

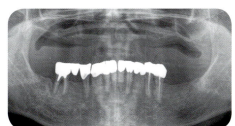
図4A-4⑲

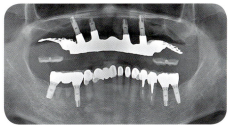
図4A-4⑳

図4A-4⑩：上顎最終精密印象，図4A-4⑪：上顎インプラントバーアタッチメント

図4A-4⑫：上顎インプラント上部構造（可撤式オーバーデンチャー），図4A-4⑬：MK1アタッチメント（keyによる脱着）

上顎は4本のインプラントによる可撤式オーバーデンチャーを作製した．インプラントをバーにて連結し，維持装置としてMK1ユニバーサルアタッチメントを使用した．MK1アタッチメントは閂作用でバーに上部構造を維持させる仕組みになっていて，単純な装置ながら確実に上部構造を固定することができる．リング，クリップや磁性，ロケーターといったアタッチメントに比べて耐久性も良好で，部品の交換も必要としない

図4A-4⑭：カスタムメタルジグによるチェックバイト記録
このような大掛かりな補綴治療では，咬合精度が治療の成否を左右する．チェックバイト記録をとって，中心位でマウントし，半調節性咬合器の顆路角を調整して技工物の咬合精度をより高いものにしていく．このようにして咬合器上で作られたプロビジョナルレストレーションをさらに口腔内で調整して，最終補綴物にフィードバックすれば，生体の顎運動に調和した上部構造を得ることができる

図4A-4⑮：術後正面観
プロビジョナルレストレーションにて試行錯誤して，上顎前歯部の位置を決定した．最終的には上顎前歯をやや前方に出して，下顎運動に余裕を持たせる形態にした

図4A-4⑯：術後上顎バーアタッチメント，図4A-4⑰：術後上顎咬合面観，図4A-4⑱：術後下顎咬合面観

上顎はサイナスリフトは行わずに，既存の骨に4本のインプラントを埋入してバーにて連結した．MK1ユニバーサルアタッチメントの使用で，確実に上部構造を維持できるため，口蓋床部はくり抜いて義歯の違和感から解放することができた．またオーバーデンチャーとすることで良好な審美性も獲得できた．下顎の遊離端欠損部インプラントはメインテナンスしやすいようにスクリューリテイニングの上部構造にした

図4A-4⑲：術前パノラマエックス線写真
⑥遠心根は歯根破折を起こしていた

図4A-4⑳：術後パノラマエックス線写真

Decision-Tree 1
Stage 4
B

上顎前歯部骨吸収・フラビー & 下顎臼歯骨吸収：
精度の高い補綴治療

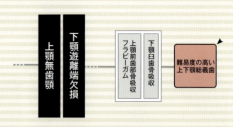

上顎前歯部骨吸収 & フラビーガム，下顎臼歯骨吸収への対応，「精度の高い総義歯」を

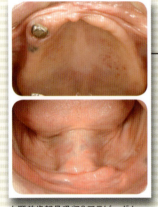

上顎前歯部骨吸収&フラビーガム，
下顎臼歯骨吸収

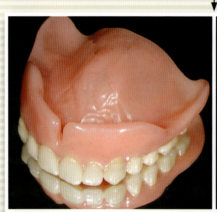
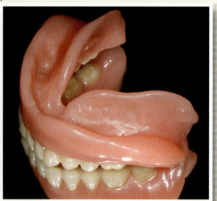

精度の高い総義歯

想定すべきリスク❶	→	リスク回避❶
義歯の長期安定		インプラントの応用 (1) インプラントオーバーデンチャー <図4B-4 (P200)> (2) ボーンアンカードブリッジ <図4B-5 (P200)> (3) All on 4 Implants <図4B-6 (P201)>

II 治療のリスクと選択肢

上顎前歯部骨吸収・フラビーガム & 下顎臼歯骨吸収：精度の高い補綴治療

無歯顎となっても，有歯顎時から変化を見せない場所がある．そこを突破口に総義歯難症例に対応する

　これまで，「上顎前歯フレアーアウトを伴う総義歯へ至る道のひとつのストーリー」を解説した．この状況で迎えた上下無歯顎状態は，顎堤の吸収が進行して，上顎では前歯のフラビーガムと，下顎では臼歯の著しい垂直的な骨吸収を伴う，義歯を安定させることが極めて難しい難症例に直面することになる（図4B-2）．しかし，吸収の著しい無歯顎難症例でも，有歯顎の時からあまり変化を見せない場所がいくつかある．それが総義歯作製時のランドマーク（図4B-2④）となるため，そこを突破口にすれば，たとえ吸収の激しい難症例でも適切な総義歯を作製することは可能だ．

　上下無歯顎の状態は，患者にとっても歯科医師にとっても，長い人生の中で口腔の疾病をコントロールできなかった失敗症例であると言えるだろう．しかしながら，最終的な結末は最悪な状態を迎えてしまっても，術者である歯科医師が良質な総義歯医療を提供できれば，患者は安価な費用で，しかも比較的短期間に，適切な口腔機能を手に入れることができる．口腔機能が全身の健康に直結していることが明らかになるにつれ，超高齢化社会を迎えた現在では，総義歯治療の果たす役割はますます大きなものとなっているため，総義歯治療の基本を学ぶことは極めて重要だ（図4B-3）．

　義歯の長期安定性もリスクとして考えておかなければならない（図4B-1）．より高い安定度を求めて，数本のインプラントを義歯の補助的な維持装置として使用するインプラントオーバーデンチャーも一考に価する優れた治療の選択肢である．特に下顎において有効な手段であるが，インプラントオーバーデンチャーにおいても，適切な総義歯形態が重要であることには変わりはない．義歯の形態が不適切な状態でインプラントを用いても大きな効果を期待することはできない．インプラントオーバーデンチャーでは，適切な義歯形態があって初めてインプラントの効果を長期的に維持できるようになる（図4B-4）．

　上下無歯顎へのインプラントボーンアンカードブリッジは，天然歯列（Full Dentition）の状態に戻すことが可能なため，成功すれば究極の治療と言えるかもしれない（図4B-5～-7）．

想定すべきリスク❶

義歯の長期安定

リスク回避①
(1) 図4B-4（P200）
(2) 図4B-5（P200）
(3) 図4B-6（P201）

想定すべきリスク❶

義歯の長期安定

不適合義歯

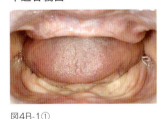
図4B-1①

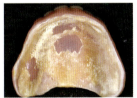
図4B-1②

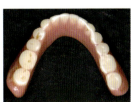
図4B-1③

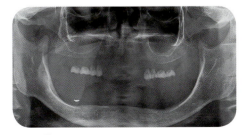
図4B-1④

図4B-1①：正面観
長年不適合な総義歯を装着していたことが原因で，著しい顎堤吸収が認められる．特に下顎の垂直的な骨吸収がひどく，臼歯部においては陥没してしまっている

図4B-1②：上顎総義歯内面観
義歯後縁がやや短く，義歯が脱落してしまうため義歯の安定剤を利用していた

図4B-1③：下顎総義歯咬合面観
下顎義歯作製のランドマークとなる臼後三角は適切にカバーされていない．そのため義歯の外形線が小さく，舌房も狭いため義歯は全く安定しない．人工歯の咬合面はフラットで，咬合は低位となっているため咀嚼効率が悪く，極めて不安定な状態であった

図4B-1④：パノラマエックス線写真
下顎においては下歯槽管近くまで骨吸収が進行している

治療のリスクと選択肢

上顎前歯部骨吸収・フラビーガム & 下顎臼歯骨吸収：精度の高い補綴治療

REMARK
上下顎無歯顎・前歯フラビーガム，臼歯著しい骨吸収

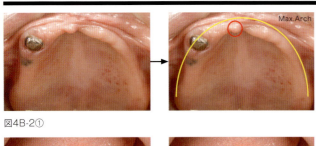

図4B-2①

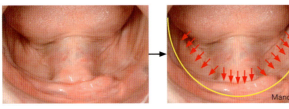

図4B-2②

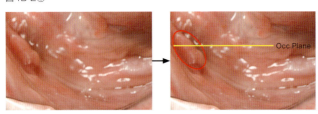

図4B-2③

図4B-2①：顎堤吸収の著しい上顎無歯顎顎堤
長年の下顎前歯による突き上げが影響して上顎前歯部はフラビーガムの状態になっている．切歯乳頭の位置に変化が生じないことを考えると，本来の顎堤の位置（黄色のアーチ部分）よりかなり吸収していることがわかる

図4B-2②：顎堤吸収の著しい下顎無歯顎顎堤
長年の下顎遊離端欠損部の不適合な義歯によって臼歯部に著しい垂直的な顎堤吸収が認められ，顎堤はほぼフラットになっている

図4B-2③：臼歯部の顎堤状態
不適合な義歯の沈下によって顎堤が陥没してしまっている．しかしながら臼後三角は吸収していないことに注目していただきたい

図4B-2①～③
歯槽頂間法で人工歯を配列すると顎堤の水平的な吸収が強いため，アーチが狭くなってしまう．上顎のアーチが狭いと，相対的に下顎のアーチも狭くなり舌の収まりが悪くなるため，下顎義歯が不安定になってしまう．顎堤吸収の大きい症例では，上顎のアーチを顎堤が吸収する前の天然歯列に戻すことがポイントになる．顎堤吸収が進行しても，上顎の切歯乳頭，ハミュラーノッチ，口蓋小窩，下顎の臼後三角などは吸収せずに原型を保っていることが多いため，これらを人工歯配列のためのランドマークとして利用すれば，難易度の高い上下総義歯症例でも，適切な義歯の形態を再現することが可能になる

図4B-2④：総義歯作製のランドマーク

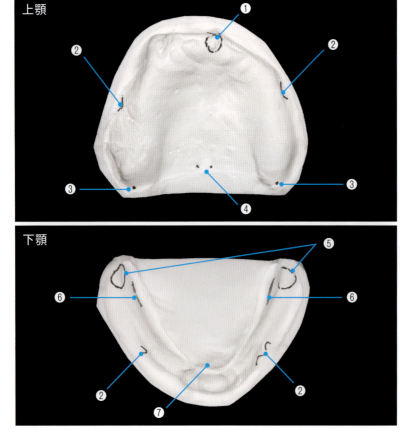

図4B-2④

治療のリスクと選択肢　II

上顎前歯部骨吸収・フラビーガム & 下顎臼歯骨吸収：精度の高い補綴治療

選択肢
精度の高い上下顎総義歯

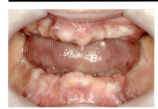
図4B-3①

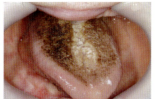
図4B-3②

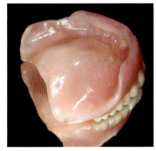
図4B-3③

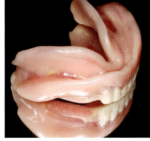
図4B-3④

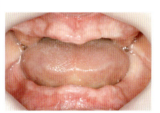
図4B-3⑤

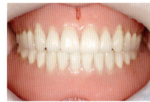
図4B-3⑥

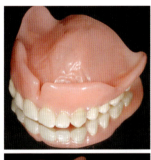
図4B-3⑦⑧

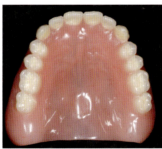

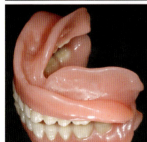
図4B-3⑦⑧

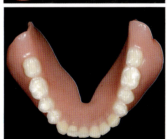
図4B-3⑨⑩

図4B-3①：上下無歯顎　前歯残根抜歯時
義歯は未装着で長期間無歯顎の状態で生活していた

図4B-3②：初診時舌背部
咀嚼していないため著しい舌苔が認められる

図4B-3③④：上下治療用義歯による最終印象時
治療用義歯で咬合機能回復のための訓練を行いながら，粘膜調整材にて顎堤粘膜面の治癒と最終義歯の形態を模索したのちに，ビスコゲルにて最終印象を行った

図4B-3⑤：最終義歯装着時の上下顎堤正面観
粘膜調整材にて顎堤粘膜は滑らかに修復された．舌苔がきれいになっていることに注目

図4B-3⑥：最終義歯装着時正面観
上下総義歯によって口腔機能が回復した

図4B-3⑦⑧：上下最終義歯内面観

図4B-3⑨⑩：上下最終義歯咬合面観
フルバランスドオクルージョンを与えている

199

治療のリスクと選択肢
上顎前歯部骨吸収・フラビーガム ＆ 下顎臼歯骨吸収：精度の高い補綴治療

リスク回避❶（1）
インプラントの応用「インプラントオーバーデンチャー」

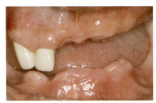
図4B-4①

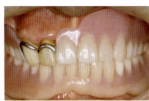
図4B-4②

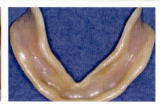
図4B-4③

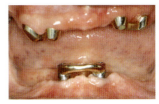
図4B-4④

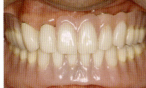
図4B-4⑤

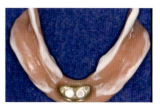
図4B-4⑥

図4B-4①：術前正面観
32| のみが残存している。左上前歯部，下顎臼歯部に著しい骨吸収が認められる。ここに至るまでのヒストリーが想像出来る

図4B-4②：上下治療用義歯装着時

図4B-4③：下顎治療用義歯の内面観
粘膜調整材で顎堤粘膜を修復しながら義歯の適切な形態を模索する。インプラントの埋入が決まっていても，インプラントを使用する前に形態を適切にして咬合を安定させなくてはならない

図4B-4④：最終補綴物装着時正面観
下顎には2本のインプラントを埋入してバーにて連結した。上顎には残存していた |32 と対照的な位置に，|23 部に2本のインプラントを埋入して上顎義歯が左側に沈下しないような構造にした

図4B-4⑤：最終義歯装着時正面観

図4B-4⑥：下顎義歯内面の適合状態
義歯の補助的な維持装置として磁性アタッチメントを応用した。それにより，下顎義歯はより高い安定精度を得ることができ，フィットチェッカーによる適合チェックでは，非常に良好な適合状態を得ることができた

リスク回避❶（2）
インプラントの応用「ボーンアンカードブリッジ」

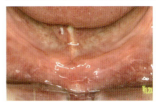
図4B-5①

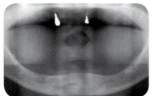
図4B-5②

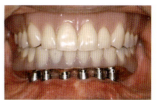
図4B-5③

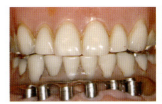
図4B-5④

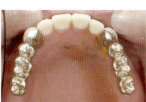
図4B-5⑤

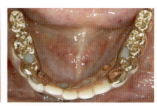
図4B-5⑥

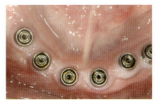
図4B-5⑦

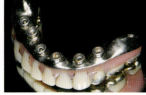
図4B-5⑧

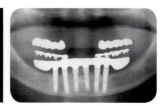
図4B-5⑨

図4B-5①：初診時下顎前歯顎堤状態，図4B-5②：初診時パノラマエックス線写真，図4B-5③：上顎フルデンチャー装着時，下顎ボーンアンカードブリッジ装着時正面観（1991年1月）
ブローネマルクシステムによる，下顎の前歯部（オトガイ孔間）を使ったボーンアンカードブリッジは，予知性の高いインプラント補綴のプロトタイプである

図4B-5④：術後約25年正面観

図4B-5⑤：術後約25年上顎咬合面観

図4B-5⑥：術後約25年下顎咬合面観

図4B-5⑦：術後約25年下顎アバットメント咬合面観，図4B-5⑧：術後約25年下顎上部構造，図4B-5⑨：術後約25年パノラマエックス線写真
上部構造装着から約25年間良好に経過している。途中，咬合面の人工歯の咬耗のためにメタルオクルーザルに変えたが，インプラント体は何ら問題なく機能している。
このような長期症例から，無歯顎におけるインプラントブリッジの有効性が臨床的に明らかになる

II 治療のリスクと選択肢
上顎前歯部骨吸収・フラビーガム & 下顎臼歯骨吸収：精度の高い補綴治療

リスク回避❶ (3)

インプラントの応用「All on 4 Implants」

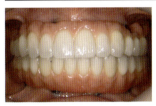
図4B-6① 　　図4B-6②

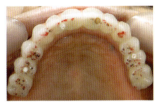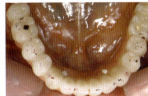
図4B-6③ 　　図4B-6④

図4B-6①〜⑧
上下無歯顎になっても，インプラント補綴によって，天然歯列に近い状態に回復することが可能である．
患者は72歳と高齢だったため，4本という最小本数でインプラントブリッジが可能な「All-on-4」を選択した．さらに手術の負担を最小限に抑えるため，ノンフラップによるガイデッドサージェリーにてインプラントを埋入した．
適切なインプラントボーンアンカードブリッジの臨床応用によって，天然歯列の機能を取り戻すことが可能になる

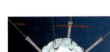

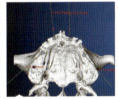 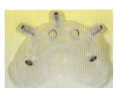 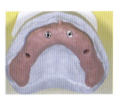
図4B-6⑤ 　　図4B-6⑥ 　　図4B-6⑦ 　　図4B-6⑧

All on 4 implants　Malo P, et al. CIDR: 2007

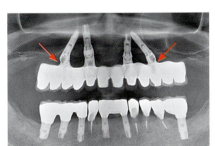
図4B-7①

強固な上部構造を作ることで，インプラントとカンチレバーの接合部に変形が起きなければ，1歯程度のカンチレバーは許容範囲である

カンチレバーの長さと骨吸収に相関関係は認められない

Romeo E, et al. COIR: 2003[39)]
Semper W, et al. JOMI: 2010[40)]

傾斜埋入が骨喪失につながるわけではない

Toru Ogawa, Sandra Dhaliwal, Ignace Naert, et al: Effect of Tilted and Short Distal Implants on Axial Forces and Bending Moments in Implants Supporting Fixed Dental Prostheses: An In vitro Study. Int.J.Prothodont, 2010.[41)]

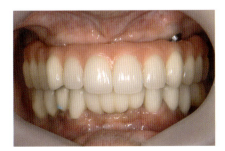 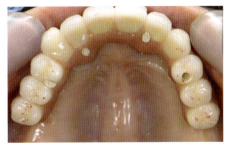
図4B-7② 　　図4B-7③

II 章まとめ

　上顎前歯がフレアーアウトを引き起こしたのちに，上下無歯顎の状態に至る一つのストーリーをディシジョンツリーで示し，4つのステージに分けて考察した．
　ステージ1は，下顎第一大臼歯のう蝕に対する治療の選択肢について述べた（下顎第一大臼歯はう蝕罹患率が非常に高い歯である）．ステージ1で適切な治療をしていれば，総義歯の道は早期に遮断されることになるため，う蝕管理を示すこのステージは最も重要だ．
　ステージ2は，大臼歯が抜歯になってしまった際の治療の選択肢について述べた．特に下顎第一大臼歯欠損放置による下顎第二大臼歯の近心傾斜が引き起こす問題は，咬合崩壊の出発点（引き金）となるため，対策を間違わないことが重要だ．この下顎第一大臼歯近心傾斜に対する最良の選択肢は矯正治療ということになる．
　ステージ3は，臼歯咬合崩壊が進行していよいよ上顎前歯のフレアーアウトが生じる時期だ．上顎前歯のフレアーアウトは，様々な問題が複雑に絡み合って生じる．そのため，治療の選択肢に最も苦慮する現象の一つである．また，同じような現象を辿っているにもかかわらず，上顎前歯のフレアーアウト現象が起こっていない症例もある．「隠れフレアーアウト症例」だ．ここで適切な治療を選択することで，さらに病態が悪化して無歯顎に移行することを防ぐことが可能になる．
　ステージ4は，無歯顎に対する対応を述べた．この最終ステージになってもまだ残存しているのは，下顎の前歯である．この最終ステージでは，残存している下顎前歯に認められる病態を，正しく診断できる洞察力が鍵になる．
　いずれのステージでも，修復治療や補綴治療に先立って歯周治療を行わなくてはならない．歯周治療はあらゆる治療の最優先課題だ．炎症のない清潔な口腔内環境を作った上で治療を進めていかなくてはならない（P30：I 章-10）．そのためには，患者教育と予防に対する院内のシステム作りが重要になってくる．
　III章では，当院における予防を含めたマルチディシプリナリーアプローチを基盤にした取り組みを紹介する．

- どんな治療にもリスクがある
- 全体を通じて考えなくてはならないのは低侵襲治療
- リスク回避こそ重要
- 最も強力な武器は予防歯科とペリオの基本治療
- 時にはリスクを冒す必要もあるが，リカバリー可能な治療方法を選択する

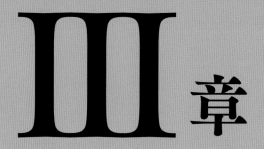

小滝歯科医院の
取り組み
〜マルチディシプリナリーアプローチを支える
　チームアプローチ〜

　Ⅰ章とⅡ章ではリスクを回避した治療の選択肢について考えてきた．治療のリスクを最小限にするための方法がミニマリーインベーシブアプローチとマルチディシプリナリーアプローチで，それが治療計画の両輪となっている．また，その治療を成功に導くための下支えが，チームアプローチである．

　本章では，この3つのアプローチをもとにした当院のシステム構築の取り組みを紹介する．

1　診療の流れ（診査・診断・治療計画）

　診療は受付から始まって治療開始まで，一定の流れを持って行われる（**図1**）．そして，この診療の流れをルーティン化することが歯科医院のシステム作りということになるだろう．それでは，受付から治療計画作成までの当院（小滝歯科医院）におけるルーティンを見てみたい．

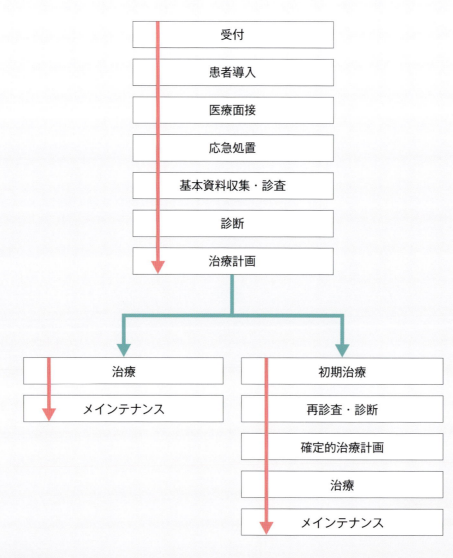

図1：診療の流れ

1) 受付

　まず患者が最初に対面する受付には，正確に主訴や病歴を聞き出す応対能力が求められる．

　多くの患者は，歯科に対する「痛い」というイメージからか，多少なりとも緊張して来院する．その緊張感を解き安心感を与えることで，初めて正確な情報収集が可能になるため，受付が，最初に患者に与える印象はとても重要である．

　患者来院時，受付はきちんと立って患者の目を見て笑顔で明るく挨拶をする．まずは，話しやすい環境を作ることが大切だ．主訴や病歴に限らず，全身状態や生活環境，家庭環境など，医療面接で必要な患者の様々な情報は，受付でもたらされることが多い．時には，治療の不具合やスタッフの態度など苦情が寄せられるのも受付だ．それらすべての情報をカルテにメモとして添付しておく．受付は，治療を円滑に進めるためのベース基地と言って良いだろう（**図2～5**）．

図2～5：受付のルーティン
受付は，患者の緊張を和らげるために，笑顔で優しく応対する（**図2**）．
座ったままの応対では，患者に対する思いやりの気持ちは伝わらないばかりか，患者に威圧感や不快感を与える（**図3**）．
必ず立って患者の目を見て応対するようにする．そうすることで，患者の悩みに寄り添う優しい気持ちとおもてなしの心が伝わるようになる（**図4**）．
健康調査表に記入をしていただく（**図5**）．医療面接は患者が来院した瞬間から始まっている．受付で得られた貴重な情報をメモしカルテに添付する

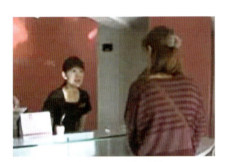

図2：笑顔で優しく語りかけるように話す

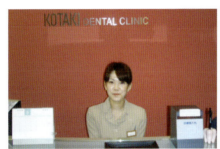

図3：間違った挨拶

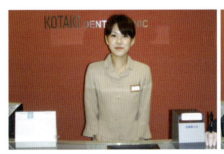

図4：正しい挨拶

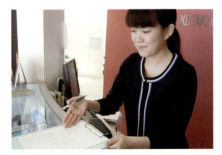

図5：健康調査表への記入

2) 患者導入

　受付の次に患者に接するのは，患者導入時の歯科助手や歯科衛生士である．導入担当者は，患者の名前を呼んで診療室への入室を促す．名前を呼ぶときはフルネームで，子供以外は「○○さ～ん」ではなく「○○様」と，相手を敬う気持ちで声をかける（図6）．

　当院は，患者とスタッフの動線を分けた前入れ導入のため，急いで先回りをすれば患者がチェアーに到着した時には，導入担当者が再び対面できるようになる（図7）．簡単な世間話をしながら，基本セット一式を患者の見える位置に移動して診療の準備を始める（図8～10）．紙コップを置き，枕カバーやハンドルカバーなどを取り付け，患者に威圧感を与えないように配慮をしながらエプロンを前側からかける（図11～13）．患者毎に滅菌された清潔な器材を使っていることをアピールしながら準備を行うことも大切だ．

　女性の場合，ひざ掛けをかける（図14）．口紅をしていたらティッシュを渡して拭ってもらう．<u>口唇の色は全身状態の変化を真っ先に表す場所なのでとても重要である</u>．

　この患者導入における一連の動作でも，患者をリラックスさせるのがスタッフの務めだ．患者が緊張しているとそれだけで血圧は上がり治療に支障をきたすばかりか，患者の口は重くなり，医療面接で必要な情報が得られにくくなる．これから始まる診査に向けて，スタッフ全員が話しやすい環境づくりをしなくてはならない．

図6～15：患者導入時のルーティン
診療室への誘導から診療準備まで一連の動作がルーティン化されている．受付と同様にこの一連の動作で忘れてはならないのは「おもてなしの心」だ．患者は，痛みや悩みを歯科医師よりもスタッフに打ち明けることがよくある．受付や患者導入時の情報収集も医療面接の一環と考えて，患者導入担当者は，これから始まる本格的な医療面接に向けて，患者をリラックスさせて話しやすい環境づくりをすることが大切だ

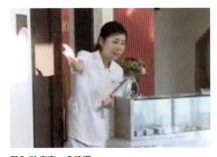

図6：診療室への誘導
相手の目を見ながら，「○○様」と，はっきりフルネームでお呼びして，診療室へ誘導する

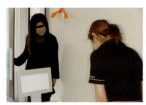

図7：対面して挨拶

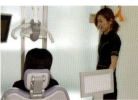

図8：会話をする
（医療面接の一環）

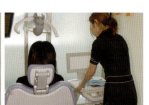

図9：診療の準備を始める

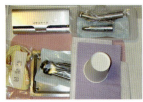

図10：基本セット一式

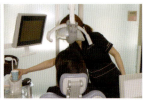

図11：紙コップを置く

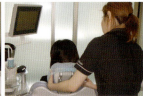

図12：枕カバーをつける

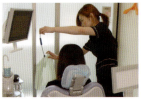

図13：エプロンを前からかける

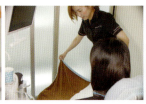

図14：ひざ掛けをかける
（女性のみ）

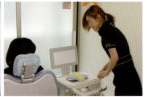

図15：担当者がまもなく来ることを告げて離れる

3) 医療面接

　医療面接は，診断のための病歴聴取を目的とする問診に加えて，症状に伴う生活背景や患者の気持ちなど，患者心理に踏み込んだ患者そのものを理解することを目的に行われる．すなわち，問診が術者サイドからの情報収集であるのに対して，医療面接は患者サイドに立った情報収集ということができる．よって，医療面接は患者がドアーを開けた瞬間から始まっていると言ってよい．

　受付は玄関を見渡せる位置に配置されている．来院時の靴の脱ぎ方や歩き方を見て，その方の全身状態をある程度は把握できるだろう．

　スタッフは常に患者の情報収集のための医療面接を行っているつもりで，緊張感を持って患者に接しなくてはならない．受付や患者導入時に得られた有用な情報を，カルテ作成に活かすようにすることが大切だ．

　歯科医師は，これらの情報を元に問診を行う．当然，歯科医師も患者の目を見て安心感を与えるように患者に接しなくてはならない．起こしやすい過ちは，マスクをしたまま，もしくは患者の後方からの話しかけだ．デンタルチェアーの構造上，どうしても歯科医師は患者の頭越しに声をかけてしまう傾向にあるが，初対面の医療面接では，患者の前面から話しかけるようにすることが大切だ．歯科医師の清潔感のある身だしなみや，優しく誠実な態度も患者の緊張を解く重要な要素である（図16～18）．

　このようにして医療面接で得られた貴重な情報は，歯科医師によって整理されて，一目でわかるようにカルテファイルの『表紙』に書きこまれる．重要な情報を表紙に集約させておくことは，医療ミスを未然に防ぐことにもつながる．カルテには，主訴・現病歴・全身既往歴・局所既往歴・現症の順に記載され，初診の医療面接が終了する（図19～22）．

図16～18：医療面接のルーティン
医療面接は患者サイドに立った情報収集である．よって院内のあらゆるシーンで医療面接は行われている．スタッフは，患者の正確な情報を収集するという気持ちで，患者に接しなくてはならない

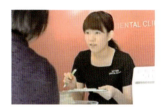
図16：受付による医療面接

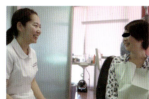
図17：歯科衛生士による医療面接

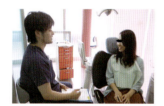
図18：歯科医師による医療面接

図19～22：医療面接のルーティン（各種書式）
受付で書かれた健康調査表と歯科予診録や，カルテメモに記入された主訴や患者の様々な情報を元に，歯科医師による医療面接を行い，それらの情報をカルテファイルの表紙に集約させて重要な情報を共有する．カルテ本体には，「主訴」「現病歴」「既往歴」「現症」の順に詳細を記入する

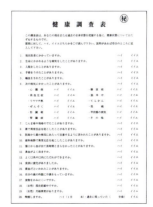
図19：健康調査表

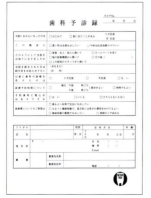
図20：歯科予診録

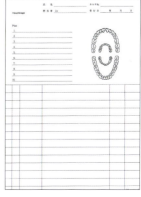
図21：カルテメモ

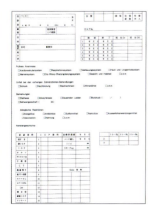
図22：カルテファイル表紙

4) 応急処置

医療面接の後に行われるのは主訴に対する応急処置である．特に痛みを伴う症状は，すぐにでも改善しておかなくてはならない．痛みから解放されたのちは，患者が希望すれば全顎的な検査を行い，一口腔単位の治療計画の立案をする．

5) 基本資料収集・診査

一口腔単位の治療をするにあたって，検査に必要な項目は，歯周病精密検査，パノラマエックス線写真，デンタル10枚法もしくは14枚法，口腔内写真，スタディーモデル，セファロエックス線写真，CBCTエックス線写真などである（Ⅰ章図14〔P29〕）．

これらの検査結果をもとに，医療面接の情報と合わせて治療計画を立案して，患者了承のもとに一口腔単位の治療が始まることになる（図23〜31）．

図23〜31：基本資料収集のルーティン
一口腔単位の治療をするにあたって必要な資料を収集する

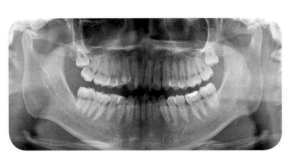

図23：パノラマエックス線写真

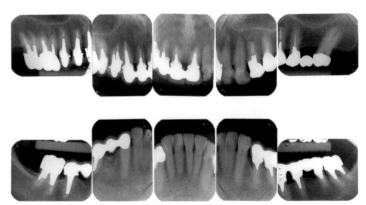

図24：デンタル10枚法（14枚法）

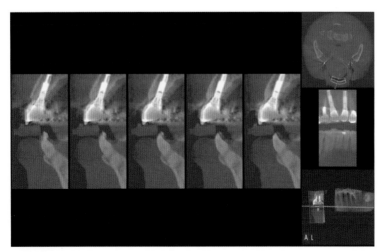

図25：CBCT

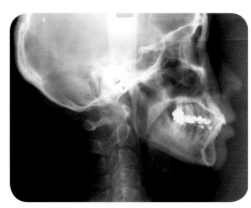

図26：セファロエックス線写真

治療のリスクと選択肢 III

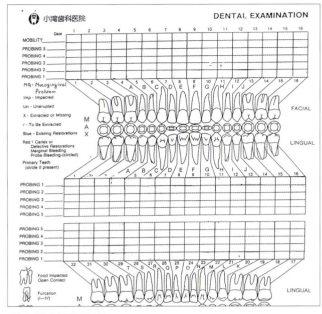

図27：歯周組織精密検査　　　　　　　　　　図28：顎関節検査

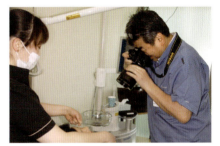

図29：口腔内写真

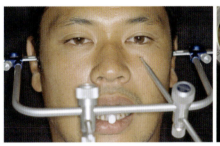

図30：フェイスボウトランスファーされたスタディーモデル

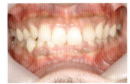
1.正面観（1/2倍）

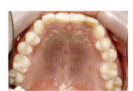
2.上顎咬合面観（1/2倍）ミラービュー

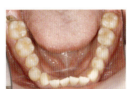
3.下顎咬合面観（1/2倍）ミラービュー

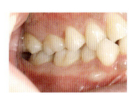
4.右側方面観：大臼歯咬合関係（1/1.2倍）ミラービュー

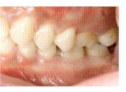
5.左側方面観：大臼歯咬合関係（1/1.2倍）ミラービュー

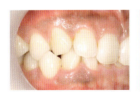
6.右側方面観：犬歯咬合関係（1/1.2倍）

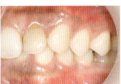
7.左側方面観：犬歯咬合関係（1/1.2倍）

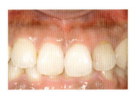
8.上顎前歯唇側面観（1/1.2倍）

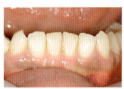
9.下顎前歯唇側面観（1/1.2倍）

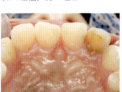
10.上顎前歯口蓋面観（1/1.2倍）ミラービュー

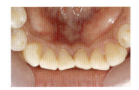
11.下顎前歯舌側面観（1/1.2倍）ミラービュー

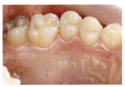
12.右上臼歯口蓋側面観（1/1.2倍）ミラービュー

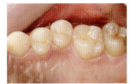
13.左上臼歯口蓋側面観（1/1.2倍）ミラービュー

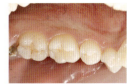
14.右下臼歯舌側面観（1/1.2倍）ミラービュー

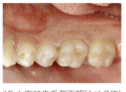
15.左下臼歯舌側面観（1/1.2倍）ミラービュー

図31：口腔内写真15枚法

6) 診断・治療計画

あらゆる治療は「正しい診断」のもとに行われる．誤ったもしくは確定されていない診断のもとでは，適切な治療を行うことはできない．治療計画を立案するにあたっては，これまでに得られた医療面接や基本資料をもとに，治療に必要な正しい診断を導き出さなくてはならない．確定診断が得られたならば，治療計画の策定に入る．当院では，治療に入るまでに大きな診療の流れが2つある（**図1**）．

進行した歯周炎や咬合崩壊などを伴っている，いわゆる複雑な様相を呈している症例では，適切な診査・診断がなされたとしても，いきなり確定的な治療計画を立案することは難しい．そこで，最初の治療計画では，基本的な歯周病やう蝕治療などいわゆる「初期治療」を行い，病状が安定した時点で，再度診査・診断を行ったのちに，確定的な治療計画を立案するようにしている．この初期治療には，咬合を安定させるための補綴治療も含まれるが，この時点では不可逆的な治療は極力避けなくてはならない．すなわち，欠損補綴であれば，ブリッジは避けてパーシャルデンチャーで咬合を安定させることになる．

再診査・診断の後には，確定的な治療計画を提示して，患者の同意が得られたならば最終的な治療に入ることになる（**図32**）．

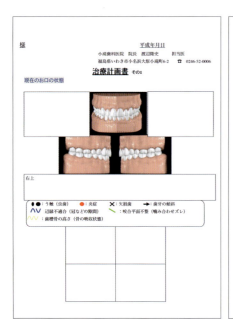
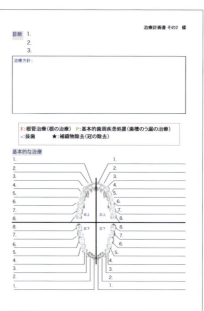
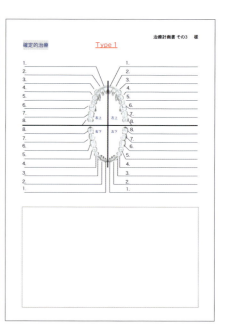

図32：治療計画書
初期治療終了後，再度診査診断を行い，確定的な治療計画を立案する．治療計画には選択肢があるため，通常5通りほどの治療計画を提案することが多い．治療費の見積書も添付して，患者の同意が得られたならば，治療計画に則って，確定的な治療を始めることになる

2 治療のチェックポイント

治療は正しい診断が出発点となってスタートするが，その進む道は真っ直ぐとは限らない．曲がった道もあれば，分岐することもあれば，途切れてしまうこともある．しかし，紆余曲折色々あってもゴールにたどり着ければ良いわけで，私は，ゴールまでに必要な4つのチェックポイントを設けて方向修正をするようにしている．

その4つのチェックポイントとは，「咬合（力のコントロール）」「ペリオ（炎症のコントロール）」「MI（低侵襲治療）」「メインテナンス」である．

「咬合」「ペリオ」「MI」の3つのチェックポイントは治療の様々な局面で何度も現れる．そしてゴールの直前に最後のチェックポイント「メンテ」が現れることになる．

様々な局面で，この4つのポイントチェックを受けることを忘れなければ，道に迷うことは少なくなるだろう．また，迷ってしまっても，チェックポイントを指標にすることで，引き返すこともできれば，新たな道を選ぶことも容易になる（図33）．

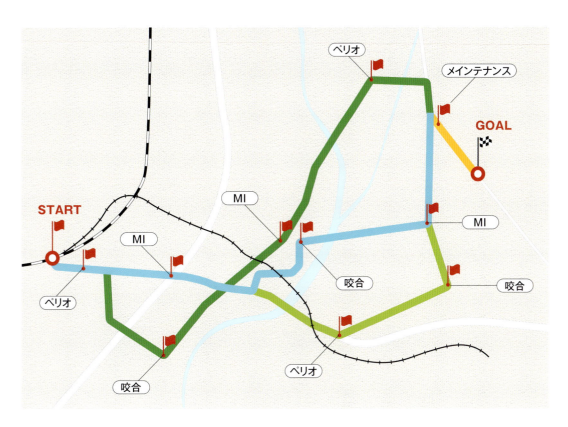

図33：治療のチェックポイント
治療は，的確な診査診断のもとにスタートする．スタート地点（正しい診断）は一つだが，進むべき道（治療の選択肢）はいくつもある．どの道を進むにしても，咬合・ペリオ・MIの3つのチェックポイントを通ることを忘れなければ，道を誤ることはない．道を進んでいてチェックポイントがなかなか現れない時は引き返すようにする．違った道に入ってしまってもチェックポイントを通っていれば本道に戻ることができる．そして，メインテナンスを継続することで，生涯にわたって健康な口腔環境を維持するという，真の治療目標を達成することが可能になる

炎症のコントロールは,昔も今も変わらない治療の基本「ゴールドスタンダード」だ.まずは,バイオフィルムコントロールをきちんと行って,清潔な口腔内環境のもとで治療を進めていく.とりわけ国民の成人の大半が罹患しているといわれる歯周病の治療は重要で,治療の全般にわたって歯周炎の管理が必要になる.

同じように咬合もまた,治療の基本「ゴールドスタンダード」である.咬合をないがしろにした治療の予後は悪い.また,咬合はあらゆる臨床分野と何らかの関わりを持っている.

炎症のコントロールと力のコントロールが両輪となって治療を進めていくことになる.

また現代の歯科臨床では,低侵襲治療も治療の基本の一つとしなくてはならない.特に,不可逆的な治療となる補綴の分野では,低侵襲治療(MI)の概念は極めて重要である(Ⅰ章参照).

これらペリオや咬合,MIを推進していくうえで,最大の障害となるのが歯列不正といえるだろう.歯列不正を改善することで,バイオフィルムコントロールが容易になり,咬合干渉を排除し,補綴的な介入範囲を最小限に抑えることが可能になる(Ⅰ章,Ⅱ章を参照).それゆえ,Ⅱ章で示した,複雑な様相を呈しているような症例では,歯列不正改善のために矯正治療を組み入れるか否かの判断が重要になるわけである.

最後にもう一つ重要な要件は,メインテナンスとなる.疾病の再発を予防するもしくは最小限に食い止めるにはメインテナンスが不可欠だ.メインテナンスを受けている患者とそうでない患者の差は明らかで,メインテナンスが治療の予後を大きく左右する.

以上のことから,一口腔単位の治療をするにあたっては,歯周病治療・低侵襲治療・矯正治療・予防(メインテナンス)が治療の大きな流れの中にあり,そこに様々な臨床分野の治療が流れ込んで,大きな川すなわち本流を作り出すことになる.それがマルチディシプリナリーアプローチである(図34).

このマルチディシプリナリーアプローチの流れを太く逞しくするには,歯科医院のシステムを見直す必要があった.

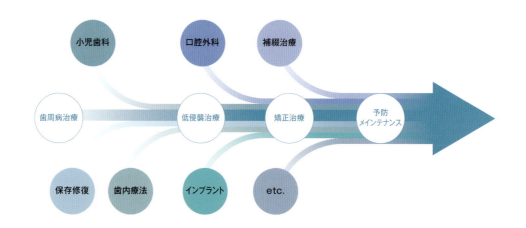

図34:マルチディシプリナリーアプローチの本流
マルチディシプリナリーアプローチという本流には歯周病治療・低侵襲治療・矯正治療・予防(メインテナンス)が流れている.たくさんの支流からの流れ(治療の選択肢)によって本流の流れは太く逞しくなる.
つまり,マルチディシプリナリーアプローチを行うには,術者に治療選択のための引き出しを増やして治療の質を上げることが求められている.ただし,矯正治療に関しては,矯正専門医と連携することが可能であり,その他の分野についても,得意分野を持つ臨床医が集まって治療をすることもできる.この場合はインターディシプリナリーアプローチとなる(図44)

3 マルチディシプリナリーアプローチのためのシステム作り

　筆者は卒業後,母校の口腔診断学講座を経て現在の福島県いわき市小名浜の地で開業した(1987年11月).開業当初は,口腔診断出身ということもあり「あらゆる治療は正しい診断のもとに成り立っている」と意気込んでいたことを覚えている.今でもその思いは変わらないが,臨床経験の浅い当時は,できることは限られていた.よって開業時に決めたことは,①カルテを捨てないこと.②スタディーモデルはフェイスボウトランスファーして保存しておくこと.③口腔内の状態をできるだけわかりやすく時間をかけて説明することの3点だった.

　①の「カルテを捨てない」は今でも実行している.昔と違い現在では,媒体が紙のアナログから電子カルテのデジタルに移行し長期保存が簡単にできるようになったが,それでもアナログの状態で保存しておくことは筆者にとっては患者履歴を見直すうえでとても重要である.しかし,ここで問題になるのがカルテ収納のためのスペースで,のちに行った2回の増築は,カルテ保管のスペース確保も目的の一つであった(図35～37).

　②の「スタディーモデルの保存」は,ほぼすべてのスタディーモデルをフェイスボウトランスファーして保存している.スタディーモデルはフェイスボウトランスファーすることで多くの情報が活きたものに変わる(図38,39).

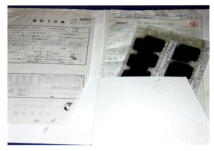

図35:開業第1号の患者カルテ(1987年11月)
患者一人ごとにカルテファイルを作り,カルテやエックス線写真などすべての情報を保存することができるようにしている

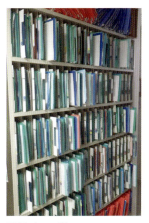

図36:カルテ棚
患者一人ごとの情報が増えて,どのカルテ棚も満杯状態である

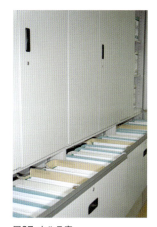

図37:カルテ庫
2度の増築時にカルテ庫も増設した

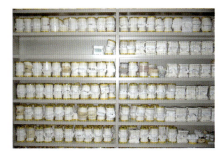

図38:模型棚
スタディーモデルはフェイスボウトランスファーして保存されている.必要な時はいつでも咬合器に装着して考究模型として活用できる.使用中の模型は棚に整理されている

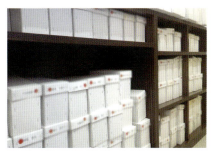

図39:模型庫
使用済みのスタディーモデルは箱に入れて保管される.データ管理されているため,必要な時はいつでも取り出すことができる.また必要に応じて,最終補綴物装着時の模型や使用済みのプロビジョナルレストレーションや義歯など,その他の資料も患者ごとに保存されている

③の「口腔内の説明」では，開業当初は小型CCDビデオカメラを使って口腔内の画像を一度ビデオテープに収録し，それを各チェアーのテレビモニターに映し出して説明をしていた．このカメラを含めた画像システムは，かなり高価だったように記憶している．今は，安価で同様のシステムが手に入り，しかも画像はクリアーで瞬時に患者説明に使うことができる．本当に便利な世の中になったと実感する（図40）．

開業当初は，マルチディシプリナリーアプローチなど到底およばないレベルで，チェアーも3台とごく一般的な開業スタイルだったと思う．特徴があると言えば，当時はあまり採用されていなかった動線分離の患者前入れ導入にした点と，各チェアーの天井から吊り下げたテレビモニターで口腔内の状態や，待合室の様子を見ることができた点ぐらいである（図41）．

前入れ導入はチェアー周りの空間を半個室のような状態にできるので，現在でも採用している．

待合室には昔も今も子供専用のスペースがあり，そこの映像を各チェアーのモニターで見れるようにしている．子供連れのご家族が，安心して子供を待たせながら治療に専念できるようにとのアイデアである．現在は小児歯科でも，逆に子供の治療風景をご家族が待合室にいながら確認することができるようにしている．これらの映像システムは当院自慢のものだったが，子供はお母さんのチェアーの近くで待つことを好み，お母さんは子供の治療を診療室の中で見守りたい方が増えて，今では稼働率は低い．少し残念だが，これも患者が当院のシステムに慣れて自由に選んでいると思えば，それはそれでよかったと思っている（図42,43）．

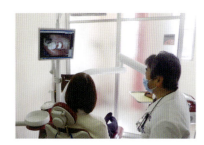

図40：口腔内の説明
デジタル化によって，口腔内の画像説明も簡単にできるようになった

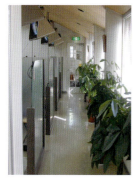

図41：開業当初の診療室
チェアーは3台で開業した．患者とスタッフの動線を分けて，患者前入れ導入にした．天吊りのテレビモニターに口腔内の状態を映し出して患者説明をしていた

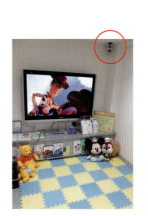

図42：シアタールームのモニターシステム
シアタールームの待合室の風景は，天井隅につけられたWebカメラで，各チェアーのモニターに映し出すことができる．待たせている子供の様子を確認しながら，安心して治療を受けることができるようにした．このシステムは開業当初から採用している

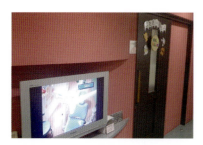

図43：小児歯科のモニターシステム
小児歯科前の待合室に設置したテレビモニターに，小児歯科のチェアーを映し出すことができる．ご家族は，待合室で子供の治療の様子を見ながら，待つことができるようにした

私は開業の約1年前に本格的な矯正を学ぶ機会に恵まれた．あるスタディーグループに加えていただき，先輩たちに混じって矯正の勉強を始めた．これがマルチディシプリナリーアプローチ実現のための第一歩となった．このスタディーグループとの出会いがなければ，今の臨床体系を築くことはできなかったと思う．今でも矯正の勉強は自らスタディーグループを立ち上げて指導を仰いでいる．一期一会というが，出会いは本当に重要である．私の臨床医としてのキャリアは，重要な局面でいつも人との出会いによって積み重ねてくることができた．研鑽を続けて自身のスキルアップを図ることは臨床医の責務ではあるが，一人ではなかなか難しい．人間関係は本当に大切だと今更ながらに強く感じる．

　「治療で最も必要なのは患者の心に寄り添う愛だ」と言われる．優しい心は，臨床医にとってスキルを磨くこと以上に大切なことだと思う．そして，術者自身の健康も大切だ．

　真の患者利益とは，心技体，すなわち患者を思う優しい心と，研鑽を続けることによって得られる医療技術と，術者の健康管理が一つになって初めてもたらされると言えるかもしれない．忙しさにかまけて，そのことをついつい忘れがちになる自分を戒めながら，これからも心技体の充実を図っていきたいと思う．

　さて，開業からの10年間で，私の臨床スキルは徐々によくなり，インプラント治療や矯正治療を取り入れた一口腔単位の治療も少しずつ頻度が増えていった．それと同時に，歯列不正がもたらす問題の大きさにも気がつくようになった．歯列不正がもたらすさまざまな問題は，矯正治療によって解決できる．矯正の研鑽を続けることで，その解決方法にも徐々に光が見えてきた．

　思い返せば，開業からの10年間は，臨床の基本を学び実践することをひたすら続けていた時期だったように思う．一般臨床に矯正を取り入れる治療ができるようになるための，基礎を築いた10年であった．

　開業から10年の節目を迎えて，手術室も必要だと考えて，増改築を行った．既存のチェアーの配列を延長する形で増築を行い，チェアーは手術室も含めて7台となった．この頃から，一口腔単位の治療に矯正治療を活かすというスタンスが確立できたように思う．

　今では，インターディシプリナリーアプローチという形で，矯正専門医とともに矯正を一般臨床に取り入れる治療が当たり前になってきている．しかし当時はそのような風潮は全くなかった．一般臨床医はMTMという形で矯正治療を行い，矯正専門医は子供を中心とした全顎的な歯列不正を治すという棲みわけが自然とできていたように感じる．

　しかしながら，子供でも成人でも，部分的であろうと全顎的であろうと歯の動くメカニズムは全く同じである．大切なことは矯正治療の目的であって手段ではない．主治医が矯正治療の必要性を正しく判断できる診断能力を持つことが重要である．このことはⅠ章でも触れたが，正しい診断ができれば，あとはタイミングを考えて矯正専門医と連携すれば，インターディシプリナリーアプローチ，すなわち矯正治療を一般臨床に取り入れることで，無理な補綴治療を回避してリスクの少ない臨床を展開できる．その際，連携する矯正専門医にも一般臨床の知識と診断能力が求められる．このインターディシプリナリーアプローチは主治医である一般臨床医と矯正専門医の理念と知識とスキルが一致しないと成功しない（**図44**）．

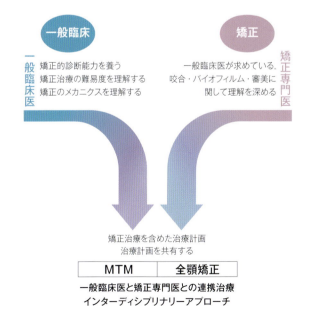

図44：矯正専門医とのインターディシプリナリーアプローチ

私はというと,前述したように開業1年前から矯正の研鑽を続ける機会に恵まれた.

　矯正治療が深く一般臨床に関わってくると,今まで及びもつかなかったアイデアが次々と湧いてきた.歯を動かすことができるということはすごいことだと思う.臨床の幅が一気に広がった.一方で当院のシステムに対するジレンマを感じるようにもなった.スキルを上げて複雑な症例に対応できるようになっても,その後のメインテナンスが不十分であれば,元の木阿弥と化してしまう.詰まるところ,歯科治療で最も重要なのは予防であることに気がついた.

　予防で清潔な口腔環境を維持することができれば,治療は最小の介入で済む.また,治療後のメインテナンスをしっかりと行えば,疾病の再発も最小範囲に抑制できる.当院ではその体制が不十分であった.

　そこで,開業から20年の節目に,メインテナンスのエリアを作るために再度増改築を行った.この増改築では,院内を5つの治療エリアに分けるようにした(図45).一般歯科ゾーン(図52, 53),先端歯科ゾーン(図54, 55),小児歯科ゾーン(図56,57),矯正歯科ゾーン(図58),予防歯科ゾーン(図59)の5つである.

　それぞれのエリアは小さいものの,治療の内容に従って患者に場所を変わっていただくというシステムは,治療の目的をはっきりさせるという点で絶大な効果を生み出した.とりわけ,予防歯科を別棟にしたことは患者のメインテナンス意識を高めることにつながり,メインテナンスの定着率を大幅に増加させたように思う.

　このように,私が理想とするマルチディシプリナリーアプローチの概念は,一般臨床に矯正治療を組み入れ,さらに治療の根幹に予防を据えることで徐々に確立されていった.

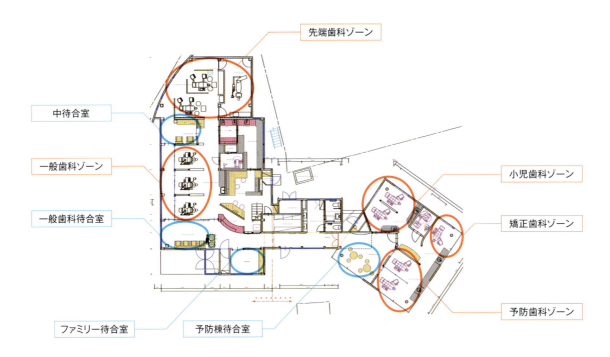

図45:小滝歯科医院 1F 平面図

チェアーは全部で11台.マルチディシプリナリーアプローチの実現のため,医院を5つのゾーンに分けた.＜一般歯科(チェアー3台),先端歯科(チェアー3台,手術室含む),小児歯科(チェアー2台),矯正歯科(チェアー1台),予防歯科(チェアー2台)＞
待合室も治療目的に応じて4箇所に分けて配置した

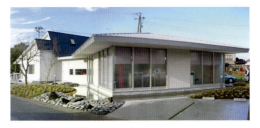

図46:小滝歯科医院 外観(予防棟)

図47〜51：受付と4つの待合室
規模は小さいが，一般診療ゾーンと先端歯科ゾーンと予防ゾーンに加えてファミリー用の4か所に待合室を設けている

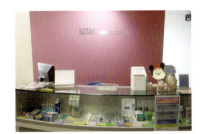

図47：受付

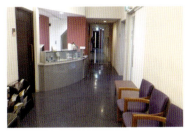

図48：一般歯科待合室

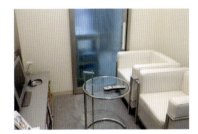

図49：中待合室

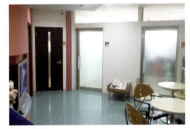

図50：予防棟待合室

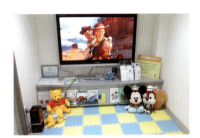

図51：ファミリー待合室

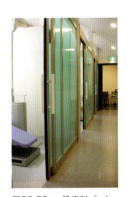

図52,53：一般歯科ゾーン
一般歯科ゾーン前入れ導入廊下（左），一般歯科診療室（右）
一般診療室は前入れ導入になっていて3台のチェアーを設置している

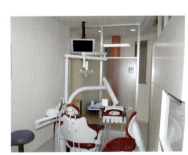
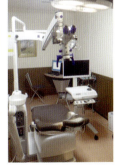

図54,55：先端歯科ゾーン
先端歯科診療室（左），手術室（右）
先端歯科ゾーンには2つの診療室と，マイクロスコープを備えた手術室を設けている

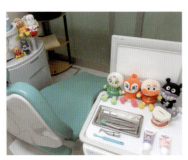
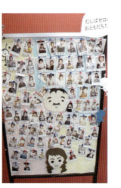
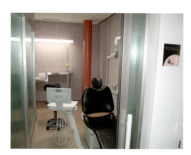

図56,57：小児歯科ゾーン
小児歯科診療室（左），小児歯科メッセージボード（右）
小児歯科ゾーンには2台のチェアーを設置している

図58：矯正歯科ゾーン
矯正歯科ゾーンは1台のチェアーを設置し，予防歯科と併用して使っている

図59：予防歯科ゾーン
予防歯科ゾーンは2台のチェアーを設置している

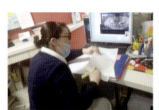
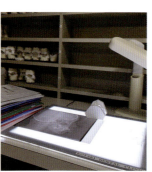
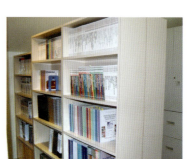

図60〜62：受付裏バックヤード
診断用PCコーナー（左），診断用トレースコーナー（中央），技工室（右）
受付裏に診断ならびにカルテ作成や事務処理に必要なスペースを設けている

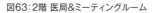
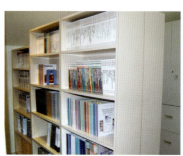

図63：2階 医局&ミーティングルーム

図64：2階 図書室

4 チームアプローチ

　マルチディシプリナリーアプローチの治療体系は，決して歯科医師一人でなし得るものではない．歯科医師，歯科技工士，歯科衛生士に受付，歯科助手，事務が一体となったチームアプローチがあって初めて成功する．

　歯周病の治療に加えて，予防やメインテナンスの分野では歯科衛生士は絶対的な役割を担っているが，歯科技工士もまた，治療全般にわたって絶対的に重要な存在である．

　特に院内歯科技工士の役割は重要で，院内ラボは通常の技工に加えて，一口腔単位の治療に欠かせない診断用ワックスアップや，プロビジョナルレストレーション作製など多岐にわたっている．私は，臨床で難しい局面になると技工室に行って相談することが日常になっている．いわば臨床のパートナーであり右腕だ．

　歯科技工士の役割は，修復補綴物の作製だが，ただ物を作っているわけではない．技工物は物ではなく人工臓器のような生き物だと思う．歯科技工士は，患者と直接接する機会は少ないものの，患者の病状をよく理解し，技工物に息吹を注ぎ込むように患者に寄り添った技工をすることが大切だ．優秀な歯科技工士と歯科衛生士なくしては，マルチディシプリナリーアプローチの成功はあり得ない．

　しかしながら，チームアプローチの中心にいるのは常に患者である．すなわち，マルチディシプリナリーアプローチは患者利益を最優先に考えた最適な治療方法を選択するために医院全体がチームとして取り組むシステムであるということになる（**図65**）．

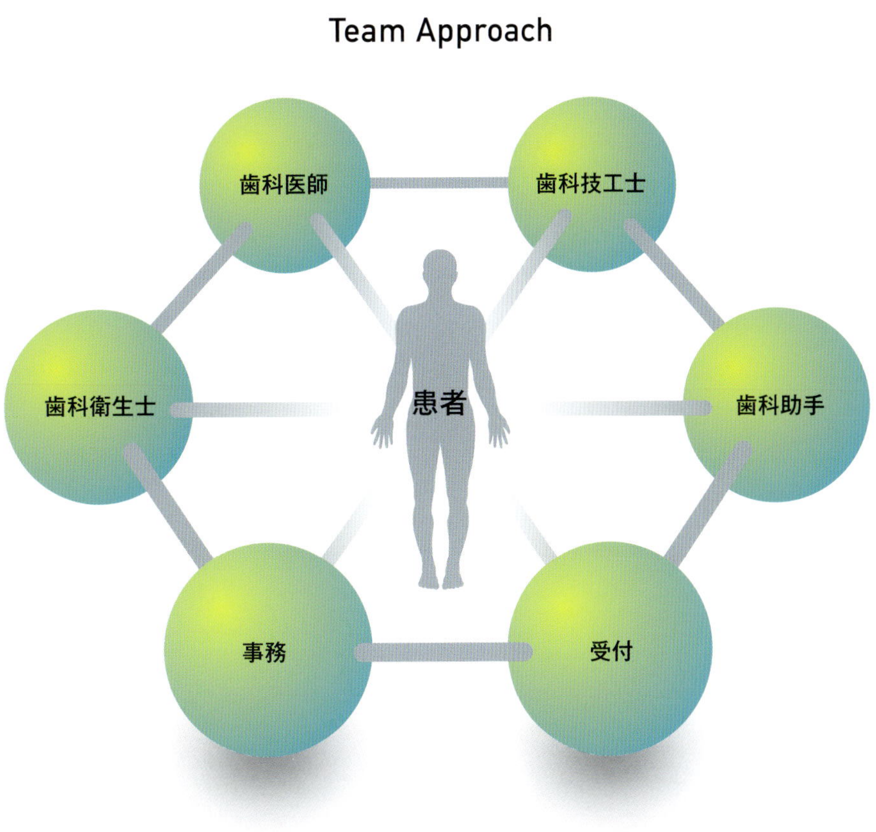

Team Approach

図65：チームアプローチ

Ⅲ章まとめ

システム構築に必要な3つのアプローチ

このように当院のシステム構築について考えを進めていくと,重要な3つのアプローチがあることがわかる.

①ミニマリーインベイシブアプローチ(Minimally invasive approach)

補綴的な介入範囲の少ない低侵襲な治療を心がけることが歯列の保全につながる.

②マルチディシプリナリーアプローチ(Multidisciplinary approach)

メインテナンスを含めた予防を治療の根幹において,矯正治療を含めた総合的なアプローチによって,疾病を治癒に導こうとする概念

③チームアプローチ(Team approach)

治療を成功に導くための連携プレー

疾病を治癒に導こうとして行われるあらゆる医療行為には,多かれ少なかれリスクが伴う.その治療リスクを最小限にするための方法が,ミニマリーインベイシブアプローチとマルチディシプリナリーアプローチであり,それが治療計画の両輪となっている.また,その治療を成功に導くための下支えが,チームアプローチということになる.

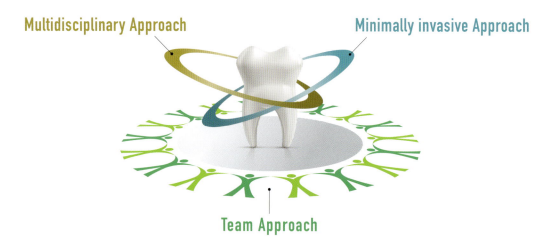

システム構築に必要な3つのアプローチ

参考文献

I章

1. 厚生省健康政策局. 平成11年歯科疾患実態調査報告 2001
2. 厚生労働省. 平成23年歯科疾患実態調査報告 2013
3. 8020推進財団. 永久歯の抜歯原因調査報告書 2005
4. FDI POLICY STATEMENT. Minimal Intervention in the Management of Dental Caries. 2002
5. Dawson PE. Requirements for Occlusal Stability. In: Functional occlusion from TMJ to smile design. 東京: 医歯薬出版; 2010. P.309-312
6. Magne P, Belser U. 口腔における自然美. In: Bonded Porcelain Restorations in the Anterior Dentition. IL: Quintessence; 2002. P.57-96.
7. 渡辺隆史. Bolton's analysisを用いた審美修復治療と矯正治療の融合. 補綴臨床 2006;39(4):375-394.
8. 渡辺隆史. 矯正治療を一般歯科臨床に活かす -特に犬歯I級関係確立の重要性について-. 歯界展望 1999;93(1):145-153.
9. 中野雅徳, 坂東永一. 側方運動のガイドをどのように与えるか. In: 日本歯科評論別冊／犬歯. 東京: 日本歯科評論社; 1989. P.125-134.
10. 中野雅徳, 西川啓介. TMDとの関わり. In The Quintessence 別冊／インターディシプリナリーを考える. 東京: クインテッセンス出版; 1996. P.59-67.
11. 佐藤 祐. 側方滑走運動のガイド面の方向が顎運動に及ぼす影響. 補綴誌1998; 42:298-306.
12. Coffey JP, et al. A preliminary study of the effects of tooth guidance on working-side condylar movement. J Prosthetic Dent 1989;62:157-162.
13. 赤林 朗（編）. 入門・医療倫理I. 第3章 医療倫理の四原則. 勁草書房 2005 東京 P53-63

II章

1. 渡辺隆史, 大澤孝一, 岡田典久, 中野憲一ら. 第一大臼歯の動向. 城歯大紀要 1986;15(1):103-112
2. 平井 順, 高橋慶壮. JHエンドシステムによる根管形成法. In: 臨床歯内療法学 -JH エンドシステムを用いて-. 東京:クインテッセンス出版;2005.p79-107
3. 天野亮子, 勝海一郎. マイクロCTによる上顎側切歯根尖孔根尖形態の分析. 日歯保存誌 2015;58(2):117-123.
4. 岡地伸史. 歯内療法の争点-難治性根尖性歯周炎の病因と臨床-. Niigata Dent. J. 2006;36(2):1-15
5. 福島久典. 残存細菌は細菌塊を形成する. In:細菌を知る・エンドがわかる. 京都: 末永書店; 1996.p.13-17
6. Renvert S, Giovannoli JL. Peri-implantitis. インプラント周囲炎. 東京: クインテッセンス出版;2013. p52-57
7. Lindhe J, Berglundh T, Ericsson I, Liljenberg B, Mallinello C. Experimental breakdown of peri-implant and periodontal tissues. A study in the dog. Clin Oral Implamnts Res 1992 ; 3(1): 9-16.
8. Berglundh T, Zitzmann NU, Donati M. Are peri-implantitis lesions different from periodontitis lesion?. J Clin Periodontal 2011; 38: 188-202.
9. Rosenberg ES, Torosian JP, Slots J. Microbial differences in 2 clinically distinct types of failures of osseointegrated implants. Clin Oral Implants Res 1991; 2(3): 135-144.
10. Isdor F. Loss of osseointegration caused by occlusal load of oral implants. A clinical and radiographic study in monkeys. Clin Oral Implants Res 1996; 7(2): 143-152.
11. Isdor F. Clinical probing and radiographic assessment in relation to the histologic bone level at oral implants in monkeys. Clin Oral Implants Res 1997 ; 8 (3): 255-264.
12. Miyata T, Kobayashi Y, Araki H, Ohoto T, Shin K. The influence of controlled occlusal overload on peri-implant tissue. Part 3 A histologic study in monkeys. Int J Oral Maxillofac Implants 2000; 15(3): 425-431.
13. Esposito M, Hirisch J, Lekholm U. Diffrential diagnosis and treatment strategies for biologic complications and failing oral implants : A review if the literature. Int J Oral Maxillofac Implants 1999; 14(4): 473-490.
14. Gotfredsen K, Berglundh T, Lindhe J. Bone reactions at implants subjected to experimental peri-implantitis and static load. A study in the dog. J Clin Perodont 2002; 29(2): 144-151.
15. Kim YK, Kim SG, Yun PY, Hwang JW, Son MK. Prognosis of single molar implants. A retrospective study. Int J Periodontics Restorative Dent 2010; 30(4): 401-407.
16. Quek CE, Tan KB, Nicholls JL. Load fatigue performance of a single-tooth implant abutment system. Effect of diameter. Int J Oral Maxillofac Implants 2006; 21(6):929-936.
17. Misch CE, Bidez MW. Implant-protected occlusion. A biomechanical rationale. Compendium 1994;15(11): 1330-1343.
18. Tarnpw DP, Cko SC, Wallace SS. The effect of inter-implant distance on the height of inter-implant bone crest. J Periodontol 2000; 71(4): 546-549.
19. Spray JR, Black CG, Morris HF, Ochi S. The influence of bone thickness on facial marginal bone response: stage 1 placement through stage 2 uncovering. Ann Periodontol 2000;5:119-128.
20. Grunder U, Gracis S, Capelli M. Influence of the 3-D bone-to-implant relationship on esthetics. Int J Periodontics Restorative Dent 2005; 25(2): 113-119.
21. Frank JW. Molar uprighting wiyh crossed tipback springs. JCO 1992; 26:335-337.
22. Blanes RJ. To what extent dose the crown-implant ratio affect the survival and omplications of implant-supported reconstructions? A systematic review. Clin Oral Implants Res 2009;20(4):67-72.
23. Urdaneta RA, Rodriguez S, McNeil DC, Weed M, Chuang SK. The effect of increased crown-to-implant ratio on single-tooth lovking-taper implants. Int J Oral Maxillofac Implants 2010; 25(4): 729-743.
24. Romeo E, Ghisolfi M, Rozza R, Chiapasco M, Lops D. Short(8-mm)dental implants in the rehabilitation of paratal and compeate edentulism A 3- to 14-year longitudinal study. Int J Proshodont 2006; 19(6): 586-592.
25. Malo P, Nobre MA, Rangert B. Short implants placed one-stage in maxillae and mandibles. A restrospective clinical study with 1 to 9 years of follow-up. Clinical Implant dent and Related Research 2007; 9(1): 15-21.
26. Anitua E, Orive G. Short implants on maxilla and mandibles. A retrospective study with 1to8 years of follow-up. J Periodontal 2010; 81(6): 819-826.
27. Abrahamsson I1, Berglundh T, Lindhe J. The mucosal barrier following abutment dis/reconnection. An experimental study in dogs. J Clin Periodontol. 1997;24(8):568-72.
28. Berglundh T1, Lindhe J. Dimension of the periimplant mucosa. Biological width revisited. J Clin Periodontol. 1996;23(10):971-3.
29. Rangert BR, Sullivan RM, Jemt TM. Load factor control for implants in the posterior partially edentulous segment. Int J Oral Maxillofac Implants 1997; 12(3): 360-370.
30. Itoh H, Caputo AA, Kuroe T, Nakahara H. Biomechanical comparison of straight and staggered implant placement configurations. Int J Periodontics Restorative Dent 2004; 248(1):47-55.
31. Mühlbradt L, Ulrich R, Möhlmann H, Schmid H. Mechanoreception of natural teeth versus ednodosseous implants revealed by magnitude estimation. Int J Oral Maxillofac Implants 1989; 4(2): 125-130.
32. Miyata T, Kobayashi Y, Araki H, Ohoto T, Shin K. The influence of controlled occlusal overload on peri-implant tissue. A histologic study in monkeys. Int J Oral Maxillofac Implants 1998;13(5): 677-683.
33. Riise C, Ericsson SG. A clinical study of the distribution of occlusal tooth contacts in the intercuspal position at light and hard pressure in adults. J Oral Rehabil.1983;10(6):473-80.
34. 藤井秀朋, 須藤 純, 嶋田 淳, 河津 寛. 10年以上の長期経過症例の統計的分析（第一報）データからわかるフィクスチャーの長期予後. Quintessence DENTAL Implantology 2005;12(1): 57-63.
35. Freitas-Junior AC, Bonfante EA, Martins LM, et al. Effect of implant diameter on reliability and failure modes of molar crowns. Int J Prosthodont. 2011; 24(6): 557-561.
36. Dittmer S, Dittmer MP, Kohorst P, at al. Effect of implant-abutment connection design on load bearing capacity and failure mode of implants. J Prosthodont. 2011; 20(7): 510-516.
37. 渡辺隆史. 若手歯科医師のための臨床の技50 パーシャルデンチャー. 東京: デンタルダイヤモンド社; 2008.P34,35.
38. 渡辺隆史. 若手歯科医師のための臨床の技50 パーシャルデンチャー. 東京: デンタルダイヤモンド社; 2008.P84-88.
39. Romeo E, Lops D, Marqutti E, Ghisolfi M, Chiapasco M, Vogel G. Implant-supported fixed cantilever prostheses in partially edentulous arches. A seven-year prospective study. Clin Oral Implants Res 2003; 14(3): 303-311.
40. Semper W, Heberer S, Nelson K. Retrospective analysis of bar-retained dentures with cantilever extension. Marginal bone level changes around dental implantsover time. Int J Oral Maxillofac Implants 2010; 25(2): 385-393.
41. Ogawa T1, Dhaliwal S, Naert I, Mine A, Kronstrom M, Sasaki K, Duyck J. Effect of tilted and short distal implants on axial forces and bending moments in implants supporting fixed dental prostheses: an in vitro study. Int J Prosthodont. 2010;23(6):566-73.

おわりに

　生涯にわたって歯列を保全し，口腔機能を維持することが歯科治療の目標の一つであるならば，その結果は常に患者利益に通じるものでなくてはならない．しかしながら，治療には患者利益と相反するようにリスクが伴う．そのリスクを想定して，仮に治療の結果が思わしくない方向に傾いてしまった場合でもリカバリーできる治療方法を選択しておくことが重要である．常に，「その治療はリカバリーできるのか？」ということを念頭に治療計画を立案しなくてはならない．Ⅰ章とⅡ章で示したように，患者利益に通じるためには，リスク回避を念頭において，多彩な治療の選択肢とリカバリーの方法を持った治療を実践しなくてはならない．

　しかしながら，リスクには悪いことだけではなく，「勇気を持って試みる」という挑戦的なプラスの意味合いも含んでいる．患者にとって本当に必要な治療は何か？　と考えると，時にはリスクを冒してでも新しい治療に挑戦しなくてはならないことがあるだろう．日進月歩する歯科臨床についていくために，臨床医は常にアンテナを張って新しい技術を吸収し続けなくてはならない．つまるところ，歯科医師という仕事は，研鑽を続けることが仕事なのかもしれない．

　最後に，本書の執筆の機会を与えていただいた，デンタルダイヤモンド社の濱野　優社長に心より感謝申し上げる．2年ほど前になると思うが濱野社長から当院の取り組みを本にできないかというご提案をいただいた．その編集会議のなかで，患者利益とはリスク回避と置き換えて考えることもできるという示唆をいただき，本書のタイトルが『治療のリスクと選択肢』に決まった．

　治療の選択肢は多様で選択肢の数だけリスクも増える．様々なシナリオが考えられるなかで，リスク回避の方法を示すことはできないか，すなわち失敗を未然に防ぐ，もしくは問題が起きても取り戻す方法を考えられる仕組みを作れないかという貴重なアイデアを，編集部の皆様より提案していただいた．この発案から生まれたのがⅡ章で示したディシジョンツリーである．私は当初10とおりの

ディシジョンツリーを提案した．今回はそのなかで最も複雑であった上顎前歯フレアーアウト現象の，一つのストーリーを掲載させていただいた．その複雑な選択肢を見事に整理し，本書をまとめ上げてくれたすべての方々に深謝申し上げる．

　一期一会というが，人との出会いは人生を左右する．浅学非才な私が，自分の臨床をまとめる機会をいただけたのも，ひとえに多くの方々のご指導とお力添えがあってのことである．また，歯科医院のシステム構築にあたってはそれを具現化してくれる優秀なスタッフなくしてはありえない．日頃，臨床をサポートしてくれているスタッフに感謝の意を伝えたい．

　正しい診断を行って，多くの治療の選択肢から，患者に最も適した治療方法を選択すること．すなわち，一口腔単位で治療を行うために，専門的な分野を一つにする総合的な臨床力を備えることがマルチディシプルナリーアプローチだ．そのための技を長年にわたって身に付けようとしてきたが，その礎となる心と体のサポートをしてくれる家族の愛情に，感謝の思いを込めて筆を擱く．

平成29年3月

渡辺隆史

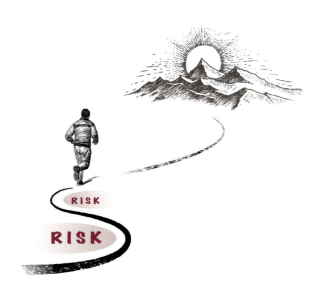

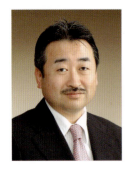

著者略歴

渡辺隆史（わたなべ たかし）

1957年	東京都生まれ
1982年	城西歯科大学（現・明海大学歯学部）卒業
1982年	城西歯科大学口腔診断学講座入局
1987年	現在地（福島県いわき市）で開業

小滝歯科医院
〒971-8111　福島県いわき市小名浜大原小滝町6-2
Tel. 0246-52-0006　Fax. 0246-52-0059

●著書等
『診断力てすと　第3集』（編集）デンタルダイヤモンド社　2004　東京
『行列のできる歯科医院 パート2』（共著）デンタルダイヤモンド社　2005　東京
『矯正治療を一般臨床に活かす—特に犬歯のI級関係確立の重要性について—』歯界展望　Vol.93 No.1～3　1999
『臼歯インプラント補綴—遊離端欠損症例における成功の要件—』
『臼歯インプラント補綴—インプラント補綴と矯正治療—』
　　デンタルダイヤモンド　第27巻第11号　2002年夏季増刊号「臨床家のためのインプラント補綴」
『インプラントを用いた口腔デザインって？』デンタルフロンティアQA　第25号　2003
『Bolton's analysisを用いた審美修復治療と矯正治療の融合』補綴臨床　第39巻　第4号　2006
『インプラントの咬合を考える—臼歯インプラントの咬合に関する一考察—』ザ・クインテッセンス　Vol.26,No.3　2007
『若手歯科医のための臨床の技50　パーシャルデンチャー』デンタルダイヤモンド社　2008　東京
『月刊「歯界展望」別冊　はじめてのMTM』（共著）医歯薬出版株式会社　2011　東京
Creating labial bone for immediate implant placement: A minimally invasive approach by using orthodontic therapy in the esthetic zone . Journal of Prosthetic Dentistry, Vol. 110(6) 2013

装丁・デザイン・DTP／金子俊樹, 対馬りか
図版／佐久間俊次, 金子俊樹

治療のリスクと選択肢
リスクを回避した治療を選択する "Multidisciplinary Approach"

発行日	2017年4月1日　　第1版第1刷
著　者	渡辺隆史
発行人	濱野　優
発行所	株式会社デンタルダイヤモンド社

　　〒113-0033 東京都文京区本郷3-2-15 新興ビル
　　電話＝03-6801-5810㈹
　　http://www.dental-diamond.co.jp/
　　振替口座＝00160-3-10768

印刷所　株式会社エス・ケイ・ジェイ
©Takashi Watanabe, 2017
落丁、乱丁本はお取り替えいたします

●本書の複製権・翻訳権・上映権・譲渡権・公衆送信権（送信可能化権を含む）は㈱デンタルダイヤモンド社が保有します。
● JCOPY 〈㈳出版者著作権管理機構 委託出版物〉
本書の無断複写は著作権法上での例外を除き禁じられています。複写される場合は、そのつど事前に㈳出版者著作権管理機構（TEL：03-3513-6969、FAX：03-3513-6979、e-mail：info@jcopy.or.jp）の許諾を得てください。